全国高职高专院校护理类专业核心教材

U0741665

预防医学概论

（供护理、助产、健康管理专业用）

主　编　沈必成　杨　亮

副主编　苗　颂　陈　亚　王　瑞　王　丹

编　者　（以姓氏笔画为序）

王　丹（重庆三峡医药高等专科学校）

王　瑞（长春医学高等专科学校）

代晓颖（重庆医药高等专科学校）

杨　芳（楚雄医药高等专科学校）

杨　亮（山东医学高等专科学校）

李健爽（哈尔滨医科大学大庆校区）

沈必成（楚雄医药高等专科学校）

陈　亚（邢台医学高等专科学校）

陈雪梅（红河卫生职业学院）

陈媛玲（曲靖医学高等专科学校）

陈榕芳（福建生物工程职业技术学院）

苗　颂（山东医学高等专科学校）

中国健康传媒集团

中国医药科技出版社

内 容 提 要

本教材为"全国高职高专院校护理类专业核心教材"之一，是根据教材编写原则和基本要求，以培养预防医学的观念和技能为核心编写而成的实用性教材。全书共十章，内容包括生活环境、职业环境、食物、社会心理因素与健康，流行病学方法概述，疾病预防与控制，医学统计学方法等内容，在内容编排上增加了"导学情景""看一看""护爱生命"等模块，更利于学生学习。本教材为书网融合教材，即纸质教材有机融合电子教材，教学配套资源（PPT、微课、视频、图片等），题库系统，数字化教学服务（在线教学、在线作业、在线考试）。本教材可供高职高专院校护理、助产及健康管理专业师生使用，也可供成人教育、在职培训使用。

图书在版编目（CIP）数据

预防医学概论/沈必成，杨亮主编 . — 北京：中国医药科技出版社，2022.7（2024.8重印）

全国高职高专院校护理类专业核心教材

ISBN 978 – 7 – 5214 – 3163 – 6

Ⅰ.①预… Ⅱ.①沈… ②杨… Ⅲ.①预防医学 – 高等职业教育 – 教材 Ⅳ.①R1

中国版本图书馆 CIP 数据核字（2022）第 068653 号

美术编辑 陈君杞
版式设计 友全图文

出版 **中国健康传媒集团** | 中国医药科技出版社
地址 北京市海淀区文慧园北路甲 22 号
邮编 100082
电话 发行：010 – 62227427 邮购：010 – 62236938
网址 www. cmstp. com
规格 889mm × 1194mm $^1/_{16}$
印张 14
字数 420 千字
版次 2022 年 7 月第 1 版
印次 2024 年 8 月第 2 次印刷
印刷 天津市银博印刷集团有限公司
经销 全国各地新华书店
书号 ISBN 978 – 7 – 5214 – 3163 – 6
定价 **39.00 元**

获取新书信息、投稿、为图书纠错，请扫码联系我们。

为了贯彻党的十九大精神，落实国务院《国家职业教育改革实施方案》文件精神，将"落实立德树人根本任务，发展素质教育"的战略部署要求贯穿教材编写全过程，充分体现教材育人功能，深入推动教学教材改革，中国医药科技出版社在院校调研的基础上，于2020年启动"全国高职高专院校护理类、药学类专业核心教材"的编写工作。在教育部、国家药品监督管理局的领导和指导下，在本套教材建设指导委员会和评审委员会等专家的指导和顶层设计下，根据教育部《职业教育专业目录（2021年）》要求，中国医药科技出版社组织全国高职高专院校及其附属机构历时1年精心编撰，现该套教材即将付梓出版。

本套教材包括护理类专业教材共计32门，主要供全国高职高专院校护理、助产专业教学使用；药学类专业教材33门，主要供药学类、中药学类、药品与医疗器械类专业师生教学使用。其中，为适应教学改革需要，部分教材建设为活页式教材。本套教材定位清晰、特色鲜明，主要体现在以下几个方面。

1.体现职业核心能力培养，落实立德树人

教材应将价值塑造、知识传授和能力培养三者融为一体，融入思想道德教育、文化知识教育、社会实践教育，落实思想政治工作贯穿教育教学全过程。通过优化模块，精选内容，着力培养学生职业核心能力，同时融入企业忠诚度、责任心、执行力、积极适应、主动学习、创新能力、沟通交流、团队合作能力等方面的理念，培养具有职业核心能力的高素质技能型人才。

2.体现高职教育核心特点，明确教材定位

坚持"以就业为导向，以全面素质为基础，以能力为本位"的现代职业教育教学改革方向，体现高职教育的核心特点，根据《高等职业学校专业教学标准》要求，培养满足岗位需求、教学需求和社会需求的高素质技术技能型人才，同时做到有序衔接中职、高职、高职本科，对接产业体系，服务产业基础高级化、产业链现代化。

3.体现核心课程核心内容，突出必需够用

教材编写应能促进职业教育教学的科学化、标准化、规范化，以满足经济社会发展、产业升级对职业人才培养的需求，做到科学规划教材标准体系、准确定位教材核心内容，精炼基础理论知识，内容适度；突出技术应用能力，体现岗位需求；紧密结合各类职业资格认证要求。

4.体现数字资源核心价值，丰富教学资源

提倡校企"双元"合作开发教材，积极吸纳企业、行业人员加入编写团队，引入一些岗位微课或者视频，实现岗位情景再现；提升知识性内容数字资源的含金量，激发学生学习兴趣。免费配套的"医药大学堂"数字平台，可展现数字教材、教学课件、视频、动画及习题库等丰富多样、立体化的教学资源，帮助老师提升教学手段，促进师生互动，满足教学管理需要，为提高教育教学水平和质量提供支撑。

编写出版本套高质量教材，得到了全国知名专家的精心指导和各有关院校领导与编者的大力支持，在此一并表示衷心感谢。出版发行本套教材，希望得到广大师生的欢迎，对促进我国高等职业教育护理类和药学类相关专业教学改革和人才培养做出积极贡献。希望广大师生在教学中积极使用本套教材并提出宝贵意见，以便修订完善，共同打造精品教材。

全国高职高专院校护理类专业核心教材

建设指导委员会

贾　强　山东药品食品职业学院

高璀乡　江苏医药职业学院

葛淑兰　山东医学高等专科学校

韩忠培　浙江药科职业大学

覃晓龙　遵义医药高等专科学校

委　　员（以姓氏笔画为序）

王庭之　江苏医药职业学院

兰作平　重庆医药高等专科学校

司　毅　山东医学高等专科学校

朱扶蓉　福建卫生职业技术学院

刘　亮　遵义医药高等专科学校

刘林凤　山西药科职业学院

李　明　济南护理职业学院

李　媛　江苏食品药品职业技术学院

孙　萍　重庆三峡医药高等专科学校

何　雄　浙江药科职业大学

何文胜　福建生物工程职业技术学院

沈　伟　山东中医药高等专科学校

沈必成　楚雄医药高等专科学校

张　虹　长春医学高等专科学校

张奎升　山东药品食品职业学院

张钱友　长沙卫生职业学院

张雷红　广东食品药品职业学院

陈　亚　邢台医学高等专科学校

陈　刚　赣南卫生健康职业学院

罗　翀　湖南食品药品职业学院

郝晶晶　北京卫生职业学院

胡莉娟　杨凌职业技术学院

徐贤淑　辽宁医药职业学院

高立霞　山东医药技师学院

康　伟　天津生物工程职业技术学院

傅学红　益阳医学高等专科学校

全国高职高专院校护理类专业核心教材

评审委员会

数字化教材编委会

主　编　沈必成　杨　亮
副主编　苗　颂　陈　亚　王　瑞　王　丹
编　者　(以姓氏笔画为序)
　　　　王　丹（重庆三峡医药高等专科学校）
　　　　王　瑞（长春医学高等专科学校）
　　　　代晓颖（重庆医药高等专科学校）
　　　　杨　芳（楚雄医药高等专科学校）
　　　　杨　亮（山东医学高等专科学校）
　　　　李健爽（哈尔滨医科大学大庆校区）
　　　　沈必成（楚雄医药高等专科学校）
　　　　陈　亚（邢台医学高等专科学校）
　　　　陈雪梅（红河卫生职业学院）
　　　　陈媛玲（曲靖医学高等专科学校）
　　　　陈榕芳（福建生物工程职业技术学院）
　　　　苗　颂（山东医学高等专科学校）

健康是人类永恒的主题，也是社会进步的重要标志。2016 年 10 月 25 日，国务院印发了《"健康中国 2030"规划纲要》，从普及健康生活、优化健康服务等五大任务出发对未来 15 年的健康工作进行了部署。未来人类的健康应该更多地来源于健康的生活方式和对疾病的预防，而不仅仅是患病后去寻求治疗。预防医学的观点、理论和技能可以更好地为人民群众提供预防疾病，促进健康的服务。因此，预防医学成为医学生在实践、管理和医学研究过程中的必备知识。

本教材在把握"三基"（基本理论、基本知识、基本技能）的基础上，坚持"五性"（思想性、科学性、先进性、启发性和适用性）的原则，精练内容，突出重点，将预防医学的基本理论、知识、技能与医疗卫生工作结合。根据教材编写原则和基本要求，在借鉴国内外相关教材的基础上，编写小组经过充分讨论，制定编写大纲，共分十章进行编写。为达到能力目标的培养，训练学生的思维能力和动手能力，每个单元设有"学习目标"，使学生明确需要掌握的知识目标和技能目标；为了便于学生学习和开阔视野，正文中插入了"导学情景"；本教材为书网融合教材，即纸质教材有机融合电子教材，教学配套资源（PPT、微课、视频、图片等），题库系统，数字化教学服务（在线教学、在线作业、在线考试）。本教材适用于高职高专的护理、助产、健康管理专业，也可供在职卫生技术人员和有关人员学习参考。

本教材在编写过程中，得到了各编者所在院校的大力支持，参考引用了一些相关书籍和文献，在此一并表示诚挚谢意。由于编者水平所限，书中不足之处在所难免。恳望广大读者在使用本书的过程中提出宝贵意见，以便使之不断完善。

编 者
2022 年 3 月

目 录

第一章　绪　论

PPT

学习目标

知识目标：
1. 掌握　预防医学的概念及其特点；三级预防的内容。
2. 熟悉　预防医学的研究方法和内容。
3. 了解　预防医学发展史；公共卫生的主要职责。
技能目标：
能正确理解和应用三级预防。
素质目标：
具备应对突发公共卫生事件的初步能力。

导学情景

情景描述：春秋战国时期，有位神医"扁鹊"。《史记》记载了魏文王和扁鹊之间的一段对话。大意是，魏文王问扁鹊："你们家兄弟三人，都精于医术，到底哪一位最好呢？"扁鹊回答："长兄最好，中兄次之，我最差。长兄治病，是治病于病情发作之前；中兄治病，是治病于病情初起时；而我是治病于病情严重之时。只是一般人都看到我在经脉上穿针管放血，在皮肤上敷药，所以以为我的医术高明而已。"

情景分析：扁鹊三兄弟的医术思维体现出预防医学中三级预防策略的重要意义。

讨论：通过预防医学与临床医学的对比，预防医学的研究内容主要有哪些？三级预防的策略指什么？

学前导语：随着社会的发展，人们对健康的认识和需求不断提高，预防疾病的意识逐渐深入人心。与此同时，慢性病和恶性肿瘤成为威胁健康的致命因素。作为未来的医务工作者，必须获得不仅针对个人而且针对人群的治疗疾病和促进健康的能力。通过绪论的学习，可以完整地认识现代医学，掌握三级预防策略，牢固树立预防为主思想。

医学是在人类与危害健康的各种因素进行斗争的过程中产生和发展起来的，随着人类的进步，医学的内涵日益丰富。现代医学按研究对象和任务不同，分为基础医学（basic medicine）、临床医学（clinical medicine）和预防医学（preventive medicine）三部分。它们既有分工又有联系，相互渗透，具有预防、保健、康复、治疗四大功能。认识健康和疾病的本质及其相互转化的规律为基础医学，促进疾病向健康转化的为临床医学，促进健康和防止健康向疾病转化的为预防医学，三者共同构成医学科学体系。只有全面系统地学习基础医学、临床医学和预防医学的内容，才能真正为人类的健康服务。

一、预防医学的概念与发展

（一）预防医学的概念与内容

预防医学是医学的一门综合性应用学科，它以人群为主要研究对象，采用现代科学技术和方法，分析健康与疾病在人群中的分布，研究不同环境因素对人群健康和疾病的影响及其作用规律，提出改善和利用环境因素、改变不良行为生活方式、减少危险因素、合理利用卫生资源的策略与措施，以达到预防疾病、促进健康、防止伤残和提高生命质量的目的。

（二）预防医学的研究内容与方法

预防医学是以"环境－人群－健康"为模式，以人群为研究对象，以预防为主要指导思想，运用现代医学知识和方法研究环境对健康影响的规律，制定预防人类疾病发生的措施，实现促进健康，预防伤残和疾病为目的的一门科学。预防医学的研究内容十分广泛，归纳起来主要包括以下几个方面。

1. 分析疾病分布与健康水平的动态变化　采用人群健康研究的统计学和流行病学方法，分析特定人群的疾病谱、死亡谱的变化，了解疾病的分布和消长规律、发生条件，阐明并评价健康危险因素。

2. 研究环境因素对健康的影响　采用宏观与微观相结合的研究方法，阐明人类生活环境，工作环境、社会环境和人的行为及生物遗传因素对人群健康和疾病的作用规律，改善和利用有益的环境因素，控制和消除有害的环境因素。

3. 制订预防疾病与促进健康的策略和措施　针对健康危险因素制订防治对策，提出有效的个体和群体预防策略以及控制危险因素的具体措施，并对其效果进行考核与评价。

4. 探讨卫生保健与疾病防治的组织和管理方法　研究如何充分利用、合理配置卫生资源和科学管理卫生服务系统，为卫生工作决策提供科学依据和咨询建议。通过临床预防服务和社区预防服务，达到预防疾病，促进健康、防止伤残和早逝、提高生命质量的目的。

预防医学的研究方法主要有调查研究法、实验研究法和临床观察法，其中调查研究法和实验研究法是预防医学的两类基本研究方法。调查与统计分析被广泛应用，是预防医学工作的一项基本技能。

（三）预防医学的特点

相较于临床医学，预防医学的主要特点有以下几个方面。

（1）预防医学的研究对象包括个体和确定的群体，即患者和健康人，但更侧重于健康人群。

（2）预防医学运用宏观和微观相互结合的研究方法，但更侧重于健康影响因素对人群健康关系的研究。

（3）预防医学的研究重点是人群健康与环境的关系。

（4）预防医学采取的措施是三级预防，在实施过程中卫生部门起骨干作用，同时也需要全社会参与、多部门协作。

（四）预防医学的性质

预防医学的研究内容和特点决定其具有以下性质。

1. 预防的主动性　预防医学立足于防，无论是传统预防医学中的"未病先防、有病防变、病后恢复"的思想，还是现代预防医学中的三级预防策略都体现出预防医学的主动性和积极性。

2. 预防的普遍性　预防为主的思想和基本原则对于不同地区、各级医疗卫生机构、不同职业的个体和群体、患者或健康人均具有指导意义。预防思想已经渗透到衣食住行各方面以及生老病死的全生命周期。预防医学的观念、理论和技能已渗透到临床医学各个学科，其战略地位的确立已成为医学发展的必然。

3. 预防的超前性和效益滞后性　预防医学必须高瞻远瞩，从战略发展的角度考虑人类的健康和疾病问题。它面向医学的未来，因此一些观念和措施具有超前性和预见性。它所关心的不仅仅是本人健康，而且还要为子孙后代造福；它标本兼治，更重于治本。因此，其产生的效益往往呈现滞后性。

4. 预防医学的社会性和群众性　预防医学主要面向社区和人群，重点涉及社会人群的预防保健问题，采取积极有效的措施，为社会人群健康服务，保护和促进人群健康。

（五）预防医学的发展史

预防医学同医学一样，也是在人类与疾病作斗争过程中诞生和逐步发展起来的。有记载的资料可追溯到远古时期，公元前3000年左右，古埃及就有了较高的防腐杀菌技术；古罗马时代很早就注重公共卫生对策，禁止在城内火葬和土葬；我国在公元前17世纪就出现了水源防护、墓葬、传染病隔离等简单的措施，《黄帝内经》中记载了"不治已病治未病"的防病养生谋略；公元前4世纪，古希腊医生希波克拉底（Hippocrates）在《空气、水和居地》一书中，认识到疾病与各种环境因素的因果关系，摒弃了超自然的原因。古代文明中的预防医学思想为预防医学的建立奠定了基础。

伴随着产业革命和生产的社会化、工业化、都市化而兴起，预防医学从医学体系中分化出来，逐渐建立了一套科学的理论和方法，发展成为相对独立的一门学科。

1. 环境卫生阶段 19世纪下半叶，产业革命促进了西方资本主义工业迅速发展。在发展过程中都市人口急剧增加，带来了劳动条件和生活条件恶化等一系列问题。除传染病威胁居民的健康外，还出现了理化因素所造成的职业性危害，迫使一些工业化国家在进行城市规划、新建和改建工厂时，不得不考虑供排水系统、住宅卫生、工厂卫生等环境卫生和卫生立法问题。此阶段重点是改善环境，解决流行病和各种卫生问题。

2. 个人、群体预防阶段 19世纪末，传染病在世界各地流行，成为人类的主要死因。由于传染病学、寄生虫学和流行病学的迅速发展，以及在免疫学和药物学方面取得的成就，人们逐渐认识到疾病与病因、环境、宿主之间的关系，在改善生活环境和劳动条件的同时，注意保护宿主，控制病因，采取预防接种、消毒杀菌灭虫、应用抗生素药物、隔离患者等措施，显著降低了各种传染病的发病率和死亡率。

3. 社会预防阶段 20世纪50年代，第一次预防医学革命取得成功，传染病的发生和流行得到了有效地控制，人类的疾病谱和死因谱也发生了明显变化，心脑血管病、恶性肿瘤和意外伤害成为人类的前三位死因。这些疾病的危险因素主要是不良的行为生活方式和社会环境因素。这些疾病单纯用生物医学手段难以解决，必须运用社会医学、行为医学和环境医学等多学科的综合手段和措施，并动员全社会参与，进行广泛的健康教育，提高人民群众的自我保健意识和能力，改变不良的生活方式和行为才能有效防治，实现全社会的健康促进。

二、公共卫生

公共卫生（public health）常作为预防医学的同义词联系在一起，但两者又有所不同。公共卫生是以预防医学的观念、理论和技能为基础，针对疾病预防、健康促进而采取的社会实践的总称。公共卫生已经超出传统医学范畴，融合了各种人文社会科学（伦理学、管理学、政治学、经济学、法学、社会学、心理学）及工程技术等学科的知识和技能。同时需要动员社会各部门的力量，并由政府直接采取行动，因此带有明显的行政管理特色。

公共卫生的主要职责包括：对疾病尤其是传染病（如结核、艾滋病、SARS、新冠肺炎等）的预防、监控和治疗；预防意外伤害；促进和鼓励健康行为；对灾难和突发公共卫生事件作出应急反应，并帮助社会从灾难和突发事件中恢复；保证卫生保健服务的有效性和可及性；加强公共卫生监督与执法；监控、评价和分析健康状况；研究和控制对公众健康产生风险和威胁的因素。

三、健康及其决定因素

（一）健康的概念

健康（health）是医学中至关重要的概念。随着人类社会和科学技术的进步，以及预防医学的不断发展和医学的社会化，人们对健康的认识在不断深入。

长期以来，人们认为"健康就是无病"，而疾病就是"失去健康"。这种概念显然是狭隘的、不充分的。随后人们把"具有结实的体格和完善的功能，并充分发挥其作用"称为健康。然而这个定义也只是从生物学方面反映健康的本质，不够全面。1948 年，WHO 在其宪章中将健康定义为："健康不仅是免于疾病和衰弱，而且是保持体格方面、精神方面和社会方面的完美状态。"该定义把人体健康与生物、心理和社会关系紧密地联系了起来。

身体健康要求保持身体整体功能的良好状态，即机体结构功能正常活动的能力，一般可通过观察、测量和功能检查等方法加以认定。心理健康要求个体能正确认识自己、正确认识环境并能及时调整自己以适应环境的变化。心理健康包括情感状态健康和认知能力正常，没有明显的心理活动异常。社会健康是指要求个人具备完成所承担的责任和义务以及从事社会活动的各种能力。社会方面健康的人能适应社会道德、文化准则和行为规范要求，能在生活中保持积极向上的状态，没有明显影响身体健康的社会冲突，能有效地利用各种社会资源，能在社会生活中满足个性发展和自我实现的需要。

健康是人类的一项基本需求和基本权利，健康权是与人密切相关的权利，是实现人类全面发展的基础。健康不仅是拥有更长的寿命，还应拥有更好的生命质量；对健康的认识不能只局限于有病治疗、无病预防，还应着重于健康水平的提高；健康的维护不应该只依赖于医生和药物，还应该主要依赖于自我保健。

（二）健康与疾病的关系

人类对疾病（disease）的认识是一个逐渐发展的过程，社会发展使人类对疾病的认识逐渐加深。疾病是机体在病因损害性作用下，因自稳调节（homeostatic control）紊乱而发生的异常生命活动过程。自稳调节紊乱、损害和抗损害反应，表现为疾病过程中各种复杂的功能、代谢和形态结构的异常变化，这些变化又可使机体各器官与系统之间以及机体与外界环境之间的协调关系发生障碍，从而引起疾病的各种症状、体征和行为异常，以及环境适应能力和劳动能力的减弱甚至丧失。目前较为全面的观点是：机体对内外环境适应的失败或失调，最终导致身心稳定性的破坏。健康与疾病之间不存在明显的界限，健康与疾病是一个连续的过程，最佳的健康状态在一端，死亡在另一端，两端之间存在着过渡状态。健康与疾病是此消彼长的关系，因此在一定条件下，对同一个体来说健康与疾病是可以共存的。

健康与疾病是至关重要的基本概念，也是动态的概念，是医学中极为复杂的现象。无论人类和医学如何发展，健康与疾病这两种状态都将伴随人类。

（三）健康决定因素

健康决定因素（determinants of health）是指决定个体和群体健康状态的各种因素。

1. 20 世纪 70 年代，加拿大学者 Lalonde 和美国学者 Dever 提出了综合健康医学模式，将影响健康的众多因素归纳为 4 类 12 项。

（1）环境因素　包括自然环境因素、社会环境因素、心理环境因素。

（2）生活方式　包括消费类型、生活危害、职业危害。

（3）卫生服务　包括疾病的预防、治疗和康复。

（4）人类生物学因素　包括遗传、成熟老化、复合内因。

2. 在上述 4 类 12 项因素的基础上，目前又将社会经济环境、物质环境、个人因素和卫生服务进一步细化和强调。

（1）社会经济环境　包括个人收入和社会地位、文化背景（信仰、价值观、历史传统、风俗习惯、生活方式、地方语言和特定表象等）和社会支持网络、教育、就业和工作条件。

（2）物质环境　包括生活环境与职业环境中的物理因素、化学因素、生物因素，以及建筑环境（住房、工作场所安全、供水和卫生设施、社区道路的设计及绿化）等。物质环境又可以从以下 5 个方面细化分类：①按有害物的性质分为生物因素、化学因素和物理因素；②按物质的来源分为自然因素、工业因素和农业因素；③按所存在的载体分为空气、水、土壤和食物中的各类有害物质；④按接触地点分为家庭、学校、工作场所和社区；⑤按接触的途径分为呼吸道吸入、消化道吸收、皮肤渗入和被咬伤等。

（3）个人因素　包括健康的婴幼儿发育状态、年龄、性别、个人的生活方式与生活习惯、个人的能力和技能、性格特征以及生物遗传学特征。

（4）卫生服务　包括是否拥有维护和促进健康、预防疾病和损伤、治疗和康复等服务健全的卫生机构，完备和质量保证的服务网络，一定的经济投入，公平合理的卫生资源配置，以及保证服务的可得性等。

练一练1-1

不是健康决定因素的是

A. 环境因素　　　　　　B. 生活方式　　　　　　C. 卫生服务

D. 卫星发射　　　　　　E. 人类生物学因素

答案解析

四、三级预防策略

三级预防（three levels of prevention）是针对疾病发生发展的不同阶段，即无病期、发病前期和发病期所采取的相应措施，它是根据疾病发展过程及健康决定因素，将预防策略按等级分类。三级预防是预防医学工作的基本原则与核心策略，也是卫生工作贯彻预防为主方针的重要体现。

（一）疾病自然史与预防机会

疾病自然史（natural history of disease）是指疾病从发生、发展到结局的全过程。按照时间顺序、有无临床症状和体征可分为五个阶段：①健康期；②病理发生期，也称为生物学改变期；③临床前期，从疾病发生到出现最初的症状或体征；④临床期，出现形态结构或功能的明显异常，表现出典型的临床症状；⑤结局，疾病可以发展为痊愈、缓解、伤残或死亡等不同结局。基于疾病自然史的五个阶段以及健康疾病连续带的理论，从健康危险因素作用于机体到出现临床症状有一个时间过程，危险因素的性质和接触量的多少可使疾病发生的时间或长或短，这样就为疾病的预防提供了机会。在疾病自然史的不同阶段，通过有效的早期诊断、预防和治疗措施可以改变疾病的自然史直至向健康转归。

（二）三级预防

1. 第一级预防　第一级预防（primary prevention）也称病因预防，是在无病期针对病因或致病因素所采取的预防措施，主要是消除或减少各种危害健康的因素，且采取增进健康的各种措施，以防止健康人群发病。在致病因子没有进入环境之前采取预防措施，称为根本性预防，如全球预防战略和各国政府预防策略中建立健全社会、经济、文化等方面的措施，国家颁布一系列法规和条例，预防有害因素进入生活环境等。

练一练1-2

第一级预防的主要措施是

A. 改变不健康的生活方式　　B. 筛检　　　　　　C. 基因疗法

D. 康复治疗　　　　　　　　E. 防止近亲结婚

答案解析

　　第一级预防包括针对个体的措施和针对公众的社会措施。针对个体的措施有：①通过健康教育倡导不吸烟、少饮酒、合理膳食、积极参加体育锻炼；②有组织地进行预防接种；③做好婚前健康检查；④做好妊娠期和儿童的卫生保健工作等；⑤疾病高危个体服用药物预防疾病的发生，即化学预防。针对公众采取的措施有：①加强对生活环境和生产环境等的保护、监督、监测和管理；②食品安全监管、公共场所禁烟等。

　　2. 第二级预防　第二级预防（secondary prevention）又称为临床前期预防，即在疾病的临床前期做好早期发现、早期诊断、早期治疗的"三早"预防措施，以预防疾病的发展和恶化，防止复发和转为慢性病等。做到"三早"的根本方法是加强宣传、教育群众，提高医务人员的诊断水平，采用微量、敏感的诊断方法和技术等。第二级预防的措施有普查、筛检、定期健康检查、高危人群重点项目检查以及设立专科门诊等。对于传染病，除了"三早"，还需做到疫情早报告及患者早隔离，即"五早"。

　　3. 第三级预防　第三级预防（tertiary prevention）也称为临床预防，主要是对已患病者采取积极有效的治疗和康复措施，及时治疗，以防止病情恶化，预防并发症和伤残；对已丧失劳动能力者要进行功能恢复和心理治疗，促进康复，尽量恢复生活和劳动能力。

　　针对不同疾病要采取不同的三级预防策略，对于任何疾病，不管其病因是否明确，都应加强第一级预防。有些疾病病因明确，而且多是人为因素造成的，如职业因素所致疾病，采取第一级预防。有些疾病的病因是多因素的，可通过筛检、诊断和治疗提高预防效果，如心血管疾病、代谢性疾病。危险因素不明，难以觉察和预料的疾病只能采取第三级预防。

? 想一想

　　来自国际糖尿病联合会（IDF）最新发布的第9版糖尿病地图报告指出，"糖尿病是21世纪全球进展最快的紧急情况之一"，正在影响所有年龄段、各个地区的人群。中国作为糖尿病负担突出的国家之一，也在报告中多次被关注和强调。2019年，全球20～79岁人群中约4.63亿人患有糖尿病，绝大多数为2型糖尿病，相当于每11个成人中就有1名患者。中国是成人患者数最多的国家，达1.164亿，全球每4个糖尿病患者就有1个来自中国，这一趋势预计将持续到2045年。IDF报告指出：全球糖尿病患者中有32%患有心血管疾病；超过80%的终末期肾脏疾病（ESRD）是由糖尿病或高血压或两者同时引起；糖尿病足和下肢并发症影响4000万～6000万糖尿病患者；2型糖尿病和高体重指数还会增加许多常见癌症的风险，包括肝癌、胰腺癌、子宫内膜癌、结直肠癌、乳腺癌等。请查阅相关资料，简要介绍糖尿病的三级预防策略。

五、"健康中国"战略的实施与挑战

　　国民健康不仅是民生问题，也是重大的政治、经济和社会问题。健康中国建设不仅直接关乎民生福祉，而且关乎国家全局与长远发展、社会稳定和经济可持续发展，具有重大的战略意义。新中国成立以来，从积贫积弱迈向繁荣富强，创造了人类发展史上的伟大奇迹。其中我国居民的人均预期寿命从 1949 年前的 35 岁增长到 2018 年的 77 岁，其增长依赖于中国社会的全面进步，尤其是卫生健康工作的良好开展。

2016 年 8 月 19 日，全国卫生与健康大会召开，明确了新时期的卫生与健康工作方针——以基层为重点，以改革创新为动力，预防为主，中西医并重，将健康融入所有政策，人民共建共享。2016 年 10 月，中共中央、国务院印发了《"健康中国 2030"规划纲要》；2017 年 10 月，中国共产党的十九大报告将"实施健康中国战略"作为国家发展基本方略中的重要内容，将健康中国建设提升至国家战略地位；2019 年 7 月，国务院印发《国务院关于实施健康中国行动的意见》，指出人民健康是民族昌盛和国家富强的重要标志，预防是最经济最有效的健康策略。2021 年 7 月，国务院印发《全民健身计划（2021—2025 年）》，就促进全民健身更高水平发展、更好满足人民群众的健身和健康需求，提出 5 年目标和 8 个方面的主要任务。系列政策文件的出台，为构建全人类健康社会提供了中国策略和方案。

当前健康中国建设面临着人口老龄化加速、疾病谱变化、三医联动改革滞后、健康领域投入不足、环境污染和食品安全问题形势仍然严峻等挑战，从而需要综合治理，特别是要抓住优化全民医疗保障制度、推进健康老龄化、重视疾病预防和健康管理、运用技术手段推进健康治理现代化等关键点。

目标检测

答案解析

一、单项选择题

1. 预防医学的模式是

    A. 环境 – 个体 – 健康　　　　B. 环境 – 健康 – 预防　　　　C. 预防 – 控制 – 健康

    D. 环境 – 人群 – 健康　　　　E. 环境 – 疾病 – 控制

2. 预防医学的研究主要对象是

    A. 健康人　　　　　　　　　　B. 病人　　　　　　　　　　　C. 儿童

    D. 敏感个体　　　　　　　　　E. 人群

3. 预防并发症和伤残工作属于

    A. 第一级预防　　　　　　　　B. 第二级预防　　　　　　　　C. 第三级预防

    D. 第四级预防　　　　　　　　E. 综合预防

二、多项选择题

1. 健康决定因素有

    A. 生活方式因素　　　　　　　B. 生物学因素　　　　　　　　C. 环境因素

    D. 卫生服务因素　　　　　　　E. 不能确定

2. 属于第一级预防的是

    A. 子宫颈涂片检查　　　　　　B. 儿童接种卡介苗　　　　　　C. 加强传染病报告制度

    D. 鼓励平衡膳食少油盐　　　　E. 冠心病普查和筛检

3. 属于第二级预防的是

    A. 子宫颈涂片检查　　　　　　B. 儿童接种卡介苗　　　　　　C. 加强传染病报告制度

    D. 鼓励平衡膳食少油盐　　　　E. 冠心病普查和筛检

4. 属于第三级预防的是
   A. 子宫颈涂片检查
   B. 儿童接种卡介苗
   C. 加强传染病报告制度
   D. 鼓励平衡膳食少油盐
   E. 冠心病普查和筛检

（陈　亚）

书网融合……

习题

第二章　人与环境

学习目标

知识目标：
1. **掌握**　环境和环境污染的概念、环境的分类、环境污染对人体健康的危害。
2. **熟悉**　人与环境的关系、环境污染的来源、生态系统与生态平衡对环境的重要意义、影响环境污染物对健康损害的因素。
3. **了解**　常见的环境因素。

技能目标：
能学会开展环境卫生工作的基本技能和方法。

素质目标：
引导学生自觉遵守环境保护法律法规，参与全民环境保护行动，增强公民环境保护责任感。

📖 导学情景

情景描述： 1930年12月1日至5日，时值隆冬，大雾笼罩了整个比利时大地。比利时列日市西部马斯河谷工业区上空的雾此时特别浓。由于该工业区位于狭长的河谷地带，气温发生了逆转，大雾像一层厚厚的棉被覆盖在整个工业区上空，致使工厂排出的有害气体和煤烟粉尘在地面上大量积累，无法扩散，二氧化硫的浓度也高得惊人。3日，这一天雾最大，加上工业区内人口稠密，当天整个河谷地有几千人生病。病人的症状多表现为胸痛、咳嗽、呼吸困难等。一周内，有60余人死亡，其中以原患心脏病和肺病的人死亡率最高。与此同时，许多家畜也患了类似疾病，且死亡较多。

情景分析： 结合案例描述，考虑为肺部疾病、心脏病、化学中毒等。

讨论： 查询当时天气情况，分析发病季节，考虑当地地形和工厂分布，讨论疾病的发生是否有地形分布特点？是否与天气因素有关？是否与工厂分布相关？

学前导语： 随着社会经济的快速发展和人类改造环境的主动性、积极性不断提升，人类在获得巨大物质财富的同时，也对生态环境带来了不可逆转的破坏。环境的破坏让人类尝到了苦果。因此，揭示影响人类与环境协调发展的因素，正确认识环境问题形成的原因及对策，让更多的人了解人类与环境协调发展的重要性，是我们每一个健康教育教学工作者的责任，更是义务。

第一节　人类生存环境

一、环境的概念

环境是人类赖以生存的物质基础，为人类提供空气、食物、水、土壤。人类在智力、精神等方面获得发展的基础和机会。

1. 自然环境　自然环境是指环绕人类周围，能直接或间接影响人类生活、生产的一切自然形成的物质和能量总体。人类的自然环境可以划分为四个部分。

（1）大气圈　是指围绕地球周围的大气层，共分为对流层、平流层、中间层和逸散层。

（2）水圈　以气态、液态、固态三种形式存在于空气、地表以及地下的水分别称为大气水、海水和陆地水，这三者一起构成了水圈。

（3）土壤岩石圈　土壤是岩石经过生物和风化共同作用形成的地表疏松层，为动植物生存提供了必要的空间和物质。

（4）生物圈　是地球上所有生命物质及其生存环境的整体，范围包括 12km 深的地壳、海洋和 15km 以内的地表大气层。

根据人类活动对自然环境的影响不同，可以将其分成原生环境和次生环境两类。

原生环境是指天然形成的、没有受到人为因素影响或者很少受到人为因素影响的环境。这种环境存在着对人体健康有益的因素，比如适宜的气候、清洁的空气、茂盛的森林等；也存在着对人体健康不利的因素，主要是由于地质结构的原因而引起的生物地球化学性疾病，比如地方性甲状腺肿、地方性氟中毒等。

次生环境是指受到人为因素影响或者在人为因素影响下形成的环境，是当今人类生存的主要环境，也是发生了重大变化的自然环境。这种变化对人类可产生有利或有害的影响。人类的活动如能维持环境中物质、能量的平衡，就会带来良好的影响，给人类带来财富以及生活的便利；否则就会造成环境污染，使环境质量下降，对人体健康造成危害。自 20 世纪初到现在，随着工农业和交通运输事业的发展，人类生活环境急剧恶化，因环境污染对人体健康造成的重大危害事件数十起，如马斯河谷烟雾事件、伦敦烟雾事件、日本水俣病事件等等。此外，生产劳动不仅保证人类生存的基本条件，也使劳动者不可避免地接触生产环境。在生活环境和生产劳动过程中存在的某些因素或有害物质可能对人体健康产生不良影响，因此次生环境的恶化及其后果是当今要研究和解决的重点问题。

2. 社会环境　社会环境是在自然环境基础上，人类通过长期有意识的社会劳动，加工和改造自然所创造的物质生产体系。它包括人类在生产、生活和社会活动过程中形成的各种关系，如生产关系、阶级关系和社会关系等。社会环境不仅可直接影响人群或个体的健康状况，而且还可以影响自然环境和人的心理环境，间接影响人的健康。因此，社会环境对人类健康影响的重要性，已经越来越受到人们的重视。

二、构成环境的因素

1. 化学因素　包括天然形成和人工合成的各种化学成分，对人类健康存在着有益、有害或两者兼有的影响。天然形成的岩石风化、地形地貌和气候不同，在土壤形成过程中，不同地理位置的化学成分各有差异，导致某种化学元素过多或过少，引起当地居民患相应的地方性疾病，如地方性甲状腺肿、地方性氟中毒等。但是目前，环境中对人类有害的化学因素主要是人工合成的，如汞、镉、二噁英等，在环境中难以被降解和消除，可能使人体发生急、慢性中毒。

2. 物理因素　包括存在于环境中的气象条件、噪声、振动、电离辐射以及非电离辐射等。这些物理因素都可使环境物理性状发生改变，对人体健康造成危害，如异常的气象条件，对机体的热平衡产生影响；电离辐射（如 X 线）对机体可产生致癌、致突变作用等。

3. 生物因素　包括动物、植物与微生物，与人类健康关系最为密切的生物因素主要指细菌、真菌、寄生虫等，对维持生态系统的平衡有着重要作用。同时，生物因素也是人类疾病发生的主要病因之一，如生活污水、垃圾粪便等污染食物、饮用水后能引起消化道传染病的流行；密闭空间中病原微生物的污染可引起呼吸道传染病的流行。近年来，艾滋病、禽流感、非典型肺炎等一些新发传染病的出现，使人们意识到生物因素的重要性。

4. 社会因素 社会因素对人类健康的影响是通过生活、生产环境影响人们的心理状态，进而导致疾病。随着健康观念和医学模式的转变，社会因素对人类健康的影响逐渐受到人们关注。

三、生态系统与生态平衡

1. 生态系统 生态系统是指在一定范围内，由生物群落和环境构成的综合体。生态系统是一个广泛的概念，有大有小，在不同的范围内，通常按照自然环境的特征来划分。比如，海洋、森林、湖泊、大陆等都可以看成是一个生态系统，所有这些无数小的生态系统构成了最大的生态系统即生物圈，而人类也是这个生态系统中的一部分。

（1）构成 通常来说，生态系统有三部分构成，即生产者、消费者和分解者。①生产者：是指一部分能进行光合作用的细菌和制造有机物的绿色植物，利用太阳能把某些无机物转化成有机物供本身需要，并且同时作为消费者的能量来源。②消费者：是指依赖于生产者而生存的生物，主要是指动物。分为一级、二级、三级消费者，其中一级消费者为草食动物，二级消费者为肉食动物，三级消费者为大型肉食动物。③分解者：是指所有具有分解能力的细菌、真菌等微生物。

在生态系统中，一种生物被另一种生物吞食，后者再被第三种生物吞食，彼此形成一个由食物联系起来的链锁关系称为食物链。食物链是生态系统维持生物种群间物质和能量流动的纽带和渠道。食物链对环境中物质的转移和蓄积有重要的影响，在自然界中某些不能降解的有害物质，可通过食物链使浓度逐渐增加，并显著高于环境介质中的浓度，这种现象叫作生物富集。例如，DDT 农药在环境中有很强的生物富集作用，经过食物链的四级生物富集，最终鸟类体内的 DDT 是水中含量的 151 万倍（表 2 - 1）。环境中的污染物通过食物链的生物富集作用危害人类的健康。

表 2 - 1 DDT 农药在环境中的富集作用

环境状态	环境中浓度（ppm）	富集系数
水	5.00	—
藻类植物	4.00×10^{-2}	8.00×10^{-2}
鱼类	2.07	4.14×10^4
鸟类	75.50	1.51×10^6

（2）基本功能 生态系统的结构决定了它的基本功能，即生物生产、能量流动、物质循环和信息传递。①生物生产：包括初级生产和次级生产，前者是生产者把太阳能转变为化学能的过程，后者是消费者的生命活动将初级生产品转化为动物能的过程。在一个生态系统中，两个过程彼此联系，但又彼此独立进行。②能量流动：是能量通过食物网络在系统内的传递和耗散过程。其流动渠道依靠食物链来完成，食物链的彼此交错又连接成食物网。食物链是相对稳定的，某一环节的变化都会影响到整个链索，甚至整个生态系统的结构。③物质循环：指维持生命活动正常进行所必需的各种营养元素通过食物链进行传递和转化。没有外界物质的输入生命将停止，生态系统也会解体。物质也是能量的载体，没有物质，能量也会散失。生态系统的能量流动和物质循环紧密联系，共同进行，维持着生态系统。④信息传递：主要包括营养信息、物理信息、化学信息、行为信息，通过基因和酶的作用，并以激素和神经系统为中介体现出来，对生态系统的调节起着重要作用。在沟通生物群落与其生存环境、生物群落内部各生物种群之间的关系上起重要作用。

2. 生态平衡 在生态系统内部各种生物间相互制约，相互影响。在一定条件下和一定时间内，生物群落之间不断发生的能量、物质和信息的交换与转移如处于相对平衡的状态则称为生态平衡。这是一种动态的平衡，当生态系统内部的自然因素或社会因素发生改变，这种平衡就可能遭到破坏。如大量污水排入水体中，营养物过多使水生生物大量繁殖而消耗水中的氧，致鱼类等生物缺氧死亡，厌氧微生物繁殖又使水体发黑、发臭，生态平衡被破坏。如果有机物停止排入水体，水中的生物群体又将逐步恢复原来面目。但生态系统对外界的干扰具有一定的自身调节能力，通过这种调节生态系统保持着相对的稳定，因此，生态系统总是处于平衡－不平衡－平衡的反复循环过程中，并以此推动着自身的进化和发展。

影响生态平衡的因素有自然因素和人为因素。自然因素对生态平衡的影响常在局部、突发前，出现的频率不高；而后者是破坏生态平衡最常见和最主要的因素，其影响渐进、长期。

练一练2-1

对生态系统内形成的生态平衡，描述正确的是

A. 自然的、动态的相对平衡　　B. 封闭的绝对平衡　　　C. 间断性平衡

D. 永恒的开放式平衡　　　　　E. 波动式平衡

答案解析

第二节　人类与环境的关系

环境是人类赖以生存和发展的基础，人创造环境，同时环境也创造人。人与环境之间是辩证统一的关系，主要表现在以下三方面。

一、人与环境的统一性

人的生命活动就是机体通过新陈代谢与周围环境不断进行物质、能量、信息的交换和转移，进而使机体与周围环境之间保持着动态平衡。机体从环境中摄取生命必要的物质后，通过一系列过程合成细胞和组织的各种成分，并释放出热量，保证生命活动的需要。同时，机体进行分解代谢后所产生的分解产物经各种途径排泄到外环境中，被生态系统的其他生物作为营养成分吸收利用，如此周而复始，循环往复。

二、人对环境的适应性

人类的生存环境在不断变化。为了生存发展，人体从内部调节自己的适应能力与不断变化的环境保持平衡关系。人体对环境的适应能力经过了长期的发展过程，从各器官、系统及其生理功能到完善的神经－体液调节功能联系成为一个完整的统一体。因此，能够在环境异常变化时产生相应的改变，维持人体的平衡状态，保障生命的延续。但人体对环境的适应能力是有限的，当环境异常变化的程度超出人体的适应能力，就会使某些结构和功能发生异常改变，以至于造成永久性的健康损害。

三、人与环境的相互作用

在生存过程中，人类有意识地利用及改造环境并取得了巨大的成就，如改良土壤、培育优良品种、控制洪水泛滥、开发能源、建设舒适的居住环境等，这些都极大地丰富了人们的生活，反映了人类从适应环境逐渐变为在环境中居于主导地位。但必须清楚地看到，人类在改变环境的同时，也导致环境质量下降，破坏了人类与环境之间的动态平衡关系。因此人类应尽可能地运用自然规律来改造环境，使之更加适应人类的需要。

? 想一想

如何正确理解人与环境的辨证统一关系？

答案解析

第三节　环境污染及其对健康的影响

从原始人类发明钻木取火以来，燃烧产物开始污染空气。18 世纪工业革命以来，特别是进入 21 世纪后，人类改变自然资源的能力不断增强，现代大规模的工农业生产在给人类带来巨大物质财富的同时，也对自然界进行了破坏。这些人类活动都使环境发生了不利于人类正常生活和生产条件的变化，对人类健康造成直接的、间接的或潜在的有害影响，环境污染及其对健康的影响已经成为人类关心的核心问题。

一、环境污染

环境污染是指由于人类的活动使有害物质或因素进入到环境中，当这些物质或因素超过环境的容量或者承载能力时，会使环境的结构和功能发生改变，环境质量下降，影响人类和其他生物生存、发展的现象。造成环境污染的物质称为环境污染物，污染物的发生源称为污染源。其中，由严重的环境污染所引起的对公众的损害叫做公害，由环境污染所引起的地区性疾病称为公害病，所有这些严重的环境污染事件统称为公害事件。

随着生产力的发展，为了得到更多的耕地，滥伐森林、过渡开垦草原，导致土地沙漠化、造成严重的水土流失。同时，大量能源的开发和利用，使环境遭到了严重的污染。归纳起来，环境污染的主要来源有以下三方面。

1. 生产性污染　包括工业生产和农业生产两个方面。工业生产所形成的"三废"（即废气、废水、废渣），如果未经处理或处理不当就大量排入环境中会造成污染。工业"三废"数量大，种类繁多，成分复杂，危害也严重。大部分著名的公害事件都是由工业生产引起。农业生产对环境的污染主要是农药长期及广泛使用使它们在动植物体内的残留对自然环境造成的污染，同样对人类健康造成极大的威胁。

2. 生活性污染　生活"三废"主要包括垃圾、污水和粪便。随着生活水平的逐渐提高，生活"三废"的性质也发生了变化，如果处理不当，同样会对环境造成严重的污染。比如，含有大量洗涤剂的生活污水排放进入水体中，会形成大量的泡沫浮于水面，而使水质恶化，失去使用价值。还有，用户生活炉灶燃煤或生物燃料（包括木材、木炭、农作物桔梗、动物粪便），可造成室内空气污染，还会加重城市取暖季节的大气污染。

3. 其他污染　交通运输工具（包括排放汽车尾气、噪声、船舶等造成水体的油污染等）、微波、电磁辐射、放射性废弃物等都属于特殊的污染来源。

由污染源直接排入环境，其物理和化学性状都未发生改变的污染物，称为一次污染物，如 SO_2、CO、CO_2 等；由一次污染物造成的环境污染称一次污染。进入环境的一次污染物，在物理、化学、生物等因素作用下发生变化，或与环境中的其他物质发生反应，形成物理、化学性状与一次污染物不同的新污染物称为二次污染物，如光化学烟雾、酸雨等；由二次污染物造成的环境污染称二次污染。

通常二次污染物对健康的危害比一次污染物严重。

二、环境污染对健康的影响 e 微课

当环境污染物突破机体的防御系统,并且在体内达到一定浓度时,就会对机体造成病理性损害,而表现为疾病状态。这种危害主要表现在以下几个方面。

1. 急性危害　由日常生活、工农业生产、交通运输以及各种特殊设备或特定条件排入环境中的各种污染物,如果在短时间内多次暴露或一次大剂量暴露,会使机体发生急剧的毒性危害甚至死亡,称为急性危害。通常其危害表现快速、剧烈,呈明显中毒症状。一般来说,由环境污染所导致的人群急性中毒较少发生,其发生往往与比较严重的污染和意外事故排放有关,典型的例子见于世界各国大气污染中毒的公害事件。环境污染引起的急性危害事件主要包括以下类型。

(1) 大气污染的烟雾事件　工业革命后,煤炭、石油、核能的开发和利用在改善人们物质生活的同时,也带来了严重的大气污染,并多次导致烟雾事件的发生。如比利时马斯河谷烟雾事件、英国伦敦烟雾事件等均为燃煤导致的急性危害事件,暴露人群主要表现为肺部疾病、心血管系统疾病的患者病情加重甚至死亡;再如美国洛杉矶和纽约等地发生的光化学烟雾事件则是由燃烧石油及其分馏产物引起的急性危害事件,暴露人群主要表现为眼和上呼吸道黏膜的刺激症状以及呼吸功能障碍。当大气污染事件发生时,除了污染源释放大量的污染物外,还存在不利于污染物扩散的气象条件和地形条件。历史上各地发生的著名大气污染烟雾事件如表2-2所示。

表2-2　历史上几次著名大气污染烟雾事件

名称	时间	原因	后果
马斯河谷烟雾事件	1930年12月	比利时马斯河谷工业区含硫矿石冶炼厂、炼焦厂等排出的二氧化硫等有害气体,蓄积在大气中,一般认为是几种有害气体和粉尘对人体的综合作用	上千人发生胸痛、咳嗽、流泪、咽痛、呼吸困难等,一周内有60多人死亡
伦敦烟雾事件	1954、1956、1957、1962年	英国伦敦市自1873年以来,发生七次之多,主要是燃煤产生的烟雾不断蓄积,并促使二氧化硫氧化产生硫酸泡沫,凝结在烟尘或凝源上形成酸雾	一个月内时间死亡了4000多人,在之后的两个月时间内,又有8000人陆续死亡
洛杉矶光化学烟雾事件	1943、1955年	美国洛杉矶市大量汽车排放的碳氢化合物、氮氧化物、一氧化碳废气在太阳紫外线作用下形成以臭氧为主的光化学烟雾	数千人出现红眼病及呼吸道炎症,死亡人数达400多人

(2) 生产事故性排放事件　由于工业设计不合理、管理不善、生产负荷过重等其他意外原因,工业“三废”大量进入环境,使大气、水体严重污染,导致污染区的人群发生急性中毒、生态环境严重破坏,如印度博帕尔事件、切尔诺贝利核泄漏事件、米糠油事件等。历史上各地发生的几次著名生产事故性排放事件如表2-3所示。

表2-3　历史上几次著名生产事故性排放事件

名称	时间	原因	后果
博帕尔事件	1984年	印度博帕尔市农药厂储气罐泄漏异氰酸甲酯污染厂周围居民区	中毒15万多人,死亡2500人,5万多人失明
切尔诺贝利核泄漏事件	1986年	前苏联核电站4号反应堆,因管理不善,发生爆炸,引起大火,反应堆内放射性物质外泄,造成周围被放射性物质污染	30人死亡,300多人受严重辐射,周围人受到不同程度的辐射;放射性尘埃飘落到邻国,使其在较长时间内受到损害
米糠油事件	1968年	日本九州爱知县某一食用油厂用多氯联苯作热载体,后者污染了食用油	1万多人中毒,16人死亡

（3）**生物性污染引起的急性传染病** 空气或饮用水被微生物污染时，可发生呼吸系统传染病、介水传染病、红眼病等急性传染病。如 2003 年春季在世界范围内流行的严重急性呼吸道综合征，主要由空气中的 SARS 病毒引起；1993 年在美国威斯康星州由隐孢子虫引起介水传染病的暴发等。

2. 慢性危害 是指环境中的污染物浓度较低，长期反复作用于机体在体内蓄积后所产生的危害。这是由于毒物在体内的蓄积（物质蓄积）或由于毒物对机体微小损害的逐渐累积（机能蓄积）所引起的。慢性危害的潜伏期长，病情进展不明显，易被忽视。但此种损害方式更为常见，且影响较广。其中，病因最明确的慢性危害包括日本的水俣病、痛痛病以及慢性阻塞性肺疾病。其他毒物的慢性中毒，由于毒物的污染范围广、地区性差异不突出，没有引起人们的足够重视，如有机氯农药导致的慢性中毒。另外，生产环境中的慢性职业中毒也比较常见。举例几次著名慢性公害事件如表 2-4 所示。

表 2-4 历史上几次著名的慢性公害事件

名称	时间	原因	后果
水俣病事件	1953～1956 年	日本熊本县水俣湾沿岸被石油化工厂含汞废水污染，鱼体中含汞甚高，人捕鱼后使人体中毒	数百人患病，50 多人死亡
痛痛病事件	1955～1972 年	日本富山县神通川流域下游因锌冶炼厂排出的含镉废水，使当地的水及稻米受到污染	数百人患病，死亡 34 人，100 多人出现症状
四日市哮喘病事件	1955 年以来	日本四日市、大阪市等石油化工企业废气严重污染大气	500 多人患哮喘病

3. 远期危害 某些环境有害因素除能引起急性危害、慢性危害外，还可能使人体遗传物质发生变化，成为某些先天性疾病、肿瘤和畸胎等发生的原因，此种作用多在数年、数十年，甚至下一代才能显现，故称远期危害。主要包括以下几种。

（1）**致癌作用** 癌症是严重威胁人类健康和生命的疾病之一。癌的发生是宿主与环境之间相互作用的过程。癌症病因问题至今尚未完全弄清，但已证实 80%～90% 的癌症与环境因素有关，主要致癌因素有三类。①物理性因素：如放射性的外照射或吸入放射性物质引起白血病、肺癌，紫外线长期强照射引起皮肤癌等；②化学性因素：约占 90%，目前已知的化学致癌物约有 1000 多种，如 BaP 可致肺癌、石棉可致肺癌及间皮瘤、联苯胺可致膀胱癌等；水和土壤的砷污染可以诱发居民的皮肤癌等；③生物因素：如乙肝病毒可导致肝癌、EB 病毒可诱发鼻咽癌等。

（2）**致突变作用** 突变是指机体遗传物质在一定条件下发生的突然变异。可表现在两个方面：染色体突变，即染色体数目和结构的异常；基因突变，即 DNA 分子上的损伤。现已证明，绝大部分致癌物都是致突变物。

突变可由化学因素、物理因素及生物因素引起，其中化学致突变物占重要地位。无论是染色体畸变，还是基因突变，大多对机体产生不利影响。突变如果发生在体细胞则引起体细胞的异常增殖形成肿瘤；如果发生在生殖细胞，则可能导致不孕、早产、死胎、畸胎、遗传性疾病等。

（3）**致畸作用** 致畸是母体接触环境中有害因素后干扰胚胎或胎儿的生长发育过程，引起胎儿先天畸形，表现为机体形态结构异常。致畸与遗传因素和环境因素有关，多数是环境因素与遗传因素共同作用的结果。研究表明环境污染是先天性畸形发生率升高的一个重要原因，如工业用溶剂苯系化合物、二硫化碳和农药敌枯双等多种化合物都有致畸作用；放射线照射、某些药物以及风疹病毒等，已经肯定可以引起胎儿畸形；另外，动物实验发现，工农业生产环境中的某些毒物、农药有致畸作用。

👁 看一看

沙利度胺事件

1959 年，欧洲多地出生许多畸形婴儿，其手脚比正常人短，甚至没有。有人对此进行了调查，于 1961 年发表了"畸形的原因是催眠剂沙利度胺"。沙利度胺是妊娠母亲为治疗失眠症服用的一种药物。该药物干扰手脚长度、指（趾）等规律形成的基因生命密码指令，是造成婴儿畸形的原因。截至 1963 年在世界各地诞生了 12000 多名"海豹儿"。

4. 间接危害　由于环境变化对人类健康的影响是间接的，故称为间接危害，其影响广泛，已成为人们共同关注的焦点。

（1）温室效应　燃料的燃烧，产生大量 CO_2，使大气中 CO_2 含量增加，而 CO_2 能吸收红外线等长波辐射，使大气变暖，并起到温室保护层的作用，直接妨碍地面热量向大气中扩散，致使地球表面气温上升，这种现象称为温室效应。制冷剂氟利昂除能破坏臭氧层外，也能引起该效应。气候的变暖影响到人类的生存环境和生活条件，对人类健康产生广泛的影响。一些与温度和湿度变化关系密切的传染病，如登革热、乙型脑炎、麻疹等传染病发病率升高，主要原因是蚊、蚤和虱等是其病原体的传播媒介，而这些媒介的种群、数量与温度和湿度变化关系密切。此外，全球变暖后，危重病人和老年人因炎热应激反应而死去的明显增多。

（2）酸雨　通常是指 pH 小于 5.65 的酸性降水，包括雨、雪、雹和雾。影响降水酸度的酸性物质很多，起主要作用的是 H_2SO_4 和 HNO_3，生成这两种有机酸的气体是源于人类生产和生活活动的 SO_2 和 NO_x。SO_2 和 NO_x 等酸性污染物溶于大气的水气中，经过氧化形成酸雨。酸雨会使土壤酸化，使土壤中铅、锰、汞、镉等重金属转为可溶性化合物，易被冲刷而转入水体，引起水体污染，再通过食物链在粮食、蔬菜、水产品内积累，间接危害人体健康。同时，酸雾对眼和呼吸道黏膜也具有刺激性，可对人体健康造成直接危害。

（3）臭氧层的破坏　臭氧层位于距地球表面 20～50 千米的平流层中，所含臭氧（O_3）是太阳光的紫外线作用于氧分子而产生的。臭氧层能吸收对人类健康和生态系统有害的短波紫外线。

臭氧层的破坏主要是由于人类大量生产与使用氟利昂所引起的，氟利昂主要广泛用作制冷剂、气溶胶喷雾剂、发泡剂等。氟利昂排放到大气层后，在短波紫外线作用下降解产生 NO、HO_2 等活性物质，能破坏臭氧分子影响臭氧层甚至形成臭氧层空洞，其结果是减弱臭氧层吸收短波紫外线的功能，致使人群接触过多的短波紫外线而导致患皮肤癌和白内障等疾病的机会增加。

三、环境污染物损害健康的影响因素

环境污染物对人体健康能否造成危害以及危害程度，取决于一系列条件。不仅受污染物本身的特性、剂量、作用时间和环境条件的影响，而且与人体的状况（如人口的年龄、性别组成，健康状况，遗传因素等）密切相关。

（一）剂量或强度

剂量是指进入机体的化学污染物的数量，一般以 mg/kg 体重来表示；强度是指物理性有害因素作用于机体的数量，各种物理因素都有其特殊的强度单位。污染物引起的生物效应直接取决于剂量或强度。一定的剂量能引起一定的生物效应，这是化学污染物对生物毒作用的基本规律之一。这一规律可以从两个方面加以表达：①为剂量－效应关系，它表示化学物的摄入量与某一生物体呈现某种生物作用强度之间的关系；②为剂量－反应关系，它表示一定剂量的化学物与在接受其作用的一组生物体中呈现某一效应并达到一定强度的个体数，以百分率表示。不同的化学污染物有不同类型的剂量-反应关系，主要有以下两种情况。

1. 有毒元素、非必需元素　该类元素因环境污染进入人体的剂量超过一定程度即可引起异常反应，甚至进一步发展成疾病。对于这类元素主要是研究制定其最高容许限量的问题（环境中的最高允许浓度，人体的最高容许负荷量等）。

2. 必需元素　必需元素剂量-反应关系复杂。一方面，环境中这类必需元素的含量过少，不能满足人体的生理需要时，会使人体的某些功能发生障碍，形成一系列病理变化；另一方面，环境中这类元素的含量过多，会引起程度不同的中毒性病变。因此，对于这类元素在研究和制订环境中最高容许限量的同时，还要研究和制订最低供应量标准。

（二）作用时间

在一定剂量或强度条件下，作用持续时间长短对作用的后果具有重要影响。许多有蓄积性的环境污染物需要足够长的时间蓄积，在体内才能达到一定水平（中毒阈或其他作用阈），进而产生一定的损害。

蓄积量受摄入量（intake）、污染物的生物半寿期（biological half-life）和作用时间三个因素的影响。其中，摄入量多少主要取决于污染物在环境中的浓度；生物半寿期是污染物在生物体内浓度减低一半所需要的时间，某一化学物对某种生物的生物半寿期是一个相对稳定的常数。每日的摄入量为 A，生物半减期为 $t_{1/2}$（单位为天），则体内的最大蓄积量（L）为：

$$L = A \times t_{1/2} \times 1.44$$

一般到 6 个生物半寿期时，该物质在体内的蓄积量达最大蓄积量的 98%，此后，吸收和排泄大致平衡。

蓄积性较弱的物质，相同的剂量在短期内给予与长期内给予最后的效应不同。前者在血液和组织中浓度较高，而后者较低。

（三）多种因素的综合影响

环境污染物常与其他物理、化学因素同时作用于人体，必须考虑多种因素的联合作用和综合影响。例如，生产环境中振动可以促进锰、铅、汞等金属毒物的毒作用。汞矿的凿岩工振动病患者中，大多有汞中毒症状，而不接触振动的同汞矿工人汞中毒发生较少。另外，污染物的毒效应受外环境许多物理因素的影响。如气温能改变毒物吸收、代谢及排泄的性质和数量，可以改变毒物进入的途径；辐射线照射可以改变机体对许多化学物的敏感性等，已被许多实验或临床观察所证实。

（四）个体感受性差异

人的健康状况、生理状态，遗传因素等，均可影响人体对环境异常变化的反应强度和性质。遗传因素的影响是很显著的，如完全缺乏血清抗胰蛋白酶因子的人，对刺激性气体造成的肺损伤特别敏感；红细胞有 6-磷酸葡萄糖脱氢酶（G-6-PD）缺陷的人，则对硝基苯类化合物引起的血液损害特别敏感。其他因素如营养缺乏、性别、年龄等的影响也是不容忽视的。

环境污染物影响的人群中，包括了由于上述个体因素不同而对该污染物特别敏感的人，即所谓高敏感人群。高敏感人群更易于受到损害。

四、环境污染的防治

（一）制订环境保护法律法规，强化环境管理和监督

从 20 世纪 70 年代起，我国相继提出了环境保护方针、政策，颁布了《中华人民共和国环境保护法》《中华人民共和国水污染防治法》《中华人民共和国大气污染防治法》等一系列法律法规体系，使

我国的环境保护事业进入了有法可依的时代，保护环境成为国家的基本国策。依据环境保护相关法规、标准、条例和制度规定，运用行政、法律、经济、技术和教育的手段，对危害和破坏环境的人为活动进行管理、监督和控制，确保任何单位和个人自觉履行保护环境的义务，已达到真正意义上的控制环境污染、改善生态环境的目的。

（二）开展环境保护教育，提高全民环境保护意识

环境保护教育是保护环境、维护生态平衡、实现可持续发展的根本措施之一。通过环境保护教育，倡导"绿水青山就是金山银山"的理念，理清经济发展与生态环境保护的关系，提高全民的环保意识，自觉执行环保法规、政策、方针等，共同创造优美生态环境。

（三）应用技术措施，消除环境污染根源

1. 减少工业性污染　工业"三废"是环境污染物的主要来源，其治理的成败成为防止环境污染的重要环节。首先，根据实际做好整体规划，合理布局工业企业。在新建、扩建和改建企业时，贯彻防治"三废"的项目和主体工程"三同时"（同时设计、同时施工、同时投产）的规定。另外，改革生产工艺，减少和消除污染物质的排放，并对"三废"净化处理以使符合排放标准，避免环境污染。

2. 控制生活性污染　对粪便、污水等按规定进行集中无害化处理，其他生活垃圾分类管理，尽量使用无磷洗涤剂；含病原微生物、放射性废物的医院污水须经专门的消毒处理后排放。改善能源结构，有效、合理地利用能源，减少生活性污染物的排放。

3. 预防农业污染　合理使用农药，推广高效、低毒、低残留的农药，严格按照国家规定控制农药适用范围和用量，推广生物或物理防治病虫害的方法，减少农药的污染和残留。

4. 减少交通性污染　重视研发技术，提高交通运输设施和设备废气净化、噪声控制水平，减少交通性污染。

❓ 想一想

为了全面调查环境污染状况及对人群健康的早期危害，应该从哪些方面着手？

答案解析

❤ 护爱生命

在环境卫生学的发展道路上，很多老一辈公共卫生学专家作出了艰辛的努力和无私的奉献，伍连德博士就是其中的一位，他是中国检疫和防疫事业的先驱。20世纪初，东北鼠疫肆虐，他临危受命指挥抗疫，很快扑灭了这场震惊中外的鼠疫大流行。伍连德时刻以民族利益为重，以国家利益为重，弘扬中国医学、促进中西医交流，加强禁烟运动，力促收回中国海关检疫权。他的求真、务实、爱国、奉献精神感染一代又一代公卫人。

目标检测

答案解析

一、名词解释

1. 环境污染　　　　　　2. 二次污染物
3. 公害病　　　　　　　4. 生物富集

5. 环境

二、单项选择题

1. 按自然环境是否受到人类活动的影响，将环境分为

    A. 自然环境、社会环境　　　　B. 原生环境、次生环境　　　　C. 生活环境、生态环境

    D. 环境介质、环境因素　　　　E. 生活环境、生态环境

2. 汞属于环境因素中的哪一类因素

    A. 化学因素　　　　　　　　　B. 物理因素　　　　　　　　　C. 生物因素

    D. 社会因素　　　　　　　　　E. 非物质因素

3. 环境中的污染物通过食物链的哪个作用危害人类的健康

    A. 生物扩大作用　　　　　　　B. 生物富集作用　　　　　　　C. 生物吸收作用

    D. 生物浓缩作用　　　　　　　E. 生物累计作用

4. 生态系统的基本功能不包括

    A. 生物生产　　　　　　　　　B. 能量交换　　　　　　　　　C. 能量流动

    D. 物质循环　　　　　　　　　E. 信息传递

5. 人与环境之间的关系是

    A. 环境决定人类　　　　　　　B. 人类决定环境　　　　　　　C. 人类改造环境

    D. 环境适应人类　　　　　　　E. 人与环境相互联系、相互作用、相互制约

6. 大部分著名的公害事件都是由哪类污染物引起的

    A. 工业生产污染　　　　　　　B. 农业生产污染　　　　　　　C. 生活性污染

    D. 交通运输工具污染　　　　　E. 电磁辐射污染

7. 影响污染物对人体作用的因素不包括

    A. 剂量或强度　　　　　　　　B. 作用时间　　　　　　　　　C. 多种因素的综合影响

    D. 相关关系　　　　　　　　　E. 个体感受性差异

8. 生活性"三废"是指

    A. 废水、废气、废渣　　　　　B. 废水、垃圾、粪便　　　　　C. 垃圾、污水、粪便

    D. 废气、废水、垃圾　　　　　E. 废水、废渣、垃圾

9. 环境污染对人群健康的影响包括

    A. 急慢性危害、远期危害、间接危害

    B. 急慢性危害

    C. 急慢性危害、远期危害

    D. 急慢性危害、间接危害

    E. 急性危害、远期危害、间接危害

10. 臭氧层破坏的主要危害是

    A. 影响到人类的生存环境和生活条件

    B. 对眼和呼吸道黏膜具有刺激性

    C. 患皮肤癌和白内障等疾病的机会增加

    D. 晒黑皮肤

    E. 使地球表面气温上升

11. 产生温室效应的最主要气体是

    A. 一氧化碳　　　　　　　　　B. 一氧化氮　　　　　　　　　C. 二氧化硫

D. 二氧化碳　　　　　　　E. 臭氧

12. "痛痛病"事件的主要污染物是

    A. 镉　　　　　　　　　　B. 砷　　　　　　　　　　C. 汞

    D. 铅　　　　　　　　　　E. 甲基汞

13. 环境污染的基本特征为

    A. 低浓度长期作用　　　　B. 对机体危害的复杂性　　C. 作用的广泛性

    D. 污染物的综合作用　　　E. 以上都包括

14. 不属于环境污染产生的急性危害的是

    A. 马斯河谷烟雾事件　　　B. 水俣病事件　　　　　　C. 伦敦烟雾事件

    D. 洛杉矶光化学烟雾事件　E. 印度博帕尔事件

（王　瑞）

书网融合……

重点回顾　　　　　微课　　　　　习题

第三章　生活环境与健康

知识目标：

1. 掌握　大气污染、水源水、水污染、介水传染病、水俣病、痛痛病、水源水、生活饮用水、土壤污染、生物地球化学疾病、碘缺乏病、地方性氟中毒的概念。

2. 熟悉　大气的卫生学意义，大气污染物来源；住宅卫生学要求，居室空气污染物主要来源，居室空气污染对健康的危害；水资源及水的卫生学意义，水中主要污染物来源，水污染引起的健康危害，介水传染病的特点；地质环境和土壤的卫生学意义，土壤污染物主要来源，土壤污染对健康的危害；水俣病、痛痛病、碘缺乏病、地方性氟中毒和其他地方病、病因、主要临床表现、预防措施及治疗原则。

3. 了解　大气污染防治措施；居室污染物主要防治措施；生活饮用水卫生标准；水源选择与卫生防护措施；土壤污染防治措施；垃圾及粪便的无害化处理。

技能目标：

对案例进行环境中有害因素的分析，制定预防措施。

素质目标：

正确认识人与环境的关系，培养具有生态环境可持续发展的健康观念，具有保护环境促进健康的基本理念、知识、行为和技能。

导学情景

情景描述： 2016 年联合国环境大会指出全球 25% 死亡人数与环境污染有关：空气污染导致世界各地每年 700 万人死亡，其中，430 万人死于室内空气污染，尤其是发展中国家的妇女和儿童；缺乏洁净水和卫生设施导致每年有 842000 人死于腹泻病，其中 97% 在发展中国家；化学品暴露，导致每年有 107000 人死于石棉中毒，654000 人死于铅中毒。1995 年以来，606000 人因气象相关的自然灾害失踪、41 亿人受伤、无家可归或需要紧急援助。《UNEP 前沿：2016 新兴环境问题报告》称，全球现在面临着流行性人畜共患疾病暴发、食源性人畜共患疾病增长以及常见人畜共患疾病在贫穷国家长期被人们忽视的危险。

情景分析： 随着工业化、城市化的迅速发展，有毒化学品和放射性物质等泄漏事故在世界各地不断发生，对生态环境造成了污染和破坏，环境突出的问题有全球气候变暖、大气层中臭氧层的损耗、有毒有害物质的越境转移与扩散、生物物种锐减等；水源污染与水资源短缺、大气污染与酸雨、海洋污染、森林面积减少、土壤退化与沙漠化、水土流失等现象，严重威胁着人类健康和生存。

讨论： 请结合报道，思考大气污染、水污染、土壤污染影响环境的主要途径，主要环境污染物有哪些？这些污染物会对健康产生怎么样的影响？

学前导语： 人体通过新陈代谢与外界环境不断进行着物质、能量交换，与环境相互依存、相互影响。当环境变化超出人体适应能力时，就可能发生生物学改变甚至出现疾病、死亡等结局。护理、健康管理等专业人员只有熟悉环境中大气、水、土壤的主要污染物来源，掌握其污染对人类健康的影响，学会环境污染所造成疾病的治疗、预防措施，才能站在更科学和广泛的医学视野来防治疾病，护爱生命，助力健康中国建设。

第一节 空 气

一、大气污染 @ 微课

（一）大气的卫生学意义

包围地球表面并随地球旋转的空气称为大气层，大气层的垂直结构自下而上分为对流层、平流层、中间层、热层和外大气层，见图 3 - 1。人类生活在地球大气的底部即对流层。大气环境是指生物赖以生存的空气环境，主要集中在占大气质量四分之三，包括几乎全部水汽、固体杂质，风雨雷电等自然现象多发的对流层。

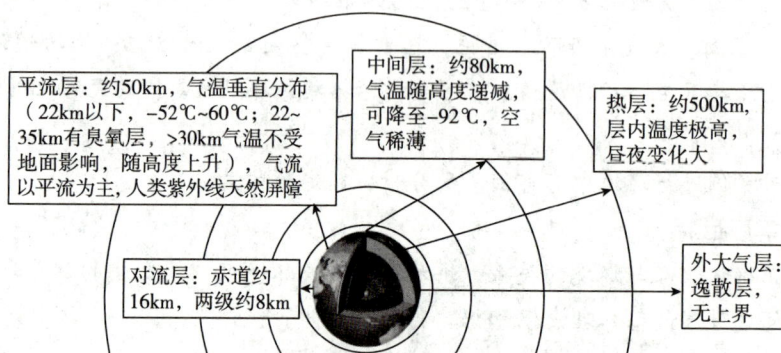

平流层：约50km，气温垂直分布（22km以下，-52℃~60℃；22~35km有臭氧层，>30km气温不受地面影响，随高度上升），气流以平流为主，人类紫外线天然屏障

中间层：约80km，气温随高度递减，可降至-92℃，空气稀薄

热层：约500km，层内温度极高，昼夜变化大

对流层：赤道约16km，两级约8km

外大气层：逸散层，无上界

图 3 - 1 大气层的分布

1. 大气物理性状和卫生学意义 大气的物理性状是指与人类关系密切的太阳辐射，气象条件（包括气温、气流、气压）以及空气电离等方面，大气物理性状经常处于变动之中，适宜的物理条件是维持人体健康所必需的。

（1）太阳辐射 是产生各种复杂天气现象的根本原因，也是地球上光和热的源泉。包括紫外线、可视线和红外线。

太阳辐射中，能够到达地面的紫外线可分为 A（UV - A）、B（UV - B）、C（UV - C）三段。A 段波长为 320 ~ 400nm，有色素沉着作用；B 段波长为 275 ~ 320nm，有致皮肤红斑作用和抗佝偻病作用；C 段波长为 200 ~ 275nm，具极强杀菌作用，同时也损伤细胞。虽然紫外线会促进人体健康，但过强也会导致光照性皮炎、眼炎、雪盲甚至皮肤癌等疾病。此外，紫外线与空气中污染物形成有关，如强烈紫外线作用于汽车尾气形成光化学烟雾。

波长为 400 ~ 760nm 的电磁波为可见光，是七色光谱，作用于机体高级神经系统，能提高视觉功能和代谢功能，平衡兴奋和镇静作用，提高情绪和工作效率。

波长 760nm ~ 1mm 的电磁波为红外线，长波红外线使机体产生热效应，短波红外线能穿越组织深部，消炎镇痛。适量红外线促进人体新陈代谢和细胞增生，过量照射能引起皮肤烧伤，体温升高，还可引起热射病、日射病、红外线白内障等疾病。

（2）气象因素 包括气温、气压和气流等。综合调节机体的体温、冷热感觉、心脑血管功能、神经系统功能、免疫功能、新陈代谢等多种生理活动。此外，气象因素对大气污染物的扩散影响很大。

（3）空气离子　研究表明，空气阴离子可调节中枢神经的兴奋和抑制功能；能刺激骨髓造血功能，使异常血液成分趋于正常；可降低血压，是高血压、支气管炎、支气管哮喘等疾病的治疗手段；可改善肺的换气功能，促进气管纤毛颤动；能促进组织细胞生物氧化、还原过程。海滨、森林、瀑布等地区的空气阴离子含量较多，有利于机体健康。空气阳离子作用相反，可引起失眠、头痛、烦躁、血压升高等作用，也有抑制气管纤毛运动、促进 5 - 羟色胺的释放等特定生物学作用。

空气中轻重离子数目变化与空气污染指标有密切关系，空气中重、轻离子数的比值可反映空气污染的综合状况，天然环境中，重、轻离子数的比值不应大于 50，若比值大于 50，则说明空气污浊。

2. 大气化学组成和卫生学意义　自然界大气无色、无味、无臭，由混合气体、水汽和气溶胶组成。其中氧含量降至 12%，人体发生呼吸困难；降至 10%，可发生智力活动减退；降至 8% 以下，可危及生命。干洁空气组成见表 3 - 1。

表 3 - 1　干洁空气（大气去除水汽和气溶胶）组成

空气主要成分	容积百分比%（20℃，1 个大气压）
氮气（N_2）	78.10
氧气（O_2）	20.93
二氧化碳（CO_2）	0.03
氩气（Ar）	0.93
氖气（Ne）	0.0018
氦气（He）	0.0005

（二）大气污染

由于工业废气、生活燃煤、汽车尾气等等人类活动，或森林火灾、火山爆发等自然现象，使空气的构成和性状发生改变，超过了空气本身的净化能力，从而对人类的生活和健康、对其他动植物的生长和寿命产生直接和间接危害的现象称为大气污染。

大气污染的种类很多，有煤烟型污染、光化学烟雾污染、混合型污染等。煤烟型污染主要是由于燃烧煤炭排放出 SO_2、NO、CO、碳氢化合物和烟尘等；光化学烟雾主要是汽车废气中的 NO_x 和碳氧化合物，在阳光（紫外线）照射下会和有机烃、氧发生一系列化学反应，产生一些有毒物质；混合型污染是由于煤炭和石油在燃烧或加工过程中产生了混合污染物以及由于企业排放的各种混合污染物造成的大气污染。

凡是能使空气质量变差的物质都是大气污染物，常见的大气污染物质主要有十二种，分别是二氧化硫（SO_2），悬浮颗粒（如煤尘、烟雾、PM_{10}），氮氧化物 NO（如 NO、NO_2、N_2O_3），一氧化碳 CO，挥发性有机化合物 VOCs（如苯、碳氢化合物），光化学氧化物（如臭氧 O_3），有毒微量有机污染物（如多环芳烃、多氯联苯、二噁英、甲醛），重金属（如铅、镉），有毒化学品（如氯气、氨气、氟化物），难闻气体，放射性物质，温室气体（如二氧化碳、甲烷、氯氟烃）。

（三）大气污染物来源及其对健康的影响

1. 大气污染物来源　大气污染物来源可分为自然和人为两大类。前者是由于自然界自身所引起的，如火山爆发、地震、森林火灾等；后者是由于人们从事工农业生产、生活活动而产生的污染。这里讨论的主要是人类活动引起的大气污染，概括为以下方面。

（1）工业企业生产制造　一是工业燃料燃烧。煤、石油、天然气等燃烧除产生大量烟尘外，在燃烧过程中还会形成 CO、CO_2、SO_2、氮氧化物，有机化合物如醛类、多环芳烃，烟尘如氟化钙、氧化铁等物质。二是生产过程的排放。石化企业排放 H_2S、CO_2、SO_2、氮氧化物；有色金属冶炼工业排放的

SO_2、氮氧化物及含重金属元素的烟尘，磷肥厂排放的氟化物，酸碱盐化工业排出的 SO_2、氮氧化物、氯化氢及各种酸性气体，炼铁、炼钢、炼焦过程中排出粉尘、硫氧化物、氰化物、CO、H_2S、酚、苯类、烃类等。其大气污染物组成与工业企业性质密切相关。

（2）交通运输　汽车、船舶、飞机等排放的废气含有 CO、氮氧化物、碳氢化合物、含氧有机化合物、硫氧化物和铅的化合物等物质，是造成大气污染的主要来源。污染范围与路线有关，交通枢纽、汽车交通灯管制区域污染较严重。

（3）农业活动排放　施用农药化肥或秸秆焚烧时，以粉尘等颗粒物形式逸散到大气中，或残留在作物表面挥发到大气中。进入大气的农药可以被悬浮的颗粒物吸收，并随气流向各地输送，造成大气农药污染。

（4）其他　生活炉灶和采暖锅炉也是空气污染物的重要来源。某些意外事故如工厂爆炸、火灾、化学战争、核电站泄漏等突发公共卫生事件污染大气环境。电磁波通信设备产生的微波和其他电磁辐射、医用垃圾及一些电子垃圾拆解物已成为某些地方污染的重要来源。

2. 大气污染物对健康的危害　人体每天呼吸 2 万多次，交换气体 $12 \sim 20m^3$，与人体健康密切相关。空气污染可通过人体接触、污染食物和水、吸入各种污染的空气三种方式危害人体健康。大气污染对人体健康的危害程度一方面取决于空气污染物的种类、性质、浓度、持续作用的时间，另一方面也取决于人体的生理功能状态和抵抗力。大气污染除了引起人体急、慢性中毒和"三致作用"等直接危害外，还可通过改变空气的正常理化状态对人类健康造成间接影响。

（1）温室效应　前已述及，温室效应主要由二氧化碳等气体引起。由温室效应导致的全球变暖已引起世界各国的关注，目前各国制订国际气候变化公约，减少二氧化碳的排放已是大势所趋。

（2）破坏臭氧层　臭氧层能吸收 99% 以上有害的太阳紫外线。当臭氧层被破坏，到达地球短波紫外线增强，除引起人类的皮肤癌和白内障等发病率上升外，还可导致农产品减产，甚至造成某些物种灭绝。臭氧层破坏是当前面临的全球性环境问题之一。1987 年，24 个国家共同签署了《关于消耗臭氧物质的蒙特利尔议定书》，世界各国逐渐禁止生产破坏臭氧层的氯氟烃类化学物质，臭氧层的损耗已得到了控制。

（3）形成酸雨　酸雨常有明显的地域性，多发生在工业比较发达的地区或城市。研究表明，酸雨给土壤、水体、森林、建筑、名胜古迹等人文景观带来严重危害，不仅造成重大经济损失，更危及人类生存和发展。防治酸雨是一个国际性的环境问题，联合国多次召开国际会议共商对策。

（4）影响太阳辐射和微小气候　大气污染物中的烟尘形成云雾后，会吸收太阳的直射或散射光，影响紫外线辐射和小范围地区内的气温。在大气污染严重的地区，儿童龋齿和佝偻病的发病率增加，某些通过空气传播的疾病也易于流行。

（四）大气污染防治措施

1. 合理规划　结合城镇规划，全面考虑工业的合理布局和城镇功能分区。工业区应配置在城市的边缘或郊区，位置应当在当地最大频率风向的下风侧，居住区不得修建有害工业企业。

2. 加强绿化　植物除美化环境外，还具有调节气候、阻挡、滤除和吸附灰尘，吸收大气中的有害气体等功能。

3. 区域集中供暖供热　设立大的电热厂和供热站，实行区域集中供暖供热。

4. 改进燃煤技术，控制燃煤污染　①优先使用低硫燃料，如含硫较低的低硫煤或天然气等；②改进燃煤技术，减少燃煤过程中二氧化硫和氮氧化物的排放量，如液态化燃煤技术通过加入石灰石和白云石，与二氧化硫发生反应，生成硫酸钙随灰渣排出，从而减少烟气中的硫含量；③开发新能源，如太阳能、风能、核能、可燃冰等。

5. 开发、组合使用环保新技术　如低温等离子技术与 UV 光解的组合、研发开展烟囱除尘技术等。

6. 交通运输工具废气的治理　研发新技术或开发新型燃料，减少汽车废气排放；推广鼓励有效控制私人轿车的发展、扩大地铁的运输范围和能力、使用公共汽车等绿色出行措施。

二、室内空气污染

室内主要是指居室内，广义讲包括办公室、会议室、教室、公共建筑物及公共场所等。由于人在居室内度过一生的大部分时间，故室内空气污染往往比室外空气污染对人体健康的影响更严重。近年室内空气污染受到重视，因为随着生活方式现代化和消费水平的提高，室内污染物的来源和种类日趋增多，而且室内密闭性强，污染物不易扩散，可能对人体健康产生更直接、更严重的影响。世界卫生组织已将室内环境污染与高血压等并列为人类健康的"十大杀手"，并把每年的 10 月 10 日定为"世界居室卫生日"。

（一）室内空气污染物主要来源

1. 生活炉灶等　各种炉灶使用的各种燃料如煤、煤气、石油液化气、天然气、煤及植物秸秆，在燃烧过程中可产生有害物质，如一氧化碳、二氧化碳、二氧化硫、氮氧化物、烃类化合物和悬浮颗粒等。此外，还有烹调、煎炸产生油烟的污染。

2. 烟草烟雾　吸烟时烟草燃烧局部温度近 1000℃，通过热分解与热化合形成大量有害化合物。烟草烟雾中含有数百种有害成分，如尼古丁、一氧化碳、焦油等。

3. 建筑材料及家具　近年来，大量的新化学物质被引入建筑材料以及室内装饰、家具制品中，是室内甲醛、氨、苯和苯系物、TVOC、氡的主要来源。另外，石棉建材可散布石棉纤维。

4. 微生物　呼吸道传染病患者及病原携带者咳嗽、打喷嚏时，随飞沫可排出病原体。皮肤可脱落碎屑、粪便中存在微生物、寄生虫。

5. 其他　微波炉、电热器等家用电器，可增加人们接触噪声、电磁辐射、光污染的机会。空调使用不当亦会造成室内空气质量下降。

（二）室内空气污染主要健康危害

1. 不良建筑物综合征（SBS）　现代建筑由于空气污染、空气交换率低、小气候失调、噪声、心理 - 社会适应等多种因素联合作用，特别是与 VOC、甲醛、环境烟草烟雾污染有关，使在建筑物内活动的人群产生了一系列症状，如有眼、鼻、咽、喉部位有刺激感、头痛、易疲劳、呼吸困难、皮肤刺激、嗜睡、哮喘、全身乏力等 30 多种非特异症状；而离开了该建筑物后，症状即可消退。WHO 将其称为"不良建筑物综合征"。

2. 诱发癌症　居室通风不良、装修污染、电磁污染和空气污染等都有可能诱发癌症的发生。有研究证实吸烟者自身肺癌高发，吸烟还通过污染室内空气，引起被动吸烟者受损害。日本调查发现，丈夫每天吸烟 20 支者，妻子患肺癌的危险性增加 2.1 倍。落后家用取火方式如火塘、烟煤以及烹调油烟造成的室内空气污染诱发肺癌，我国云南宣威市妇女肺癌死亡率居全国首位，高发区达 137.82/10 万，当地室内苯并芘的浓度超过国家室内环境卫生标准 6000 倍，是其肺癌高发的主要危险因素。此外，有调查证实，室内空气中常见的致癌物还有氡、苯、甲醛等，不仅导致肺癌，而且使白血病发病率呈逐年上升，并有低龄化趋势。

3. 引起中毒性疾病　由于燃料燃烧不全或排烟不畅，室内出现高浓度 CO 而引起急性中毒事故。研究发现香烟烟雾还可引起男性精子异常、阳痿、早泄、性功能减退及女性月经异常等生殖系统的毒性作用。

4. 传播传染病，诱发呼吸道感染　生物燃料如秸秆、锯末、甘蔗渣、稻糠等，燃烧所产生的烟雾被证实会引起下呼吸道感染；室内病原体可随空气中的尘埃、飞沫等吸入人体而引起呼吸道传染病，如流行性感冒、严重呼吸综合征（SARS）、麻疹、流行性脑脊髓膜炎、白喉及肺结核等；狗、猫、鸟类等宠物可传播支原体病、狂犬病、禽流感等。

5. 变态反应性疾病 室内灰尘、尘螨、真菌、油漆等会引起过敏性哮喘、过敏性鼻炎、风疹、荨麻疹等。

（三）居室污染物主要防治措施

1. 开展健康教育 各级政府在制定"十四五"规划时，通过健康教育，切实树立以人民群众生命健康安全为本的住宅建设卫生防疫与居住安全健康保障的意识，全面推动保障人民群众生命健康安全的城乡人居环境建设。

2. 全面构建政策与制度保障体系 执行有关室内污染的法规，加快完善居住卫生防疫与安全健康技术标准。我国新修订的 GB/T 18883－2020《室内空气质量标准》，代替了 GB/T 18883－2002《室内空气质量标准》，增加了 3 项指标，包括细颗粒物（$PM_{2.5}$）、三氯乙烯、四氯乙烯，调整了 5 项指标的限值，包括二氧化氮、甲醛、苯、细菌总数、氡。指标如下（表 3－2）。

表 3－2 室内空气质量指标及限值

序号	指标分类	指标	单位	限值	备注
1	物理性	温度	℃	22～28	夏季
				16～24	冬季
2		相对湿度	%	40～80	夏季空调
				30～60	冬季采暖
3		空气流速	m/s	0.3	夏季空调
				0.2	冬季采暖
4		新风量	$m^3/$（$h·$人）	30^α	
5	化学性	臭氧 O_3	$\mu g/m^3$	160	1h 均值
6		二氧化氮 NO_2	$\mu g/m^3$	200	1h 均值
7		二氧化硫 SO_2	$\mu g/m^3$	500	1h 均值
8		二氧化碳 CO_2	%	0.1	24h 均值
9		一氧化碳 CO	mg/m^3	10	1h 均值
10		甲醛 HCHO	mg/m^3	0.08	1h 均值
11		氨 NH_3	mg/m^3	0.2	1h 均值
12		苯 C_6H_6	mg/m^3	0.03	1h 均值
13		甲苯 C_7H_8	mg/m^3	0.2	1h 均值
14		二甲苯 C_8H_{10}	mg/m^3	0.2	1h 均值
15		总挥发性有机物 TVOC	mg/m^3	0.6	8h 均值
16		苯并[a]芘 BaP	mg/m^3	1	24h 平均值
17		可吸入颗粒物 PM_{10}	$\mu g/m^3$	150	24h 平均值b
18		细颗粒物 $PM_{2.5}$	$\mu g/m^3$	75	24h 平均值
19		三氯乙烯 C_2HCl_3	$\mu g/m^3$	6	8h 均值
20		四氯乙烯 C_2Cl_4	$\mu g/m^3$	120	8h 均值
21	生物性	细菌总数	CFU/m^3	1500	根据仪器定
22	放射性	氡^{222}Rn	Bq/m^3	300	年平均值（参考水平d）

注：a 新风量要求≥限值，除温度、相对湿度外的其他参数要求≤限值；

b 苯并[a]芘 BaP 指可吸入颗粒物中的浓度水平；

d 表示室内可接受的最大年均氡浓度，并非安全与危险的严格界限，为国家可接受的室内氡风险水平，超过该水平强烈建议采取行动降低室内氡浓度。如果室内氡低于该参考水平，也可以采取防护措施，使室内氡浓度远低于该参考水平，体现辐射防护最优化原则。

3. 合理规划住宅区室　应有不同的功能分隔区室，内部设计布局合理，如应防止厨房煤烟、油烟进入居室，居室应有足够的室内容积。

4. 改善炉灶和采暖设备　改进燃烧方式、提高燃烧效率，保证烟道畅通，降低室内污染物的浓度；改进燃料结构，如逐步推广煤气化；电力供应充足地区推广电热烹调；以集中式供暖取代分散式采暖。

5. 经常开窗、通风换气，改进个人生活习惯　厨房安装除油烟机和排风扇，以降低局部污染物浓度。坚持合理清扫，必要时定期空气消毒。新装修的房间或新家具放置后，需经一段时间充分通风后再居住。

6. 控制吸烟　立法禁止公共场所吸烟，加强健康教育，推广戒烟方法，劝导更多的吸烟者戒烟。

7. 合理规划，加强防护　住宅区远离工业区或交通要道口及其他污染源，在间隔的防护距离内进行绿化。同时，加强大气污染的预防，避免污染室内环境。

👁 **看一看**

环境防治

生产事故、贮运事故、自然灾害、人类战争等都会使环境受到污染，甚至引起水污染、大气污染、噪声与振动危害、固体废物污染、农药与有毒化学品污染、放射线污染及等恶性环境污染事件，造成野生动植物、自然保护区受到破坏，危害人体健康受和生命财产安全。湖州长兴县在全国率先对城区河流试行河长制，对水系开展清淤、保洁等整治行动，水污染治理效果非常明显。2008 年，长兴县委初步形成县、镇、村三级河长制管理体系；2008 年开始，浙江省其他地区如衢州、嘉兴、温州等地陆续试点推行河长制；2013 年，浙江省出台了《关于全面实施"河长制"进一步加强水环境治理工作的意见》，明确了各级河长是包干河道的第一责任人，承担河道的"管、治、保"职责，逐渐形成了省、市、县、乡、村五级河长架构；2016 年 12 月，中国水利部等十部委在北京召开视频会议，部署全面推行河长制各项工作，中国全面推行河长制。

此项举措落实我国绿色发展理念、推进生态文明建设；解决了中国复杂的水环境污染问题，维护河湖健康生命，是完善水治理体系、保障国家水安全的制度创新。

第二节　水

一、水资源及水的卫生学意义

中国是世界上水资源严重短缺的国家，人均淡水占有量不到世界的 1/4，居世界第 110 位，被联合国列为全世界 13 个贫水国之一。

（一）水源的种类及其卫生学特征

水源是水的来源和存在形式地域的总称，水源水是指水源地的原水。水源分为地表水、地下水及降水。

1. 地表水　由经年累月自然的降水和下雪累积而成，并且自然地流失到海洋或者经由蒸发消逝，以及渗流至地下，主要有江河水、湖水、池塘水、水库水等；其特点是硬度低，浑浊度高，水中溶解性盐类含量较低，细菌含量高，受污染机会多，容易受到外界环境的影响和污染。

2. 地下水　是贮存于包气带以下地层空隙，包括岩石孔隙、裂隙和溶洞之中的水，主要有浅层地下水、深层地下水、泉水等；其特点是外观清澈，水温、水质稳定，悬浮杂质少，浑浊度低，有机物和细菌含量少，含盐量和硬度高，不易受外界环境的影响和污染，直接受污染的机会少。

3. 降水　水质取决于当地大气污染状况，一般不作水源。

（二）水与健康的关系

水是地球表面生物体的生命之源。水是构成机体的主要成分，人体内的水分大约占到体重的65%，胎儿达到90%。水是人体七大营养素之一，人体体温调节、营养素吸收、代谢废物排泄、药物作用等生理活动都要水参与。没有水就无法维持血液循环、呼吸、消化、吸收、分泌、排泄等基础生理活动，人体只饮水不吃其他食物的情况下，可以维持基础生命时间较长达10~30天，但在缺水的环境下，生命极限3~5天。

（三）生活饮用水基本卫生要求

安全的生活饮用水应符合以下四项基本卫生要求。

1. 流行病学上安全　饮用水不得含有病原微生物和寄生虫虫卵，以防止介水传染病的发生和传播。

2. 化学组成对人体无害　饮用水中应含有适量的人体必需的微量元素。有毒、有害化学物质及放射性物质的含量应控制在安全限值以内，以防止对人体造成急、慢性中毒和任何潜在的远期危害。

3. 感官性状良好　饮用水应透明、无色、无臭、无异味，且无任何肉眼可见物。

4. 水量充足、取用方便　供水应取用便利，水量应能满足居民饮用及使用需求。

二、水体污染与水中主要污染物

由于人类活动排放的污染物进入水体，超过了水体的自净能力，使水和水体底质的理化特性和水中生物的种群、组成等发生改变，从而影响水的使用价值，造成水质恶化，危害人体健康或破坏生态环境的现象称为水体污染。

（一）水体污染的主要来源

主要来自人类生产和生活活动过程中排放的废水、污水。

1. 工业废水　是世界范围内水污染的主要原因。对水体污染影响较大的工业废水主要来自冶金、化工、电镀、印染、造纸等企业。

2. 生活污水　主要指人们日常生活的洗涤废水和粪尿污水等。近年来含磷洗涤剂的大量应用，水体受含磷、氮等的生活污水污染是造成湖泊水质恶化的原因之一。

3. 农业污水　指农牧业生产排出的污水或降水及灌溉水流过农田或经农田渗漏出的水。天然水体中的有机物质、植物营养素及农药等主要来源于农业污水。

（二）水体污染物对健康的危害

1. 生物性污染及其危害　水体的生物性污染一般是指细菌、病毒、寄生虫和水中藻类及其毒素的污染。所导致的危害主要有两方面。

（1）介水传染病　是通过饮用或接触疫水而传播的疾病。其病原体主要有三类。①细菌：如伤寒杆菌、霍乱弧菌、痢疾杆菌、致病性大肠杆菌等；②病毒：如甲型肝炎病毒、脊髓灰质炎病毒、柯萨奇病毒、腺病毒、新型肠道病毒、人类轮状病毒等；③原虫：如溶组织阿米巴原虫、血吸虫、贾第鞭毛虫、隐孢子虫等。它们主要来自于人类粪便，生活污水，医院以及畜牧屠宰、皮革和食品工业等废水。

（2）水体富营养化　是指含大量氮、磷等营养物质的污水进入湖泊、河口、海湾等，引起藻类及其他浮游生物迅速繁殖，水体溶解氧量下降，水质恶化，鱼类及其他生物大量死亡的现象称为水体富营养化。此时藻类聚集成团，漂浮在水面死亡后被微生物分解，消耗大量的溶解氧，厌氧菌大量繁殖，分解有机物产生氨、甲烷、硫化氢等有害气体，使水的感官性状恶化，降低了水的使用价值。研究表明藻类能产生毒素危害水生动物，且对人类健康及牲畜和禽类等也会产生严重的毒害作用。水体富营养化发生在河流湖泊称为"水华"，在海洋则称"赤潮"。

2. 化学性污染及其危害　是水污染中最常见的污染物。工业废弃物污染后，水体中各种有毒化学物质如汞、砷、铬、酚、氰化物、多氯联苯及农药等通过饮用水或食物链使人发生急、慢性中毒和癌症。

（1）汞和甲基汞　水体汞污染源多为氯碱工业、塑料工业、电池工业、汞冶炼等工业企业排出的废水及含汞农药的使用。进入水体中的汞，在某些微生物的作用下甲基化形成甲基汞。甲基汞的毒性比无机汞大数倍，且易被生物体吸收，通过食物链使其在生物体内发生富集，达到人类中毒的水平。例如，日本熊本县水俣湾地区的居民，由于长期摄入受甲基汞污染的鱼、贝类而引起慢性甲基汞中毒，被称为水俣病，是一种环境公害病。

（2）酚类化合物　水中酚类化合物主要来自含酚废水的排放，如炼焦、炼油、制取煤气和利用酚作为原料的工业企业废水。酚可通过皮肤、胃肠道吸收，在肝脏氧化成苯二酚、苯三酚，与葡萄糖醛酸等结合而失去毒性，随尿液排出。被吸收的酚在24小时内代谢完毕。因此，酚类化合物的中毒多为急性中毒，主要表现为大量出汗、肺水肿、吞咽困难、肝及造血系统损害、黑尿等，严重者可致死。长期饮用低浓度含酚水，可引起记忆力减退、皮疹、瘙痒、头晕、失眠、贫血等慢性中毒症状。酚污染水体后，使水的感官性状恶化，产生异臭和异味，使鱼贝类等水产品降低经济价值和食用价值。水中的酚达一定浓度时，可影响水生动植物的生存。高浓度的酚（尤其是多元酚）会抑制水中微生物的生长繁殖，影响水体的自净作用。

3. 氰化物和酚类化合物

（1）氰化物　水中氰化物要来自电镀、染料、化工、医药、塑料、炼焦等工业废水。长期饮用含氰化物浓度为0.14mg/L的水，会导致慢性中毒。患者出现头痛、头晕、心悸等神经细胞退行性变的症状。大剂量的氰化物进入机体，在胃酸的作用下，水解成氢氰酸进入血液，氰根与细胞色素氧化酶的三价铁结合生成氰化高铁细胞色素氧化酶，使三价铁失去传递电子的能力，中断呼吸链，细胞缺氧出现窒息死亡。

（2）铬　电镀、制革、铬铁冶炼等含铬工业废渣和废水，是水体污染的主要来源。环境中的三价铬与六价铬可相互转化。一方面三价铬是人体内糖和脂肪代谢必需的元素，人体缺乏易发生高血压、冠心病。另一方面，三价铬和六价铬对人体均有毒作用。三价铬有致畸作用，六价铬的毒性比三价铬约高100倍，可诱发肺癌和鼻咽癌。慢性铬中毒还影响人的生育能力，使男子精子的活动能力减弱。

（3）多氯联苯　多氯联苯是一类含氯有机物，广泛用于生产润滑油、油漆、粘胶剂等，随工业废水进入水体。

多氯联苯在水环境中稳定，易附着在颗粒物上沉积于底泥，缓慢向水中迁移，水生物摄取进入食物链，发生生物富集作用。人类摄取了被污染的水生物后，健康会受到损害，主要表现为皮疹、色素沉着、眼睑水肿、眼分泌物增多及胃肠道症状等，严重者可引起肝损害，出现黄疸、肝性脑病甚至死亡。例如，1968年发生在日本九州的米糠油中毒事件，就是由多氯联苯引起的。

4. 物理污染及其危害　水的物理性污染主要有放射性污染和热污染。

（1）放射性污染物　主要来源于自然界土壤中放射性元素及其衰变产物和人为放射性物质的排放，如核动力工厂排放的冷却水、核试验、向海洋投弃的放射性废物、核事故泄漏的核燃料等。通过饮用水或食品进入机体，造成内照射。吸收入血液的放射性物质有的可均匀分布于全身，有的则蓄积在某一器官，导致某些疾病的发生率增加并可能诱发人群恶性肿瘤发病率增高。

（2）热污染　工业冷却水是水体热污染的主要来源。大量含热废水排入水体可使水温升高，导致水体中化学反应加快，水中溶解氧减少，影响水中鱼类等生物的生存和繁殖，导致水中生物的种类和数量发生改变水中。

？ 想一想

近年来，国家实行的蓝天保卫战、水污染防治行动计划、土壤污染防治行动计划、农村人居环境整治行动来全面加强环境污染防治，大力推进生态文明建设。目前我国生态环境质量持续好转，但也有不少报道噪音、电子垃圾、辐射、生物等因素引起的新发现的人类疾病。请思考这些环境污染对人类健康的影响及防治策略。

三、饮用水的净化消毒

为了使饮用水的水质符合卫生要求，保证饮用安全，一般水源水质尚须进行净化与消毒处理。净化包括常规净化（混凝沉淀、过滤、消毒）、深度净化、特殊净化。通过净化消毒去除水中悬浮物质，用化学和物理方法杀死病原体，改善水质的感官性状和微生物指标，使之达到饮用水水质标准的要求。一般来讲，浑浊的地面水需要沉淀、过滤和消毒；较清洁的地下水只需消毒处理；如受到特殊有害物质的污染，则需采取特殊处理措施。饮用水净化消毒工艺流程见图 3 - 2。

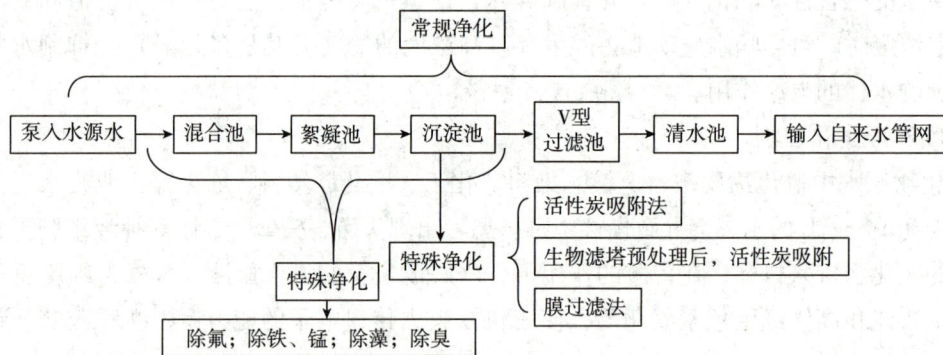

图 3 - 2　饮用水净化消毒工艺流程示意图

1. 混凝沉淀　水体的硅酸、腐殖质等胶体颗粒带负电荷，因互相排斥悬浮在水中而不下沉。混凝剂在水中水解生成带正电荷的胶状物质，吸附带负电荷的胶体粒子凝集成絮状物。这种絮状物具有吸附能力，能吸附悬浮物质、细菌和其他溶解物，故能改善水的感官性状，减少病原微生物。常用的混凝剂有硫酸铝、硫酸铝钾、三氯化铁和聚合氯化铝等。过滤是水通过石英砂等滤料层以截留水中的悬浮杂质和微生物的过程。通过过滤能除去 80% ~90% 以上的细菌及 99% 左右的悬浮物，同时对水源的感官性状、化学指标、毒理学指标等有改善作用。

2. 消毒　是杀灭水中病原体，保证水质生物安全的重要过程。饮用水消毒方法可分为两类，即物理消毒和化学消毒。前者如煮沸、紫外线、超声波等消毒方法；后者如用氯、碘、臭氧、过氧化物等进行消毒。目前，我国应用最广的是氯化消毒。

（1）氯化消毒原理　各种氯化消毒剂在水中能生成电荷中性、小分子的次氯酸，能透过细胞膜，作为强氧化剂在细菌体内使蛋白质、RNA 和 DNA 等物质释出，并影响多种酶系统（主要是磷酸葡萄糖去氢酶的巯基被氧化破坏），使细菌糖代谢发生障碍而死亡；氯对病毒的作用在于对核酸的致死性损害。

（2）常用氯化消毒方法　氯化消毒剂的分子中化合价大于 -1 的氯原子，为具有杀菌作用的部分，称为有效氯。无论采用何种氯化消毒方法，要求加入水中的有效氯应超过需氯量，以使氯在杀灭细菌、氧化有机物和还原无机物杂质后还剩下的游离性余氯量符合水质标准规定，保证消毒效果。常用的氯化消毒方法包括以下几种。①普通氯化消毒：加入适量的氯，与水接触一定的时间就可达到消毒目的。水中的余氯主要是游离性余氯。当水中含有有机物或腐殖质时，消毒后会产生三氯甲烷等氯化消毒副产物。②氯胺消毒法：在水中先加入氨（硫酸铵、氯化铵），然后再加氯，氨与氯的比一般为 1∶6～1∶3。本方法可减少三氯甲烷的生成，防止了氯酚臭，是化合性余氯较稳定，但消毒时接触时间长，费用较贵，操作复杂，对杀灭病毒效果较差。③过量氯消毒法：需短时间内达到消毒目的时，可在水中加过量氯，使余氯量达到 1～5mg/L。消毒后的水，可用亚硫酸钠、亚硫酸氢钠或活性炭脱氯。

（3）影响氯化消毒效果的因素　氯化消毒的效果受加氯量和接触时间、水的 pH、水温、水的浑浊度等因素的影响。①为了保证氯化消毒的效果，必须向水中加入足够的氯，并保证充分的接触时间；②pH 偏低时杀菌效果好，因此氯化消毒时水的 pH 不宜太高；③水温高时杀菌效果好，冬季消毒时，氯与水的接触时间要长一些，以保证消毒效果；④水中悬浮物内的细菌，不易受到氯的作用，会影响消毒效果，因此消毒前要进行净化处理，降低水的浑浊度。

四、生活饮用水卫生标准简介

《生活饮用水卫生标准》（GB5749）是我国开展饮用水水质监督管理的重要依据。《生活饮用水卫生标准》（GB5749 - 2006）自 2007 年 7 月 1 日实施以来，对提升我国饮用水水质、保障饮用水水质安全发挥了重要作用。面对我国发展形势的新变化、人民群众对美好生活的新期待和原标准实施过程中出现的新问题，2022 年 3 月 15 日，国家卫生健康委员会发布新修订的《生活饮用水卫生标准》（GB 5749 - 2022）（以下简称新标准）。文件属国家级强制性标准，包括法定的量的限值和法定的行为规范两大部分，包括常规指标 43 项和扩展指标 54 项。新标准规定了生活饮用水水质要求、生活饮用水水源水质要求、集中式供水单位卫生要求、二次供水卫生要求、涉及饮用水卫生安全的产品卫生要求、水质检验方法；对饮用水供水、水源水、制水、输水、储水等多项内容的规范性控制要求，并进一步加强了从水源头到"水龙头"的供水全过程管控。同时，新标准强化了对消毒副产物的管控要求，并增加了消毒副产物的检测方法等。

——微生物指标由 2 项增至 6 项，增加了大肠埃希菌、耐热大肠菌群、贾第鞭毛虫和隐孢子虫；修订了总大肠菌群；

——饮用水消毒剂由 1 项增至 4 项，增加了一氯胺、臭氧、二氧化氯；

——毒理指标中无机化合物由 10 项增至 21 项，增加了溴酸盐、亚氯酸盐、氯酸盐、锑、钡、铍、硼、钼、镍、铊、氯化氰；并修订了砷、镉、铅、硝酸盐；毒理指标中有机化合物由 5 项增至 53 项。

1. 微生物指标

（1）细菌总数　细菌总数是指 1ml 水样在普通琼脂培养基上，于 37℃培养 24 小时所生长的细菌菌落总数，以菌落形成单位（colony - forming unit，CFU）表示。主要用以评价水质清洁程度和考核水质净化效果，细菌总数越多说明水污染越严重。标准规定每毫升水细菌菌落总数不超过 100CFU。

（2）总大肠菌群与耐热大肠菌群、大肠埃希菌　标准规定在任意的 100ml 水样中均不得检出总大肠埃希菌。当检出总大肠菌群时，应进一步检验耐热大肠菌群或大肠埃希菌。大肠埃希菌可作为粪便污染的指示菌，如检出表明饮用水已被粪便污染。

（3）游离性余氯　余氯的作用是保证持续杀菌。集中式给水管网末梢水的游离性余氯，还可作为是否再次污染的信号，但如果余氯量超标，可能会加重水中酚和其他有机物产生的异味，还有可能生成三氯甲烷等有致突变、致畸及致癌作用的有机氯代物。因此，水质标准对管网末梢水的游离性余氯也作了相应规定。

2. 毒理学指标

（1）氟化物　适量的氟可预防龋齿发生，水中氟量过低龋齿发病率增加，而长期饮用氟水可引起氟斑牙。综合考虑，氟含量为不超过 1.0mg/L。

（2）砷、镉、铬、铅、汞、硒、氰化物、硝酸盐　此类物质多有明显毒性。水中此类物质含量高且长期饮用可造成明显健康损害，故标准规定了最高容许限量值。

（3）三氯甲烷、四氯化碳、溴酸盐、甲醛、亚氯酸盐、氯酸盐　饮水消毒过程中副产物的产生及其对人类健康的可能影响近年来得到广泛的重视。标准分别确定了其上限值。

3. 感官性状和一般化学指标

（1）色、浑浊度、异臭和异味、肉眼可见物　经过常规净化处理后的水，一般色度不超过 15 度时为无色，故标准规定色度不超过 15 度。水的浑浊度高将影响消毒效果。规定水浑浊度应低于 1 度，特殊情况下不超过 3 度。异臭、异味、肉眼可见物会引起人们厌恶而使其难以接受，更重要的是表明水已被污染。故规定水无异臭异味，无肉眼可见物。

（2）pH　天然水 pH 多在 7.2 ~ 8.5。酸性水可腐蚀输水管道影响水质，碱性水会降低加氯消毒的效果。水的 pH 在 6.5 ~ 9.5 范围内不致影响人的饮用和健康。标准规定饮用水的 pH 在 6.5 ~ 8.5。

（3）总硬度　总硬度是指水中钙、镁盐的总量，以 $CaCO_3$ 的质量浓度（mg/L）表示。硬度的突然变动往往可提示水质污染。水的硬度过高促使水垢形成，对皮肤有刺激性，可引起胃肠暂时性功能紊乱，故规定总硬度不超过 450mg/L。

（4）铝、铁、锰、铜、锌、氯化物、硫酸盐、溶解性总固体、耗氧量、挥发性酚类、阴离子洗涤剂　当这些物质在水中超过一定限量时，可使水着色、有异味而影响其生活饮用价值。例如铁、锰或铜可使洗涤的衣物等着色；锌超量使水产生金属涩味或浑浊；酚含量过高的水在加氯消毒时，会形成有异臭的氯酚；阴离子洗涤剂含量超标可使水产生泡沫和异味；硫酸盐和氯化物超量则使水具苦味或咸味，并有致腹泻作用。为防止产生此类不良作用分别对其规定了上限值。此外，规定耗氧量限值的目的在于限制水中有机物含量，以减少饮用水中的氯化消毒副产物。多种铝净化剂的大量使用可能造成污染，为不影响水的感官性状及防止铝对神经系统可能的潜在危害，标准对铝的含量作了规定。

4. 放射性指标　水源中可存在微量的天然本底放射性物质。水源遭受放射性废水、废渣的污染，会存在放射性损伤的危险。为防止放射性损伤，标准规定了总 α 放射性和总 β 放射性的参考水平。放射性指标超过参考水平，应进行核素分析和评价，判定能否饮用。

✎ **练一练**

饮用水消毒的主要目的是

A. 保持水中的余氯　　　　　B. 改善水物理性状　　　　　C. 消灭大肠杆菌

D. 杀灭病原菌预防介水传染　E. 消灭虫卵、预防血吸虫病

答案解析

第三节　地质环境和土壤

一、地质环境和土壤的卫生学意义

自然环境由大气环境、水环境、生态系统与地质环境组成。自然环境通过物质交换和能量流动建立了地球化学物质的相对平衡关系；地球上的生物依赖自然环境生存发展，同时一切生物活动又不断改变着自然环境。地质环境是由岩石圈、水圈和大气圈组成的一种自然环境系统，主要包括岩土、土

壤与水三个环境要素。

土壤是地球陆地表面能够产生植物收获的疏松表层，由岩石风化而成的矿物质、动植物，微生物残体腐解产生的有机质、土壤生物以及水分、空气，氧化的腐殖质等组成。是岩石的风化物在生物、气候、地形等因素的综合作用下形成和发展的，是地质作用与人类活动共同作用的产物，是人类生产、生活活动的重要环境因素，与空气、水、食物息息相关。其卫生学意义在于：①土壤是联系有机界和无机界的中心环节，是有机、无机物质相互转化的场所。②土壤是陆地生态系统的核心。③土壤是许多有害废弃物（废气沉降、污水、固体废弃物）的处理场所和容纳场所。④土壤处于食物链的首端，是生产生命能源的基地。总之，土壤是自然环境的重要组成要素，是人类赖以生存的物质基础，是生态系统的基本单元。土壤环境是人类生存和发展的基本条件，是经济、社会发展的基础。

二、地方病

（一）概述

1. 地方病的概念　地方病是指局限于某些特定地区内相对稳定并经常发生的一类疾病。全国不同地区有不同的地方病发生。地方病主要发生于农村、山区、牧区等偏僻地区，发病病例常呈地域性分布。

2. 地方病流行情况　我国曾是地方病流行较为严重的国家，共有 70 余种疾病，病情重、危害大、分布广。中华人民共和国成立后，我国各地建立了各级地方病防治机构，开展了大规模群防群治工作，克山病、大骨节病、碘缺乏病（地方性甲状腺肿、克汀病）、鼠疫、布氏杆菌病、地方性氟中毒被列为国家重点防治病种。2018 年国家卫健委公告指出，全国 94.2% 的县保持消除碘缺乏病状态，在全球采取食盐加碘措施的 128 个国家和地区中处于领先水平；燃煤污染型氟砷中毒病区改炉改灶率分别达 98.4% 和 100%；93.6% 饮水型氟中毒病区完成降氟改水；饮水型砷中毒病区全部完成降砷改水；95.4% 大骨节病病区村达到消除标准；94.2% 克山病病区县达到控制或消除标准。

3. 地方病分类　按病因地方病可分为自然疫源性和化学元素性两类。自然疫源性（生物源性）地方病的病因为微生物和寄生虫，是具有传染性的地方病，如鼠疫、疟疾、黑热病、肺吸虫病、包虫病等。化学元素性地方病又称生物地球化学性疾病，是由于地壳表面化学元素分布不均衡，某些地区的水或土壤中某些元素过多或过少，导致当地居民通过进食或饮水摄入的这些元素过量或缺乏，从而引起的某些特异性疾病，具体包括：①元素缺乏性地方病，如地方性甲状腺肿、地方性克汀病等；②元素中毒性地方病，如地方性氟中毒、地方性砷中毒等。

4. 地方病的基本特征

（1）病（疫）区内地方病发病率和患病率都显著高于非病（疫）区，或在非病（疫）区内无该病发生。

（2）病（疫）区内自然环境中存在着引起该种病的致病因子。

（3）健康人进入病（疫）区同样有患病的可能，且属于危险人群。

（4）从病（疫）区迁出的健康者，除处于潜伏期者以外，不会再患该病。迁出的患者，其症状可不再加重，并逐渐减轻甚至痊愈。

（5）病（疫）区内的某些易感动物也可罹患地方病。

（6）根除某种病（疫）区的致病因子后，病区可转变为健康化地区。

5. 地方病防治措施

（1）牢固树立长期防治的思想，完善管理体系，培训防治队伍，发挥地方病监测系统作用。

（2）重点抓好地方病的一级预防，对病因明确的补充环境和机体中缺乏的元素，限制环境中过多的元素进入机体；消灭生物源性地方病的传染源，切断传播途径。

（3）加强健康教育与健康促进，提高群众的防治参与意识，治病与振兴经济相结合。

（二）碘缺乏病

碘缺乏病（IDD）是指机体从胚胎发育到成人期，由于碘摄入量不足而引起的一系列病症，包括地方性甲状腺肿、地方性克汀病、地方性亚临床克汀病、智力障碍、生殖功能障碍等。甲状腺肿和克汀病是碘缺乏病最明显的表现形式。

1. 流行特征

（1）地区分布　IDD在世界范围内存在，主要分布在发展中国家，越贫穷的国家流行越严重，有明显的地区性，我国除上海市以外其他地区不同程度流行。我国病区地理分布特点是山区高于平原，内陆高于沿海，农村高于城市，尤其以西北、东北、西南等地区病情比较严重。

（2）人群分布　一般在青春期发病，IDD流行越严重的地区发病年龄越早。女性患病率一般高于男性，但在严重流行地区，男女患病率差别不明显。

（3）时间分布　IDD的长期变异与社会防治措施的强化程度明显相关，特别是含碘食盐的质量和覆盖率将影响IDD一定时期内的发病水平。

2. 病因　环境中缺碘、生理需要量增加、摄入量过少是主要病因。世界绝大多数国家均有不同程度的碘缺乏病流行，其流行原因主要是环境碘的缺乏；人体内碘主要来自食物，但缺碘地区病区经济、交通不发达，食物单一且多为当地农产品，因此发生以碘缺乏为主的多种营养素缺乏病；摄入含有致甲状腺肿物质，如硫氰酸盐（杏仁、木薯、核桃仁中）、硫葡萄糖苷（存在于卷心菜、芥菜、甘蓝等蔬菜中）或某些药物（如硫脲类抗甲状腺药物、洋地黄、秋水仙碱）；另外膳食结构不合理也可加重碘的缺乏，比如膳食中蛋白质、热量、维生素不足、高钙膳食，环境中其他矿物质不平衡（镁、锰、铁含量偏高，硒、钴、钼含量偏低）。

3. 主要临床表现

（1）地方性甲状腺肿　主要临床症状是单纯性甲状腺肿大，其本质上是机体对环境缺碘的一种代偿性反应。早期病变是可逆的，经过适当的补碘完全可以恢复正常。继续发展反复增生形成了结节，则病变成为不可逆的。极少数甲状腺明显肿大者可出现压迫症状，如呼吸困难、吞咽困难、声音嘶哑、刺激性咳嗽等。

（2）地方性克汀病　又称之为地方性呆小症。严重缺碘地区因孕期妇女、哺乳期妇女和婴幼儿期严重缺碘，胎儿和发育前期儿童的中枢神经系统大脑皮层神经细胞的分化增殖受损，使大脑发育、机体生长明显落后，引起耳聋、言语障碍、智力低下、身材矮小。可概括为呆、小、聋、哑、瘫。

4. 碘缺乏病防治措施

（1）一级预防　食盐加碘经济、简便、安全、可靠，是预防碘缺乏病的首选方法，我国新标准《食用盐碘含量》（GB26878-2011）规定了食用盐中碘含量的平均水平（以碘元素计）为20~30mg/kg，允许波动范围为平均水平±30%；暂时还不能供应碘盐或碘盐尚不合格的中、重度病区采用碘油为临时替代性措施或应急性措施，分为肌注和口服两种。

（2）二级预防　结合环境水、土壤和食品等含碘量的监测状况，定期对病区居民进行碘代谢和垂体甲状腺系统功能检查，做到早期发现、早期诊断、早期治疗。定期对碘盐中的碘浓度、包装、存放等进行检测，防止碘的损失。

（3）三级预防　采取积极的对症治疗和支持治疗相结合措施，防止病情的恶化和产生并发症。对早期弥漫型地方性甲状腺肿用口服碘剂；对黏液水肿型甲状腺肿患者采用甲状腺制剂疗法，如甲状腺粉、甲状腺片、人工合成的甲状腺素；对较大结节型甲状腺肿采用手术治疗。对地方性克汀病患者采用甲状腺素治疗同时，补充适量的钙、铁、维生素等以辅助治疗。

（三）地方性氟中毒

地方性氟中毒是因长期摄入过量氟而引起的以氟斑牙和氟骨症为主要特征的一种慢性全身性疾病，又称为地方性氟病。人体摄入总氟量每天超过 4mg 时即可引起慢性氟中毒。

1. 病因分型

（1）饮水型 因长期饮用含氟量过高的水而命名。饮水型氟中毒是病区分布最广、患者数最多的一型。我国饮水型氟中毒病区主要分布在淮河 – 秦岭 – 昆仑山以北的广大地区。

（2）燃煤型 主要由于病区的燃煤含氟量过高，而居民用含氟量高的煤做饭、取暖、烘烤食物等，致使室内空气和烘干的食物中含有大量的氟所致。主要分布在云南、贵州、四川、湖南、湖北、江西等地区。

（3）饮茶型 主要分布在西藏、内蒙古、四川等习惯饮砖茶的少数民族地区。茶可富集氟。据报道，我国的红茶、绿茶及花茶平均含氟量为 125mg/kg，而砖茶可达 493mg/kg，最高为 1175mg/kg。

2. 流行特征

（1）地区分布 地方性氟中毒流行于全世界 50 多个国家和地区。我国是地方性氟中毒发病最广、波及人口最多、病情最严重的国家之一。除上海市和台湾省外，其他各省、市、自治区均有不同程度的流行。

（2）人群分布 有年龄差异，氟斑牙主要发生在正在发育中的恒牙，如恒牙形成后再到高氟地区，不再患氟斑牙；氟骨症主要发生在成年人。发病无明显性别差异。世界上五大洲的五十多个国家都有本病的存在。我国主要流行于贵州、陕西、甘肃、山西、山东、河北、辽宁、吉林、黑龙江等省，受威胁人口达 3.3 亿，北方病区主要为饮水所致，西南病区为燃煤污染所致。该病好发年龄为青壮年，女性常高于男性，患病率随年龄的增长而升高。妊娠和哺乳期妇女更易发病。

3. 临床表现

（1）氟斑牙 是慢性氟中毒最早出现的症状之一，受损害时间是恒齿生长期，以 7 ~ 12 岁发病率高。氟中毒使牙齿牙釉质发育不全，成釉细胞中毒变性造成釉质矿化不良，牙齿出现釉质缺损，牙齿变脆易磨损，并呈现出浅黄、黄褐、深褐或黑色等不同程度的颜色。临床分为白垩型、缺损型、着色型，分型与病情轻重无关，多为混合存在，单独存在者少见。

（2）氟骨症 是氟中毒的重要临床表现，临床表现以颈、腰、四肢大关节疼痛及躯干和四肢运动受限、肢体变形为主。疼痛呈持续性，多为酸痛，无游走性，无炎症表现，不受季节变化影响。严重者出现腰椎弯曲、骨盆变形，并且伴有肌肉挛缩和失用性萎缩，甚至出现劳动能力丧失。

4. 地方性氟中毒的预防

（1）一级预防 减少氟的摄入量是预防地方性氟中毒的根本措施。①饮水型氟中毒可改换低氟水源、饮水除氟等措施来降低水的含氟量。②燃煤污染型氟中毒病区应以改灶防污染为主，同时改变烘烤食物的方法防止氟污染食物。有条件的地区可更换燃料。③饮茶型氟中毒：降低茶砖的含氟量，用低氟茶代替含氟量高的茶砖。

（2）二级预防 结合环境检测和人体健康检查，做到早期发现、早期诊断、早期治疗。

（3）三级预防 对患者及早采用积极治疗方法，防止病情继续发展。治疗中最常用的药物是钙剂、维生素 C、维生素 D。对氟斑牙可采用涂膜覆盖法、药物脱色法、修复法等，对氟骨症较重患者应开展康复治疗，对已经发生畸形的患者，可进行矫形手术治疗。

护爱生命

1941年克山病在克山县12个村暴发，死者逾200人。1943年，21岁的于维汉第一次了解克山病肆虐的惨状，立志攻克这个病魔。1953年克山病再次暴发，波及了16个省309个县1.24亿人。时任哈尔滨医科大学副教授的于维汉主动请战，亲自带队深入病区，几十年间于教授走过了16个省，调查了60余万人，对1.6万人做了综合研究，诊治了6000多名患者，主持500多例死亡患者的解剖，做了5000多次动物实验，提出克山病病因"缺硒"假说，采用"亚冬眠＋葡萄糖"将急救患者的抢救率从30%上升到95%。为将克山病扼杀在摇篮中，他亲自给偏僻农村送去豆腐，被亲切称为"豆腐教授"。1997年于维汉当选为中国工程院院士，被同行称为我国克山病防治泰斗。

三、土壤污染及健康危害

（一）概念

在人类生产和生活活动中排出的有害物质进入土壤中，超过一定的限量，直接或间接地危害人畜健康的现象，称为土壤污染。土壤本身的自净作用，是指土壤本身通过吸附、分解、迁移、转化而使土壤污染物浓度降低甚至消失的过程。由于土壤的自净能力不同，使得土壤只能承载一定的污染负荷，具有一定的环境容纳量。一旦污染量超过容量限度，土壤丧失其自净能力，导致土壤一般卫生状况的恶化。因此土壤污染的实质是环境污染物的数量和速度超过了土壤自净作用的数量和速度，破坏了自然动态平衡。土壤是一开放体系，与其他环境要素间进行物质和能量的交换。因而土壤污染物的来源既有天然污染源，也有人为污染源。

（二）土壤污染物污染土壤的方式

1. 气型污染　大气污染物沉降至地面或随水降落对土壤造成的污染。包括汽车废气对土壤的污染。气型污染分布特点和范围受大气污染源性质以及气象因素的影响。

2. 水型污染　主要是工业废水、生活污水通过灌溉农田对土壤造成污染。灌溉区进水口土壤中污染物浓度比出水口高，污染物多分布在较浅的耕作层，且容易造成地下水污染。污水灌田的农作物易受污染，可富集有害物质，引起食用者中毒。

3. 固体废弃物型污染　工业废渣、生活垃圾、粪便、农药和化肥等对土壤的污染。特点是污染范围比较局限和固定，但也可通过风吹和雨水径流而污染较大范围的土壤。

（三）土壤污染的基本特点

1. 影响的综合性　土壤污染对健康的影响既有直接的也有间接的，以间接性为主。如通过直接接触土壤发生肠道传染病、寄生虫病为直接影响，间接影响则为土壤中的某些有害污染物从土壤进入植物或转移至水体，然后进入食物链，再被人体摄入，影响人体健康。

2. 危害的长期性　从土壤污染到危害人类健康，往往需经过一个较长的时间。

3. 污染物变化的复杂性　污染物在土壤中的迁移、转化过程极为复杂，不仅取决于污染物自身的理化特性，还受土壤的理化特性、微生物组成以及气象条件的影响。

（四）土壤污染对健康的影响

1. 生物性污染的危害　人畜粪便、生活污水中的病原微生物可通过施肥和污水灌田进入土壤，其中许多病原体在土壤中能存活一定的时间。人体可通过直接接触或食用污染的蔬菜、瓜果等食物或饮水等途径使病原体进入机体，而导致肠道传染病与寄生虫病或人畜共患病的发生。天然的土壤中常常存在着破伤风杆菌和肉毒梭菌，这两种菌致病力很强，在土壤中长期存活，人因接触土壤而感染。此外，土壤被粪便污染，经腐败分解产生恶臭气体，同时招致苍蝇鼠类繁殖，恶化居民区的生活环境。

2. 化学性污染的危害 化学性污染中包括各种有毒有害物质，这里仅介绍镉、铊、电子垃圾和农药的污染危害（表3-3）。

表3-3 化学性污染及对人体的影响

元素	自然因素或人为作用	安全剂量（μg/d）	对人体的影响
As	自然和人为	12～25	过量：中毒、致癌
Cd	自然和人为（主要）	<70	过量：在人体中积累，影响肾脏，还可引起痛痛病
Cr	自然	50～200	过量：中毒，损害肝脏、肾的酶系统，致癌 缺乏：影响体内胰岛素功能
Cu	自然	2000～12000	过量：影响婴儿免疫功能、抗生殖 缺乏：贫血、缺乏白细胞及色素、神经疾病
F	自然	200～2000	过量：氟斑牙齿、氟骨症
I	自然	100～150	缺乏：甲状腺肿大、智力下降、荷尔蒙减少
Pb	自然和人为	20～282	过量：出现生殖和神经问题
Se	自然	50～200	过量：地方性贫血症、砷中毒 缺乏：地方性克山病
Zn	自然	约15	过量：导致矮小、贫血、皮肤干燥、流产 缺乏：抗生殖

（1）镉污染的危害 镉是一种重金属，非职业人群镉污染暴露的主要来源是食物和吸入。环境中的镉不能生物降解。随着含镉磷肥的施用、污水灌溉等，土壤中镉含量增加，继而被某些植物摄取而进入食物链，水稻对镉的富集作用很强。

慢性镉中毒最先发生在日本富山县神通川两岸地区，由于当地稻田灌溉水受到镉污染而使稻米中的镉含量增加，长期食用引起慢性镉中毒。镉从消化道吸收进入体内后，与金属硫蛋白结合而分布于体内各脏器，以肾皮质含量最多。其人体损伤机制为：①过量镉损害肾小管，导致重吸收功能障碍，引起尿中低分子蛋白增多，尿糖高，尿镉含量高，尿酶改变。②镉损伤肠黏膜，减少钙的吸收。③镉还可能干扰与胶原代谢有关酶的活性，抑制维生素 D 的合成，从而引起体内钙磷代谢失调，尿钙及尿磷增加，最终导致骨质疏松或软化。

2012 年国际癌症研究机构（LARC）将镉确定为 I 类致癌物，即人类致癌物。

（2）铊污染的危害 铊在自然界中多以一价形式存在，由于铊的剧毒性，各国已限制使用，但是资源开发带来的铊污染日趋严重。

铊在人体内以肾脏中含量最高，通过肾和肠道排出。铊的毒性作用机制现在尚不完全清楚。环境中铊污染对人体的影响主要为慢性危害：①周围神经损害，早期表现为双下肢麻木、疼痛过敏，很快出现感觉、运动障碍；②视力下降甚至失明，可见视网膜炎、球后视神经炎及视神经萎缩；③毛发脱落，呈斑秃或全秃；④男性还可见性欲丧失、睾丸萎缩，导致精子生成障碍等。此外，铊还具有致畸和致突变性。

（3）电子垃圾污染的危害 近年来，我国电子垃圾产量迅猛增加，且处理电子垃圾的手段落后，采用破碎、焚烧、倾倒、酸洗等比较原始的方法提取贵重金属，致使电子垃圾中的重金属、化学阻燃剂、二噁英等释入环境，对当地的土壤和水体造成严重污染，进而危害人体健康。研究显示，电子垃垃拆解地区已形成以重金属和持久性有机污染物（POPs）为主要特征的高污染暴露环境，已对当地人群特别是新生儿和学龄前儿童身心健康造成严重影响。

（4）农药污染的危害　农业生产中大量使用的农药，由于具有高毒性、高生物活性、在土壤环境中残留的持久性以及农药滥用引发的问题，已引起人们的高度关注。农药污染土壤后即使土壤中农药的残留浓度很低，通过食物链和生物浓缩作用可使体内浓度提高数千倍甚至上万倍，经饮食进入人体而对人体健康造成危害。农药污染对人体造成的危害是多方面的，如急性、慢性中毒和致癌、致畸、致突变作用等。另外农药对人类的生殖功能也能产生损害，能导致胚胎发育障碍或死胎率增加、子代发育不良等。

（五）土壤污染防治措施

（1）工业废渣治理　工业废渣种类繁多、成分复杂且产量巨大，常含有难以降解的有毒重金属，故需采取综合性措施对工业废渣进行处理，如回收利用和集中处理，对不同的有毒废渣可采取不同措施，使毒物含量降到卫生标准后，再做他用。对无法降解的有毒废渣做好防护，避免污染空气、水和土壤。

（2）粪便、垃圾无害化处理　粪便的无害化处理是控制肠道传染病和寄生虫病，改良土壤的重要措施。可采用粪尿混合密封发酵法、堆肥法和沼气发酵法等。生活垃圾成分复杂，无机物含量高，可燃烧垃圾含水率较高，特别是城市垃圾可以回收利用，因此对生活垃圾在分类回收的基础上，再进行有效的无害化处理，如含有病原体的垃圾用焚烧法处理，有机垃圾用堆肥发酵法、无机垃圾用填埋法等处理过后才能排放或利用。

（3）污水处理　含有毒污染物的工业废水，必须进行有效的净化处理、回收，达标后才可排放；医院污水要化学消毒，底泥也必须进行无害化处理，达标后才可排放。灌溉农田的污水，则应符合我国《农用灌溉用水水质标准》的要求。

（4）合理使用农药和化肥　根据农药不同种类和特性，制定安全使用方法，包括根据农药的半衰期确定的最后一次施药到收获之间的时间长度。同时研制高效低毒、低残留的新品种农药和化肥，提倡生物防治和人工捕捉等物理防治，降低农药的使用量。

♥ 护爱生命

保护生态环境，守护人类生命健康，是国家、社会和个人不可推卸的责任。生态环境部依据《健康中国行动（2019—2030年）》和《国家环境保护"十三五"环境与健康工作规划》部署，组织中国环境科学学会修订了《中国公民环境与健康素养（试行）》（公告2013年第61号），形成《中国公民生态环境与健康素养》（公告2020年第36号）。全文分为基本理念、基本知识、基本行为和技能三个部分，基本理念强调正确认知、科学理解环境与健康的关系，突出了预防理念和责任意识；基本知识涵盖了空气、水、土壤、海洋、生物多样性、气候变化、辐射、噪声等多个方面；基本行为和技能扩充了绿色健康生活方式和行为有关内容，强化了对环境与健康相关信息获取、甄别、理解、运用及应急、监督、维权等技能。该文件的发布，为系统宣传普及生态环境与生命健康的相关理念、知识、行为和技能，引导公民正确认识人与生态环境的关系，树立环境与健康息息相关的理念，动员公众力量保护生态环境、维护身体健康等方面提供了指引；也是各级相关部门向公众进行宣传教育、科普传播的重要依据。

目标检测

答案解析

一、名词解释

1. 大气污染物
2. 介水传染病
3. 水体富营养化
4. 地方病
5. 碘缺乏病
6. 地方性氟中毒

二、选择题

1. 关于大气污染种类的描述，错误的是

    A. 光化学烟雾污染是一次污染物

    B. 煤烟型污染是一次污染物

    C. 气溶胶状态污染物主要是硫氧化合物、氮氧化合物、碳氧化合物、碳氢化合物

    D. 气体状态污染物是指粉尘、雾、降尘、飘尘、悬浮物等

2. 常见大气污染物质不包括

    A. 悬浮颗粒（如煤尘、烟雾、PM_{10}）

    B. 重金属（如铅、镉）

    C. 挥发性有机化合物（如苯、碳氢化合物）

    D. 水蒸气

3. 居室空气污染物主要来源是

    A. 建筑材料及家具　　　B. 生活炉灶等　　　C. 烟草烟雾　　　D. 火山喷发

4. 以下有关饮用水的说法，错误的是

    A. 《生活饮用水卫生标准》属非强制性标准

    B. 为了使饮用水的水质符合卫生要求，保证饮用安全，一般水源水质尚须进行净化与消毒处理

    C. 沉淀（自然沉淀及混凝沉淀）和过滤除去悬浮物质和部分病原体，改善水质的物理性状

    D. 过滤主要是形成胶质生物滤膜来发挥对水中的微小粒子和病原体有吸附和过滤作用

5. 以下有关地方病描述，不正确的是

    A. 发病具有一定地区局限性和依存性

    B. 原生环境的地壳表面元素分布不均衡导致地方病

    C. 自然疫源性疾病属于地方病

    D. 非病区健康人口进入该地方病区不会患病

6. 以下地方病防治措施错误的是

    A. 对于地球化学性疾病，病因明确的补充环境中和机体缺乏的元素，限制环境中过多的元素进入机体，把健康人口迁出该地区

    B. 树立长期防治的思想，完善管理体系，培训防治队伍，发挥地方病监测系统作用

    C. 对于生物源性地方病，杀灭宿主、杀灭媒介昆虫，加强个人防护及注意环境卫生、消毒、预防接种等方式消灭生物源性地方病的传染源，切断传播途径

    D. 加强健康教育与健康促进，提高群众的防治参与意识，治病治愚与振兴经济相结合

7. 有关碘缺乏病的描述，不正确的是

    A. 环境中缺碘、生理需要量增加、摄入量过少是碘缺乏病主要病因

B. 碘摄入量与甲状腺疾病的关系呈现 U 形关系，因此碘摄入过高或过低都会导致甲状腺疾病增加

C. 轻度碘缺乏：甲状腺功能可以无改变；中重度碘缺乏：血清 TSH 升高，T3 减低，T4 正常

D. 防治碘缺乏病，注意碘过量的倾向，实施强化碘盐覆盖的管理

8. 地方性氟中毒主要临床表现不包括

A. 氟斑牙

B. 氟骨症

C. 地方性呆小症

D. 骨密度增高或密度减低；骨周出现软组织钙化，包括韧带、肌腱附着处和骨膜、骨间膜及关节周围软组织的钙化或骨化，形成骨棘；关节改变

9. 水中主要污染物对健康的影响，错误的是

A. 酚类化合物的中毒多为急性中毒，主要表现为大量出汗、肺水肿、吞咽困难、肝及造血系统损害、黑尿等，严重者可致死

B. 有毒重金汞、汞、铬对人类健康均会造成毒物蓄积和损伤蓄积，直接影响人体健康

C. 多氯联苯主要表现为皮疹、色素沉着、眼睑水肿、眼分泌物增多及胃肠道症状等，严重者可引起肝损害，出现黄疸、肝性脑病甚至死亡

D. 六价铬有致畸作用，三价铬的毒性比三价铬约高 100 倍，可诱发肺癌和鼻咽癌

10. 关于水资源及水的卫生学意义的描述，正确的是

A. 水源选择应多方面进行综合评价，并经当地卫生行政部门水源水质监测和卫生学评价合格后，方可作为供水水源

B. 地下水硬度低，浑浊度高，水中溶解性盐类含量较低，细菌含量高，受污染机会多，容易受到外界环境的影响和污染

C. 地表水硬度低，浑浊度高，水中溶解性盐类含量较低，细菌含量高，受污染机会多，容易受到外界环境的影响和污染

D. 水质供水水源水质应符合《生活饮用水卫生标准》：应选择水质良好，水量充沛，水源卫生条件和周围环境良好，便于防护，群众取用方便的水源

11. 关于地方性氟中毒的描述，正确的是

A. 氟斑牙临床分为白垩型、缺损型、着色型，分型与病情轻重无关

B. 地方性氟中毒好发年龄为青壮年，女性常高于男性，患病率随年龄的增长而升高。妊娠和哺乳期妇女更易发病

C. 氟骨症是慢性氟中毒最早出现的症状之一

D. 减少氟的摄入量是预防地方性氟中毒的根本措施

（陈榕芳）

书网融合……

📱 重点回顾   📱 微课   📱 习题

第四章　职业环境与健康

<table>
<tr><td rowspan="1">学习目标</td><td>

知识目标：

1. **掌握**　职业性有害因素的来源及分类；职业病的概念、特点、诊断和处理原则。
2. **熟悉**　常见职业病的诊断、治疗及预防。
3. **了解**　职业性损害的防治；法定职业病的种类。

技能目标：

能够进行职业防护知识宣教，开展职业人群健康监护工作。

素质目标：

敬畏生命，恪守职业道德，客观公正地进行职业病诊断，重视职业防护工作。
</td></tr>
</table>

📖 导学情景

情景描述： 患者，女，36 岁，某皮鞋厂仓库保管员。因头痛、头晕、乏力、失眠、多梦、记忆力减退、月经过多、牙龈出血，皮肤出现紫癜而入院。入院检查：神志清楚，呈贫血面容，体温 37℃，呼吸 21 次/分，血压 110/65mmHg，心肺（−），腹部平软，肋下 1.5cm 触及肝脏。血象检查：白细胞计数 $2.5 \times 10^9/L$，中性粒细胞计数 $1.3 \times 10^9/L$，血小板计数 $50 \times 10^9/L$，红细胞计数 $3 \times 10^{12}/L$，血红蛋白 60g/L。尿常规检查（−），肝功能检查正常；骨髓检查诊断为再生障碍性贫血。患者自述以往身体健康，担任仓库管理员 9 年。通过对其工作环境调查发现，仓库中存放有苯、甲苯、汽油等化学品。经测定，空气中苯浓度是标准值的 60 倍。且患者工作时无任何防护措施，室内无通风排毒装置。

情景分析： 该患者依骨髓检查等诊断为再生障碍性贫血。其担任仓库管理员 9 年，调查发现仓库中存放有苯、甲苯等化学品，现场空气中苯浓度超标。

讨论： 该患者是否可以确定为职业性苯中毒？诊断的依据是什么？

学前导语： 我们的生产活动给环境造成了污染，以致污染物不可避免地通过劳动环境中水、空气、食物等进入我们的机体，造成急性或慢性健康损害。职业性损害主要表现为工作中因环境及接触有害因素引起人体生理功能的变化。研究并预防因工作导致的疾病，防止原有疾病的恶化，应以促进并维持各行业职工的生理、心理及社交处在最好状态为目的；防止职工的健康受工作环境影响；保护职工不受健康危害因素伤害；将职工安排在适合其生理和心理的工作环境中。

第一节　职业性有害因素与职业性损害

一、职业性有害因素的来源和分类

职业性有害因素（occupational hazard）指在生产过程、劳动过程和生产环境中存在的可危害劳动者健康的因素。

职业性有害因素按照来源分为以下三种。

（一）生产过程中的有害因素

1. 化学因素

（1）生产性毒物。如铅、苯、汞、一氧化碳、有机磷农药等。

（2）生产性粉尘。如矽尘、煤尘、水泥尘、石棉尘、有机粉尘等。

2. 物理因素

（1）异常气象条件。如高温、高湿、低温等。

（2）异常气压。如高气压、低气压。

（3）噪声、振动。

（4）非电离辐射。如紫外线、红外线、射频辐射、微波、激光等。

（5）电离辐射。如 α、β、γ、X 线等。

3. 生物因素　主要有细菌、病毒、真菌和生物源性变应原等。

（二）劳动过程中的有害因素

1. 劳动组织和休息制度不合理。

2. 劳动过度精神（心理）紧张。

3. 劳动强度过大，劳动安排不当，不能合理安排与劳动者的生理状况相适应的作业。

4. 劳动时个别器官或系统过度紧张。

5. 长时间处于某种不良的强迫体位劳动或使用不合理的工具劳动。

（三）生产环境中的有害因素

1. 自然环境因素的作用。

2. 生产场所设计不符合卫生标准或卫生要求。

3. 基本的卫生防护措施缺乏。

二、职业性损害的概念

职业性有害因素对劳动者健康造成的损害称职业性损害，主要包括工伤、工作相关疾病和职业病。

三、职业性损害的防治

（一）预防职业性损害的基本原则

1. 遵循三级预防原则，以一级预防为主，即采取有效的措施从根本上消除或最大可能地减少对职业性有害因素的接触和对职业人群健康的影响。同时兼顾二级预防与三级预防。

2. 坚持以安全第一、预防为主的原则。

（二）预防措施

1. 法律措施　制定职业卫生法规，并由卫生计生行政部门依法负责职业性损害的监督管理工作。

2. 组织措施　有害作业单位应设置指定的职业卫生管理机构或组织，配备职业卫生专业人员，加强对劳动者的安全培训和健康教育，建立健全的职业卫生制度。

3. 技术措施　改革生产工艺，生产过程尽可能机械化自动化和密闭化，加强工作场所的通风排毒除尘，厂房建筑和生产过程的合理设置等，使劳动者尽可能不接触职业性有害因素，或控制作业场所有害因素的水平使其达到卫生标准。

4. 卫生保健措施　依法取得相关职业病防治资质认证的医疗单位应负责开展职业卫生服务，包括职业健康检查、职业病诊断和治疗工作。

👁 看一看

工伤

工伤指在工作时间和工作场所内，因工作原因发生意外事故而造成的职业从业者的健康伤害。工伤可以造成缺勤及残疾，严重者可以导致死亡。事故的发生常与生产设备和防护措施不完善、劳动组织和生产管理不妥、作业环境布局不合理、个人心理状态欠佳等有关。需要加强安全生产监督管理力度和安全风险评估，防患于未然。

第二节　职业病概述

一、职业病的概念

职业病（occupational diseases）是指当职业性有害因素作用于人体的强度与时间超过一定限度时，人体不能代偿其所造成的功能性或器质性损害，从而出现相应的临床征象，影响劳动能力，这类疾病统称为职业病。职业病与职业性有害因素有明确的因果关系。

二、职业病的范围

在立法意义上，职业病却有一定范围，是由政府行政部门规定的职业病，即法定职业病。法定职业病是指根据《中华人民共和国职业病防治法》规定，企业、事业单位和个体经济组织等用人单位的劳动者在职业活动中，因接触粉尘、放射性物质和其他有毒、有害物质等职业性有害因素而引起的疾病。有的国家规定对患法定职业病的患者给予经济补偿，故又称为经济赔偿性疾病。

目前，根据 2013 年 12 月 30 日修订的《职业病分类和目录》将我国的法定职业病分为 10 类 132 种：职业性尘肺病及其他呼吸系统疾病 19 种（包括尘肺 13 种、其他呼吸系统疾病 6 种）、职业性皮肤病 9 种、职业性眼病 3 种、职业性耳鼻喉口腔疾病 4 种、职业性化学中毒 60 种、物理因素所致职业病 7 种、职业性放射性疾病 11 种、职业性传染病 5 种、职业性肿瘤 11 种、其他职业病 3 种。

三、职业病的特点

我国职业病呈现如下五大特点。

1. 病因明确　即为职业性有害因素所引起，控制病因或作用条件，可消除或减少职业病的发生。

2. 存在剂量－反应关系　职业病的病因大多是可检测的，劳动者接触生产性有害因素，需达到一定的强度（浓度或剂量）才能致病，即存在接触剂量（水平）-效应（反应）关系。具有剂量－效应关系，是国家制定职业卫生标准（职业接触限值）的重要依据，只要控制职业接触的水平低于某一剂量（职业接触限值）就可以保护大多数劳动者。

3. 群体发病　在接触同种职业性有害因素的人群中常有一定人数发病，很少只出现个别患者。

4. 大多数目前尚无特效疗法　如能早期发现并及时处理，预后较好。

5. 重在预防　职业病的病因明确，因此只要有效地控制和消除病因就可预防职业病的发生。

四、职业病的诊断和处理原则

（一）职业病的诊断

职业病的诊断是一项政策性和科学性很强的工作，需到有职业病诊断资质的医疗机构，由三名以上取得省级卫生行政部门颁发的职业病诊断资格证书的单数诊断医师进行集体诊断。职业病诊断依据应当综合分析下列因素作出。

1. 职业接触史　职业接触史是确定职业病的先决条件。应详细了解职业史。职业史询问的主要内容包括工种和工龄，接触有害因素的种类、生产工艺、操作方法、防护措施等。

2. 职业卫生现场调查与评价　是职业病诊断的重要参考依据。现场了解生产环境中存在哪些职业性有害因素及其污染的特点，查阅历年来环境监测的档案资料。必要时需进行现场采样。

3. 临床表现及辅助检查结果　收集与分析临床资料时注意不同职业病共同点的同时，考虑各种特殊和非典型的临床表现。不仅要排除其他职业性有害因素所致类似疾病，还要考虑职业病和非职业病的鉴别诊断。辅助检查主要包括反映毒物接触的指标和接触毒物后的机体效应指标。

患者的职业接触史是诊断职业病的先决条件，临床表现及辅助检查和职业卫生现场调查是诊断职业病的重要依据，三者相互联系，互为印证。

（二）职业病的处理

用人单位和医疗卫生机构发现职业病患者或者疑似职业病患者时，应当及时向所在地卫生行政部门和安全生产监督管理部门报告。确诊为职业病的，用人单位除应当向所在地人力资源社会保障部门报告外，主要做好以下处理工作。

1. 按照国家有关规定，安排职业病患者进行治疗、康复和定期检查。

2. 按照《职业病范围和职业病患者处理办法的规定》，落实职业病患者应依法享受国家规定的职业病待遇。

3. 对不适宜继续从事原工作的职业病患者，应当调离原岗位，并妥善安置。

第三节　职业性中毒

一、概述

生产性毒物是指生产过程中产生的、存在于工作环境或空气中的、在一定件下较小剂量即可引起人体暂时或永久性病理改变，甚至危及生命的化学物质。而职业性中毒（occupational poisoning）是指劳动者在生产劳动过程中由于接触生产性毒物而引起的中毒。职业中毒是最常见的一类职业病。

二、重金属中毒

（一）铅中毒

铅为蓝灰色重金属；熔点327℃，沸点1620℃，当加热至400℃以上时即有大量的铅蒸汽逸出，在空气中经过氧化、冷凝形成氧化铅烟。

1. 接触机会　铅的用途很广，是我国最常见的生产性毒物之一。接触金属铅的主要作业有铅矿开采、含铅金属冶炼、熔铅，造船工业中的熔割、电焊，印刷业的浇版铸字；接触铅化合物的生产过程主要有制造蓄电池、涂料、玻璃、搪瓷以及橡胶制品等。

2. 毒理　在生产条件下铅及其化合物主要以粉尘、铅烟或铅蒸汽形态经呼吸道进入人体，少量经消化道摄入。铅烟由呼吸道吸收后，40%进入血循环，其余由呼吸道排出。进入血液中的铅，90%与红细胞结合，其余在血浆中。血液中的铅初期分布于肝、肾、肺等脏器的软组织中，数周后有95%以不溶性磷酸铅沉积于骨、牙齿等组织中。骨骼内的铅可长期储存。当机体感染、饥饿、酗酒、服用酸性药物等使血液中pH改变时，骨骼内的铅可转变为可溶性铅，并返回到血液循环中。体内的铅主要通过肾脏随尿液排出，小部分随粪便、毛发、胆汁、乳汁、唾液排出，血铅可通过胎盘进入胎儿体内。铅作用于全身各系统和器官，可造成神经、造血、消化、心血管系统及肾等的损害。铅中毒的机制尚不完全明确，但对于铅所致的卟啉代谢紊乱导致血红素合成障碍比较肯定。卟啉代谢紊乱是铅中毒重要和较早的变化之一。

3. 临床表现　职业性中毒多为慢性中毒，急性中毒在生产中极为少见。慢性铅中毒主要临床表现为神经系统、血液系统和消化系统症状。

（1）**神经系统**　①类神经征：是铅中毒早期的常见症状，表现为头晕、头痛、肌肉关节酸痛、全身无力、睡眠障碍等。②周围神经病：早期出现感觉和运动神经传导速度减慢，肢端麻木或呈手套、袜套样感觉迟钝或缺失，握力减退；重者伸肌无力和麻痹，呈"腕下垂"。③中毒性脑病：出现在重症铅中毒，极为少见，主要表现为表情淡漠、精神异常、运动失调，严重时可出现昏迷、惊厥、呕吐，呈癫痫病样发作。

（2）**消化系统**　①口内有金属味、食欲缺乏、腹胀、腹部隐痛、恶心、便秘等较常见的症状，便秘有时与腹泻交替出现，如果出现顽固性便秘，则常为铅性腹绞痛的先兆。②腹绞痛是铅中毒的典型症状之一，突然发作，呈持续性绞痛，部位多在脐周，发作时患者体位卷曲、面色苍白、出冷汗，并常有呕吐，检查时腹软、喜按，无固定压痛点，肠鸣音减弱。③口腔卫生不好者，其齿龈边缘可出现蓝灰色的着色带，称为铅线。

（3）**血液系统**　贫血多属轻度，呈低血色素性正常细胞型贫血；发生卟啉代谢障碍，外周血点彩红细胞和网织红细胞增多。

4. 诊断　铅中毒诊断应根据我国现行《职业性慢性铅中毒诊断标准》（GBZ 37 - 2002），根据确切的铅职业接触史，以神经、消化、造血系统损害为主的临床表现和有关实验室检查结果为主要依据，结合现场职业卫生学调查资料，进行综合分析，排除其他原因引起的类似疾病后，方可诊断。诊断分级为轻度中毒、中度中毒和重度中毒三类。

5. 治疗与处理　①驱铅治疗，首选药物为金属络合剂依地酸二钠钙（$CaNa_2$ - EDTA）及二巯基丁二酸钠，一般 3～4 日为一疗程，两疗程间隔停药 3～4 日；疗程视患者情况而定，轻度铅中毒一般不超过 3 个疗程；$CaNa_2$ - EDTA 用药剂量：每日 1.0g 加于葡萄糖溶液中，静脉滴注或静脉注射。②患者处理，对于诊断为铅吸收者可继续原工作，3～6 个月复查一次。轻度中毒，驱铅治疗后可恢复工作，一般不必调离铅作业；中度中毒，驱铅治疗后原则上调离铅作业；重度中毒，必须调离铅作业，并根据病情给予积极治疗和休息。

6. 预防

（1）**控制接触水平**　①用无毒或低毒物代替铅：如用锌钡白、钛钡白代替铅制造油漆；②降低铅浓度：通过改革工艺，实现生产自动化、密闭化作业，并加强通风及烟尘的回收利用；③控制熔铅温度，减少铅蒸气逸出；车间铅的最高容许浓度为铅烟 $0.03mg/m^3$，铅尘 $0.05mg/m^3$。

（2）**加强个人卫生防护**，铅作业工人应穿工作服，戴滤过式防尘、防烟口罩，不在车间内吸烟、进食，下班后淋浴，饭前洗手。

（3）**环境监测与健康监护**　定期测定车间空气中铅浓度，检修设备，按照规定对铅作业工人进行上岗前和定期健康检查，及时发现神经系统器质性疾病、明显贫血、心血管器质性疾病等铅作业的职业禁忌证和早期损害。

（二）汞中毒

汞俗称水银，银白色液态金属，沸点 357℃。不溶于水，可溶于脂类。在常温下即可蒸发。金属汞的表面张力大，溅落地面后可形成很多小汞珠，增加蒸发表面积，且被泥土、地面缝隙、衣物等吸附，形成持续污染车间空气的二次汞源。

1. 接触机会 汞矿开采与冶炼；电工器材、仪器仪表制造和维修，如温度计、气压表、整流器、荧光灯、石英灯等；化学工业中用汞做阴电极和催化剂；含汞药物及试剂的生产；口腔科用银汞剂补牙等。

2. 毒理 金属汞主要以汞蒸汽形式经呼吸道进入人体，并可迅速弥散，透过肺泡壁被吸收，吸收率可达70%以上。由于汞具有脂溶性，可经完整皮肤吸收进入人体。金属汞很难经消化道吸收，但汞盐及有机汞易被消化道吸收。汞进入人体后随血液循环可到达全身很多器官，主要分布于肾，其次为肝脏、心脏及中枢神经系统。进入体内的汞主要随尿排出，粪便、汗腺也可排出少量。汞可在毛发中储存，因此测定发汞对了解体内汞蓄积量有一定意义。

3. 临床表现 职业性汞中毒多为慢性中毒，急性中毒很少见。

（1）急性中毒 多见于意外事故。患者主要表现有咳嗽、呼吸困难、口腔炎和胃肠道症状及皮炎，继之可发生化学性肺炎、肺水肿等。

（2）慢性中毒 主要表现为神经系统症状，典型症状为易兴奋症、震颤和口腔炎。易兴奋表现为性格改变乃至精神症状，如易激动、烦躁、焦虑、记忆力减退和情绪波动。震颤开始时为手指、舌、眼微小震颤，进一步可发展成意向性粗大震颤，也可伴有头部震颤和运动失调，后期可出现幻觉和痴呆。口腔炎为黏膜糜烂、牙龈肿胀、牙齿松动，有时可见汞线。

4. 诊断 按照我国现行《职业性汞中毒诊断标准》（GBZ89 - 2007）进行诊断，可分为以下几种类型。

（1）观察对象 长期接触汞后，尿汞含量增高，无慢性汞中毒临床表现者。

（2）急性汞中毒 ①轻度中毒：短期内接触大量汞蒸汽，尿汞含量增高，出现发热、头晕头痛、震颤等全身症状，并具有口腔牙龈炎和（或）胃肠炎或急性支气管炎之一者。②中度中毒：在轻度中毒基础上，具有间质性肺炎或明显蛋白尿其中一项者。③重度中毒：在中度中毒基础上，具有急性肾衰竭、急性中毒或重度中毒性脑病其中一项者。

（3）慢性汞中毒

1）轻度中毒 长期密切接触汞后，具有下列任何三项者：①神经衰弱综合征；②口腔牙龈炎；③手指震颤，可伴有舌、眼睑震颤；④近端肾小管功能障碍，如尿低分子蛋白含量增高；⑤尿汞增高。

2）中度中毒 在轻度中毒基础上，具有下列一项者：①性格情绪改变；②上肢粗大震颤；③明显肾损害。

3）重度中毒 慢性中毒性脑病。

5. 处理 若发生急性中毒应迅速脱离现场，脱去污染的衣服，静卧保暖，进行驱汞及对症治疗。口服汞盐的患者不应洗胃，应尽快灌服蛋清、牛奶或豆浆，以使汞与蛋白质结合，保护被腐蚀的胃壁。驱汞治疗主要应用巯基络合剂，首选药物为二巯基丙磺酸钠和二巯基丁二酸钠。汞吸收和轻度中毒者不必调离原工作岗位，中、重度中毒应调离原工作岗位。

6. 预防

（1）改革生产工艺，减少汞接触 ①用无毒原料代替汞：如氯碱工业电解食盐生产氯气、用隔膜电极代替汞电极、温度计中的汞用乙醇代替。②改革生产设备：实现生产过程的自动化、密闭化。③降低车间汞蒸气浓度：加强通风换气，降低车间内温度（15～16℃）；车间地面、墙壁、天花板、操作台宜用不吸附汞的光滑材料，使操作台与地面应有一定倾斜度，便于清扫与冲洗，低处应有储水的汞吸收槽。

（2）定期进行健康检查，建立健康监护档案 ①汞作业工人上岗前检查，发现职业禁忌证（严重的肝肾疾病、精神疾病、慢性胃肠疾病、严重口腔炎为汞作业禁忌证）。②汞作业工人每年至少体检一次，及时发现早期损害。

（3）加强汞作业工人的健康教育 注重个人防护，严格执行操作制度，汞作业工人应穿工作服、戴工作帽、戴碘处理过的防毒口罩。严禁在车间内进食、饮水和吸烟，工作服定期清洗更换，不许带出车间，下班后漱口、洗手和淋浴。

三、苯中毒

苯属芳香烃类化合物，有特殊芳香气味。无色油状液体，沸点80.1℃，极易挥发，蒸气比重2.77，易燃，微溶于水，易与乙醇、氯仿等有机溶剂互溶。

（一）接触机会

苯广泛用于工农业生产，如作为有机化学合成中的基本原料生产香料、染料、药物、合成纤维、塑料、合成橡胶等；作为溶剂、稀释剂及萃取剂，用于制药、树脂、粘胶、油墨、制鞋、喷漆等行业，还有如煤焦油分馏、石油裂解和乙炔合成苯等工业。

（二）毒理

苯在生产环境中以蒸气状态存在，主要经呼吸道进入人体，皮肤仅能吸收少量。进入人体的苯，约有50%以原形由呼吸道排出；10%以原形储存于体内的脂肪、骨髓或脑组织内；40%左右在肝脏及骨髓内氧化成环氧化苯，转化成酚、苯二酚及醌类等。尿酚的含量可反映近期苯的接触情况。苯中毒的发病机制迄今尚未清楚。一般认为，苯的骨髓毒性主要由多种代谢物联合作用所致，可诱发骨髓细胞突变或染色体的损伤，最终导致白血病。

（三）临床表现

1. 急性中毒 见于短时间内吸入大量高浓度的苯。主要表现为中枢神经系统麻痹作用，轻者出现黏膜刺激症状，并伴有头痛、头晕及恶心、呕吐等现象，呈现酒醉状态，严重时发生昏迷、抽搐、血压下降、呼吸和循环衰竭；实验室检查尿酚与血苯值升高。轻度中毒：白细胞计数一般正常或有轻度增高，数日即可恢复正常。重度中毒：急性期粒细胞可增高，以后可降低，血小板亦有下降趋势，经治疗可逐渐恢复。

2. 慢性中毒 主要损害造血系统，最早和最常见的改变是白细胞数（主要是中性粒细胞）持续性减少。中性粒细胞胞浆内中毒颗粒明显增多，碱性磷酸酶活性增高。此外血小板亦出现降低，皮下及黏膜有出血倾向，出血倾向与血小板数减少往往不平行。慢性重度中毒的患者可出现全血细胞减少，引起再生障碍性贫血，少数人可发生白血病。苯是国际癌症研究中心已经确认的人类致癌物。

3. 其他 长期直接接触苯，皮肤可因脱脂而变干燥或出现过敏性湿疹。苯还可损伤生殖系统，女工经期延长、经量增多，流产和畸胎发生率增高。

（四）诊断

急性苯中毒具有短期内吸入大量高浓度苯蒸气的接触史，有意识障碍表现，在排除其他疾病后可做出诊断。慢性苯中毒根据长期密切接触苯的职业史，结合作业环境空气苯浓度监测和临床表现，进行综合分析诊断，我国《职业性苯中毒诊断标准》（GBZ68-2022）对职业性苯中毒的分级要点如下。

1. 急性苯中毒 分为轻度和重度中毒两级。①轻度中毒：短期内吸入大量苯蒸气后出现头晕、头痛、恶心、呕吐、黏膜刺激症状，伴有轻度意识障碍（见GBZ76）。②重度中毒：短期内吸入大量苯蒸气后出现下列临床表现之一者。a）中、重度意识障碍（见GBZ76）。b）呼吸循环衰竭；c）猝死（见GBZ78）。

2. 慢性苯中毒 分为轻度、中度和重度中毒三级。①轻度中毒。可有头晕、头痛、乏力、失眠、记忆力减退、易感染和（或）出血倾向等。在连续3个月内每2周复查一次血常规，符合下列情况之一者：a）白细胞计数4次及以上低于3.5×10^9/L（见 WS/T405）；b）中性粒细胞计数4次及以上低于1.8×10^9/L（见 WS/T405）；c）血小板计数4次及以上低于80×10^9/L。②中度中毒。多有慢性轻度中毒症状，可伴有反复感染和（或）出血的临床表现，并具备下列条件之一者：a）白细胞计数低于3.5×10^9/L 或中性粒细胞计数低于1.8×10^9/L，伴血小板计数低于80×10^9/L；b）白细胞计数低于2.5×10^9/L 或中性粒细胞计数低于1.3×10^9/L；c）血小板计数低于60×10^9/L。③重度中毒。出现下列情况之一者：全血细胞减少症；再生障碍性贫血；骨髓增生异常综合征。

（五）防治原则

1. 治疗 急性中毒患者应立即移至空气新鲜处，脱去污染的衣服，用肥皂水清洗被污染的皮肤，注意保温和卧床休息。急救原则同内科，可静脉注射大剂量维生素 C 和葡萄糖醛酸，忌用肾上腺素。慢性中毒可使用有助于骨髓造血功能恢复的药物，并对症治疗。发生再生障碍性贫血或白血病者，治疗原则同内科。苯中毒一经确诊，即应调离苯作业岗位。

2. 预防

（1）以无毒或低毒的物质取代苯 如在油漆及制鞋工业中，以汽油、二乙醇缩甲醛、环己烷、甲苯、二甲苯等作为稀薄剂或粘胶剂；以乙醇等作为有机溶剂或萃取剂。

（2）生产工艺改革和通风排毒 生产过程密闭化、自动化和程序化；安装有充分效果的局部抽风排毒设备，定期维修，使空气中苯的浓度保持低于国家卫生标准。

（3）卫生保健措施 苯作业现场进行定期职业卫生学调查，监测空气中苯的浓度。作业工人应加强个人防护，如戴防苯口罩或使用送风式面罩。进行周密的就业前体检和定期体检。女工怀孕期及哺乳期必须调离苯作业，以免对胎儿和婴儿产生不良影响。

（4）职业禁忌证 血象指标低于或接近正常值下限者，各种血液病，严重的全身性皮肤病，月经过多或功能性子宫出血。

四、刺激性气体中毒

刺激性气体（irritant gas）是指对眼、呼吸道黏膜和皮肤具有刺激性作用的一类气体。多见于化学工业、冶金、医药等行业。常见的刺激性气体有氯气、氨气、光气、氮氧化物、氟化氢、二氧化硫、三氧化硫、硫酸二甲酯等。刺激性气体以局部损害为主，刺激作用过强时可引起全身反应。其病程主要取决于毒物的浓度、吸收速率和接触时间，病变部位则与毒物的水溶性有关。吸入高浓度的刺激性气体可引起中毒性肺水肿和急性呼吸窘迫综合征、喉头水肿、电击样死亡等。刺激性气体中毒对健康的最大威胁是引起中毒性肺水肿，在临床上一般分为刺激期、潜伏期、肺水肿期和恢复期四期，中毒后应加强观察以防肺水肿的发生。

五、窒息性气体中毒

窒息性气体是指经呼吸道吸入后可使机体产生缺氧而直接引起窒息性的气体。根据作用机制可将其分为两类：一类为单纯窒息性气体，如氮气、氩气、二氧化碳、甲烷、乙烷等；另一类为化学窒息性气体，如一氧化碳、硫化氢、氯化氢等。在职业环境下较常发生的是化学窒息性气体中毒。

窒息性气体中毒的主要特点如下。

（1）任何一种窒息性气体的主要致病环节都是引起机体缺氧。

（2）脑缺氧最为敏感，轻度的脑缺氧表现为注意力不集中，定向能力障碍等，较重的可引起头痛、头晕、耳鸣、呕吐、嗜睡甚至昏迷，进一步可发展为脑水肿。

（3）不同的化学窒息性气体有不同的中毒机制，应针对中毒机制和中毒条件，进行特效解毒治疗。

六、农药中毒

农药中毒是指在接触农药过程中，农药进入机体的量超过了正常人的最大耐受量，使人的正常生理功能受到影响，引起机体生理失调和病理改变，表现出一系列的中毒临床症状。

（一）接触机会

1. 生产时　在生产过程中，由于设备工艺落后，密闭不严，出现跑、冒、滴、漏，或在农药包装时徒手操作、缺乏防护措施，或在运输、储存、销售中发生意外，致农药污染环境或皮肤，经呼吸道吸入或皮肤吸收而中毒。

2. 使用时　农药在使用时，违反安全操作规程和缺乏个人防护，或使用方法不当及滥用，经呼吸道或皮肤黏膜吸收中毒。

3. 生活中　在日常生活中，食用被农药污染的食物，或误用、误食及自服、他杀、投毒等，均可经消化道吸收引起中毒。

（二）临床表现

由于不同农药的中毒作用机制不尽相同，其中毒症状也有所不同。农药毒性的共性表现如下。

1. 局部刺激症状　接触部位皮肤充血、水肿、皮疹、瘙痒、水泡，甚至灼伤、溃疡。

2. 神经系统表现　对神经系统代谢、功能，甚至结构的损伤，引起明显神经症状。

3. 心脏毒性表现　对神经系统的毒性作用多是心脏功能损伤的病理生理基础，有些还对心肌有直接损伤作用。

4. 消化系统症状　多数农药口服可引起化学性胃肠炎，出现恶心、呕吐、腹痛、腹泻等症状。

（三）诊断

1. 详细了解毒物接触史。

2. 分析临床特征，做出初步诊断及毒物判断。

3. 严格体格检查，评定病情危重程度。

4. 结合实验室结果，做出明确诊断。

（四）治疗

必须及早、尽快、及时地采取急救措施。

1. 去除农药污染源，防止毒物继续进入体内

（1）经皮肤吸收引起的中毒者应立即脱去被污染的衣裤，迅速用温水冲洗干净；若眼内溅入农药，立即用生理盐水冲洗 20 次以上，然后滴入 2% 可的松和 0.25% 氯霉素眼药水。

（2）经呼吸道吸入引起中毒者立即将中毒者移至空气新鲜的地方，解开衣领、腰带，保持呼吸道通畅。

（3）经消化道引起中毒者根据中毒毒物种类，应尽早引吐、洗胃、导泻等。

2. 尽早排除已吸收的农药及其代谢物

（1）吸氧　气态农药引起中毒，吸氧后可促进毒物从呼吸道排除。

（2）输液　输入 5% 或 10% 葡萄糖盐水，促进农药及其代谢产物从肾脏排出。

（3）透析　采用结肠、腹膜、肾透析排出毒物。

（4）血液灌流　将患者血液引入含有吸附剂的柱内，借助体外循环，清除血液中毒物。

3. 对有特效解毒剂的毒物中毒，应尽早、足量、合并应用进行救治。

4. 对症支持治疗。及时纠正缺氧，维持水、电解质及酸碱平衡，保护好脏器，预防继发感染，加强营养等。

（五）预防

1. 加强对生产、保管、使用等人员预防农药中毒知识的宣传，提高重点人员的防护意识和防护水平。

2. 严格安全生产管理，不断改善农药生产设备、工艺，严格操作规程，杜绝跑、冒、滴、漏现象和事故发生。

3. 在农药运输中，严格专车（船）装运，专库（柜）保存、专架销售、配药容器及施药器具专用，并明示警告标志，防止污染或误用。

4. 合理使用农药。严格遵守农药施药规程，正确掌握配药或拌种药液用量和浓度，防止超量使用或滥用。

5. 定期对农药生产工人进行体检和健康监护，及时防止农药对接触者的健康危害。

练一练

职业中毒是由于

A. 接触生产中各种化学物引起的中毒　　B. 接触生产性化学物引起的中毒

C. 接触生产性毒物引起的中毒　　D. 接触生产性有害因素引起的中毒

E. 接触化学物的原料引起的中毒

答案解析

第四节　生产性粉尘与尘肺

一、概述 　微课1　微课2　微课3

生产性粉尘是指在生产中形成的，并能够长时间漂浮在空气中的固定微粒，因其空气动力学直径（aerodynamic equivalent diameter，AED）大小不同，到达呼吸道的部位有所差异，AED < 15 μm 的尘粒可进入呼吸道，称为可吸入性粉尘；AED < 5 μm 的尘粒可到达呼吸道深部和肺泡区，称为呼吸性粉尘。生产性粉尘按其性质可分为三类：①无机粉尘，如二氧化硅粉尘、石棉尘、煤尘、水泥尘和玻璃纤维等；②有机粉尘，如棉麻、面粉、烟草、兽毛等尘粒等；③混合性粉尘，即在生产环境中两种或几种粉尘混合存在，在生产环境中最多见。生产性粉尘对机体的危害主要是呼吸系统损害，包括尘肺病、呼吸道炎症、肺炎、肺肉芽肿、肺癌及其他职业性肺部疾病等。

尘肺病是由于职业活动中长期吸入生产性粉尘，并在肺内潴留而引起的以肺组织纤维化为主的全身疾病。它是我国法定职业病之一，是 10 类法定职业病中危害最广、最严重的一种。我国法定职业病中尘肺病共有 13 种，其中危害最严重的是硅沉着病。

二、硅沉着病

硅沉着病又称矽肺，是指由于生产过程中长期吸入含游离二氧化硅较高的粉尘而引起的以肺组织纤维化为主的全身性疾病，国内习惯称之为矽肺。矽肺是尘肺病中最常见、进展最快、危害最严重的一种。

（一）病因

游离二氧化硅（SiO_2）是地壳的主要组成成分，在自然界中分布很广，大约 95% 的矿石中均含有

游离的 SiO_2。接触含有 10% 以上游离二氧化硅的粉尘作业，称为矽尘作业。

（二）接触作业

煤矿、金属或非金属矿、岩石采掘及选矿等作业；石英粉厂、玻璃厂、耐火材料厂的原料破碎、碾磨、筛选、拌料等作业；机械厂的型砂调制、铸件清砂、喷砂、砂轮研磨等作业；水利工程、开山筑路以及开凿隧道；陶瓷厂原料的准备等。

（三）矽肺发病的影响因素

1. 粉尘中游离的 SiO_2 含量和结晶类型　粉尘中游离的 SiO_2 含量越高，发病时间越短，病情越严。不同石英变体的所致肺纤维化能力不同，依次为鳞石英 > 方石英 > 石英 > 柯石英 > 超石英；晶体结构不同，致纤维化能力不同，依次为结晶型 > 隐晶型 > 无定型。

2. 粉尘浓度和接尘时间类型　在接触同样矽尘的情况下，粉尘浓度越高、接尘时间越长、吸入肺内的粉尘量越多，则矽肺发病越快，发病率越高，病情也越严重。

3. 粉尘的分散度　高分散度的粉尘其粒径较小者所占比例大，被机体吸入的机会多，进入呼吸道深部的数量也增多，因而发生矽肺的危险性增大。

4. 粉尘的联合作用　生产中作业者接触的以混合性粉尘多见。有些物质（如氟和砷）可加强游离二氧化硅的致纤维化作用，而另有一些物质（如煤和铁）则可减弱游离二氧化硅的致纤维化作用。因此，在考虑游离二氧化硅的致病作用时，还应考虑其他化学成分的作用。

5. 防护措施　包括防尘的各项组织、技术和卫生保健措施。采取有效的防护措施，可以预防或减少矽肺的发生。

6. 个体因素　如年龄、健康和营养状况、个人卫生习惯等，在矽肺的发生和发展上也有一定影响，呼吸道疾病特别是呼吸道结核病患者，能加速矽肺的发生和加重病情。

矽肺发病一般较慢，多在持续吸入矽尘 5～10 年发病，有的长达 15～20 年。但持续吸入高浓度、高游离 SiO_2 含量的粉尘，在 1～2 年内即可发病，称为速发型矽肺。有的接尘工人虽吸入较高浓度矽尘，但脱离矽尘作业时 X 线胸片未发现明显异常或尚不能诊断为矽肺，脱离矽尘作业若干年后被诊断为矽肺，称为晚发型矽肺。

（四）发病机制

矽肺的发病机制有多种说法，目前多数学者认为：进入肺内的硅尘能被巨噬细胞吞噬，在巨噬细胞内 SiO_2 的硅氧键断裂，形成活性羟基并与巨噬细胞溶酶体膜上的受氢体形成氢键，从而改变细胞膜的通透性，逸出水解酶，导致巨噬细胞自溶；硅氧键的断裂还可促使氧自由基和过氧化氢形成，参与细胞膜的脂质过氧化反应而导致巨噬细胞死亡；巨噬细胞损伤后释放出一系列致纤维化因子，能刺激成纤维细胞增生，合成胶原纤维；硅肺病除激发炎症反应外还伴随有免疫反应，促使多种不同细胞增生，它们在肺纤维化过程中起协同作用。

（五）病理改变

矽肺的病理改变有矽结节、弥漫性间质纤维化、矽性蛋白沉积和进行性大块纤维化，矽结节是矽肺的特征性病理改变。典型的矽结节是多层排列的胶原纤维构成，内含闭塞小血管或小支气管，断面似洋葱头状。结节越成熟，尘细胞或成纤维细胞成分越少，而胶原纤维越粗大密集，并可出现透明性变。矽结节增多、增大并融合，在其间继发纤维化则可形成团块状。

（六）矽肺的临床表现

1. 症状与体征　矽肺患者可在相当长时期内无明显自觉症状，随病情进展或发生并发症时，可有胸闷、气急、胸痛、咳嗽、咳痰等。胸闷、气急程度与病变范围有一定的相关关系。

2. X 线胸片 比较典型的有类圆形、不规则形小阴影及大阴影，是矽肺诊断的重要依据。其他表现如肺纹理、肺门、胸膜等改变对矽肺诊断有重要的参考价值。

（1）类圆形小阴影 类圆形小阴影是典型矽肺最常见和最重要的一种 X 线表现形态，可以看成是硅结节的影像学反映。其形态大小、致密度与粉尘的游离二氧化硅含量有关。其形态呈圆形或近似圆形，边缘整齐或不整齐，直径 <10mm。按直径大小又可约略分为 p（直径 <1.5mm）、q（1.5 ~ 3.0mm）、r（3.0 ~ 10mm）三种类型。早期多分布于双肺中下肺区，随病情进展，数量增多，直径增大、密集度增加，波及双肺上区。

（2）不规则形小阴影 是指粗细、长短、形态不一的致密阴影，宽度小于 10mm。多见于游离二氧化硅含量低和浓度较高或游离二氧化硅含量低的混合型粉尘所致的硅沉着病。按宽度大小又可约略分为 s（<1.5mm）、t（1.5 ~ 3.0mm）、u（3.0 ~ 10mm）三种类型。多见于双肺中、下肺区，随病情进展，数量增多，宽度增大、密集度增加，波及双肺上区。

（3）大阴影 是指其长径超过 20mm、宽径超过 10mm 的阴影。为晚期矽肺的重要 X 线表现。形态为长条形、椭圆形和圆形，多出现在双肺中、上肺区，多对称呈八字形。

（4）其他 胸膜、肺门、肺气肿、肺纹理变化。胸膜粘连增厚，以肋膈角变钝或消失最常见；肺门阴影可扩大，密度增高，边缘模糊不清，甚至有增大的淋巴结阴影；肺气肿为弥漫性、局灶性、边缘性及泡性肺气肿；肺纹理增多、增粗、延伸至肺野外带，甚至扭曲变性、紊乱断裂。晚期可因结节阴影的增多而减少。

（七）矽肺的并发症

矽肺常见的并发症有肺结核、肺及支气管感染、自发性气胸、肺源性心脏病等。一旦出现并发症病情进展加剧，甚至死亡。其中最为常见和危害最大的是肺结核。矽肺如果合并肺结核，病情恶化难以控制，矽肺合并肺结核是患者死亡的最常见原因。因此，积极预防、早期发现、及时治疗并发症，是延缓进展、减少患者死亡的重要措施。

（八）矽肺的诊断

根据可靠的生产性粉尘接触史，以技术质量合格的高千伏 X 射线后前位胸片表现作为主要依据，结合职业卫生学现场调查、尘肺流行病学调查资料和健康监护资料，参考临床表现和实验室检查，排除其他肺部类似疾病后，对照尘肺病诊断标准片，小阴影总体密集度至少达到 1 级，分布范围至少达到 2 个肺区，由职业病执业医师组成诊断组作出矽肺病的诊断和分期。矽肺病一经确诊，无论期别应及时调离矽尘作业。

（九）治疗

对于矽肺病患者，目前尚无根治办法，主要应根据病情需要进行综合治疗（抗肺纤维化、保健康和对症等治疗），积极预防和治疗肺结核及其他并发症，以期减轻症状、延缓病情进展、提高患者寿命、提高患者生活质量。

（十）预防

矽肺是尘肺病的一种，尘肺病发病是一个渐进和积累的过程。目前尚无有效的治疗手段，控制尘肺的关键在于预防。实际工作中，尘肺病的预防应采取综合性措施，具体如下。

1. 法律措施 为防止粉尘危害，保护工人健康，颁布一系列政策、法律、条令，制订49项粉尘接尘限制，并加大执法力度及加强接尘作业的卫生监督和卫生管理，使尘肺防治有关法律与法规得到落实。

2. 技术措施 多年来，我国在防尘工作中结合国情，总结出了非常实用的"革、水、密、风、护、管、教、查"防尘八字方针:"革"是指工艺改革和技术革新;"水"是指湿式作业;"密"是指密闭尘源;"风"是指通风除尘;"护"是指个人防护;"管"是指组织和制度管理;"教"是指宣传教育;"查"是指定期检查评比、总结,定期健康检查。

因此,根据粉尘实际特点,采用"革、水、密、风"等综合措施,做好防尘、降尘工作,是防治尘肺的最根本的预防措施。

(1)改革工艺过程,革新生产设备 是消除粉尘危害的根本途径。如用人造砂代替石英砂作为铸型材料;采用远距离操作、隔离室监控、计算机控制等措施避免粉尘接触;风力运输、负压吸砂减少粉尘外逸。

(2)湿式作业 是一种非常经济实用的技术措施,如用湿式辗磨石英、耐火原料,湿式凿岩,井下爆破后冲洗岩帮,高压注水采煤等。

(3)密闭、抽风、除尘 密闭尘源与局部抽风相结合,防止粉尘外逸,含尘空气在排出之前应先进行除尘处理。

3. 卫生保健措施

(1)接尘工人健康检查 从事粉尘作业工人必须进行就业前、在岗期间、离岗时的健康检查。对上岗的职工,必须进行就业前的体检,及时发现职业禁忌证;对在岗职工定期健康检查,以及时发现尘肺患者、观察病情变化;离岗或转岗职工健康检查,目的是了解离岗时健康状况,为确定晚发型尘肺留存档案资料。

(2)个体防护和个人卫生 在作业现场防、降尘措施难以使粉尘浓度降至国家标准要求的水平时,可佩带防尘用具(防尘安全帽、送风头盔、送风口罩、防尘口罩)作为辅助的防护措施;经常进行体育锻炼,注意营养,对增强个人体质,提高防病能力有重要意义。此外,还应注意个人卫生,勤洗澡、勤换工作服,保持皮肤清洁,养成良好的卫生习惯。

三、煤工尘肺

煤工尘肺是指煤矿工人长期吸入生产环境中粉尘所引起的肺部病变的总称。煤肺是长期吸入煤尘(含5%以下游离二氧化硅)引起的肺组织的纤维化,多见于采煤工、选煤工、煤炭装卸工。矿工的作业调动频繁,真正接触纯煤尘的矿工并不多,大部分接触的是煤矽混合尘。

煤工尘肺发展缓慢,一般不影响寿命,主要控制并发症及合并症。要控制煤工尘肺,关键在预防。我国各地厂矿采用了湿式作业、密闭尘源、通风除尘、设备维护检修等综合性防尘措施,加上个人防护,定期监测空气中粉尘浓度和加强宣传教育,使煤工尘肺的发生率大大减少,发病工龄延长,病变进展延缓。

各厂矿对于新参加粉尘作业的工人要做好就业前体格检查,包括X线片。凡有活动性肺内外结核、各种呼吸道疾患者,都不宜从事粉尘作业工作。

四、硅酸盐肺

硅酸盐肺是在生产环境中因长期吸入硅酸盐粉尘所引起的肺病(石棉肺、滑石尘肺、云母尘肺、水泥尘肺),特点如下。

1. 病理改变主要为弥漫性肺间质纤维化;组织切片中可见含铁小体。
2. X线表现以不规则阴影呈网状扩散为主。
3. 自觉症状和体征一般较为明显。
4. 气管炎、肺感染、胸膜炎等并发症较多见。

在各种硅酸盐肺中，石棉肺是最常见、危害最严重的一种。

第五节 物理因素职业病

一、概述

随着工农业生产的发展，机械化生产设备的使用越来越多，物理因素对人体健康的影响越来越突出。职业性物理性有害因素主要包括：①异常气象条件：高温、高湿、强热辐射等；②异常气压：如高原作业、宇航员、高空飞行等会接触到低气压，潜水作业会接触到高气压；③噪声和振动（包括全身振动和局部振动）；④电磁辐射：包括非电离辐射（如紫外线、可见光、红外线、激光和射频辐射）和电离辐射（如γ射线、中子流）等。物理性有害因素的强度、剂量或作用于人体的时间超出一定范围时，就会对机体产生危害。这些物理因素一般多为自然存在的因素，因此对他们的预防措施不是消除或替代，而应是采取措施将其控制在一定范围。

二、高温

高温作业（work in hot environment）是指作业场所存在生产性热源，其散热量 $>23w/(m^3 \cdot h)$ 或 $84kJ/(m^3 \cdot h)$ 的车间；或当室外实际出现本地区夏季通风室外计算温度时，工作场所的气温高于室外 $2℃$，或 $2℃$ 以上的作业。

（一）高温作业的类型

根据生产环境中气象条件的特点，高温作业可分为三种类型。

1. 高温、强热辐射作业 如冶金工业的炼焦、炼铁、轧钢等车间；机械铸造工业的铸造、锻造、热处理等车间；陶瓷、玻璃、搪瓷、砖瓦等工业的炉窑车间；火力发电厂和轮船的锅炉间等。其气象条件是气温高、热辐射强度大，而相对湿度较低，形成干热环境。

2. 高湿作业 如造纸、印染、纺织工业中的蒸煮作业及深井煤矿作业。其气象条件特点是高气温、高气湿，而热辐射强度不大，主要是由于生产过程中产生大量水蒸气或生产上要求车间内保持较高的相对湿度所致。

3. 夏季露天作业 如夏季露天的建筑、搬运、采矿以及各种农田劳动等。

（二）中暑及其临床表现

中暑是指在高温环境下，机体因热平衡和（或）水盐代谢紊乱所致以中枢神经系统和（或）心血管系统障碍为主要表现的急性热致疾病。环境温度过高、湿度过大、风速小、劳动强度过大、劳动时间过长是中暑的主要致病因素。根据发病机制，中暑可分为三种类型。

1. 热射病 在热环境下，由于人体散热途径受阻，体温调节机制紊乱，体内产生热蓄积所致。发病突然，体温可达 $40℃$ 以上。发病早期大量出汗，继之"无汗"，可伴有皮肤干热及不同程度的意识障碍等。抢救不及时者，可死于循环、呼吸衰竭。

2. 热痉挛 在热环境下，由于人体大量出汗，体内钠、钾等过量流失，水盐平衡失调所致。主要表现为明显的四肢、腹部肌肉痉挛，伴有收缩疼痛，尤以腓肠肌最明显。患者体温正常，神志清醒。

3. 热衰竭 人体在高温、高湿环境下，由于皮肤血流量增加，但未伴有内脏血管收缩或血容量的相应增加，导致脑部供血不足所致。起病迅速，体温可稍高，伴有头痛、头晕、恶心、呕吐、多汗、皮肤湿冷，面色苍白，血压下降，脉搏细微，继而晕厥。

以上三种类型的中暑。以热射病最为严重，即使治疗及时，病死率可高达 $20\% \sim 40\%$。在临床上，三种类型中暑往往难以截然区分，且多以混合形式出现。

（三）中暑的诊断

根据我国《职业性中暑诊断标准》（GBZ41－2002），依据高温作业人员的职业史及体温升高、肌肉痉挛或晕厥等主要临床表现，排除其他类似的疾病进行。

1. 中暑先兆　在高温作业场所劳动一定时间后，出现大量出汗、口渴、头晕、耳鸣、胸闷、心悸、恶心、全身疲乏、四肢无力、注意力不集中等症状。体温正常或略有升高。

2. 轻症中暑　除上述中暑先兆的症状外，尚有下列综合征之一而被迫停止劳动者，列为轻症中暑：体温超过38.5℃，有面色潮红、皮肤灼热等现象，有大量出汗、脉搏快速等呼吸衰竭、循环衰竭的早期症状。

3. 重症中暑　除上述症状外，不能继续劳动，在工作中出现昏迷或痉挛，皮肤干燥无汗，体温在40℃以上。可分为热射病、热痉挛、热衰竭三型，也可出现混合型。

（四）中暑的治疗

1. 中暑先兆与轻症中暑　患者应立即脱离高温现场，到阴凉通风处休息，给予清凉含盐饮料，并进行对症处理，必要时静脉滴注葡萄糖生理盐水。

2. 重症中暑　必须紧急抢救，主要是纠正水、电解质紊乱，防止休克和脑水肿及肺水肿。主要的抢救措施如下：①物理降温，如冷水浴、冰浴、放置冰袋、酒精擦身、加强通风等；②药物降温、应与物理降温同时进行，如静脉滴注氯丙嗪，静脉滴注过程中，注意观察血压变化，肛温降至38℃时即停止给药；③纠正电解质紊乱，根据其损失情况酌量补充水、盐，输液不可过快，以免发生心衰及肺水肿和脑水肿；④维持良好的呼吸循环，给氧并注意保持呼吸道通畅，对脉搏细弱者立即注射中枢兴奋剂，同时给予升压药以防休克。

（五）防暑降温措施

1. 技术措施

（1）改革工艺流程　合理地设计工艺流程，改进设备和操作方法，提高机械化、自动化水平，减少接触高温作业是防暑降温的根本。

（2）合理布置热源　将热源尽可能地设置在车间外，利用热压为主的自然通风车间，热源布置在天窗下面；采用穿堂风为主的自然通风车间，热源应尽量布置在夏季主导风向的下风侧，工人操作岗位的设置便于采取降温措施。

（3）隔热　是降低热辐射的有效方法。可用石棉、硅藻土、玻璃纤维等导热系数小的阻燃材料包裹，减少对流和热辐射散发的热量；利用水或导水屏挡、石棉屏挡进行隔热，降低热辐射强度。

（4）通风降温　利用侧窗与天窗、热源上方安装气罩等加强自然通风，并辅以机械通风，也可在密闭基础上安装空调设备进行通风降温。

2. 保健措施

（1）供应含盐饮料和补充营养　含盐饮料是高温作业工人补充水分和盐的最佳方法，饮料含盐量以0.15%～0.2%为宜，饮水应少量多次。高温作业者注意适当增加热能、蛋白质、水溶性维生素的摄入。

（2）个人防护措施　穿耐热、导热系数小而透气性能好的工作服，并按照作业需要供给防护帽、防护眼镜、面罩、手套等个人防护用品。

（3）加强医疗预防工作　上岗前与入暑前体检，凡有心血管疾病、持久高血压、溃疡病、活动性肺结核、肝肾疾病、甲亢等病人，均不宜从事高温作业。

3. 组织措施 依法开展防暑降温工作。调整夏季高温作业劳动和休息制度，休息室设置在远离热源处，保证高温作业工人夏季有充分的睡眠和休息。

三、噪声

凡是使人感到厌烦的或不需要的声音称为噪声。噪声会影响人的情绪和健康，干扰正常的工作、学习和生活。衡量声音的大小以声压级来表示，单位为分贝（decibel，dB）。把声压级和频率统一起来表示声音响度的主观量称为A声级，用dB（A）表示，它是表示噪声大小的单位。A声级可以用声级计直接测出。人耳刚能听到声音的声级是0~10dB（A），轻声说话的声级约为40dB（A），平时说话的声级则为60~70dB（A）。

（一）生产性噪声的来源与职业接触

噪声普遍存在于生产环境中，按其来源可分为以下几类。

1. 机械性噪声 由机床、纺织机、电锯等机械的撞击、摩擦、转动产生的声音。

2. 流体动力性噪声 由通风机、喷射机、锅炉排气放水、空气压缩机、汽笛等气体压力或者体积的突然变化或流体流动产生的声音。

3. 电磁性噪声 由发电机、变压器等电机中交变力相互作用产生，如变压器的嗡嗡声。

根据噪声随时间分布的特点，可以分为连续性噪声和脉冲噪声。声压波动小于3dB的连续性噪声又称为稳态噪声，按照稳态噪声的频率大小，又可分为低频（300Hz以下）、中频（300~800Hz）和高频（800Hz以上）噪声。

接触噪声的作业主要有矿山、筑路爆破，轧钢、铆接，织布、纺纱，建筑行业的打桩、搅拌，交通运输业内燃机、发动机的运转等。

（二）噪声对健康的损害

长期接触强烈的噪声，不仅对听觉系统造成损害，也可对其他系统产生不良影响。

1. 听觉系统损害

（1）暂时性听阈位移 是指人或动物接触噪声后引起听阈变化，脱离噪声环境后经过一段时间听力可恢复到原来水平。根据变化程度不同分为听觉适应和听觉疲劳。①听觉适应：指短时间暴露在强烈噪声环境中，感觉声音刺耳、不适，停止接触后，听觉器官敏感性下降，脱离接触后对外界的声音有"小"或"远"的感觉，听力检查听阈可提高10~15dB（A），离开噪声环境1分钟之内可以恢复。②听觉疲劳：指较长时间停留在强烈噪声环境中，引起听力明显下降，离开噪声环境后，听阈提高超过15~30dB（A），需要数小时甚至数十小时听力才能恢复。

（2）永久性听阈位移 是指噪声引起的不能恢复到正常水平的听阈升高。根据损伤的程度，永久性听阈位移又分为听力损伤及噪声性耳聋。①听力损伤：听力曲线在3000~6000Hz出现"V"型下陷。此时患者主观无耳聋感觉，交谈和社交活动能够正常进行。②噪声性耳聋：是人们在工作过程中，由于长期接触噪声而发生的一种进行性的感音性听觉损伤。随着损伤程度加重，高频听力下降明显，同时语言频率（500~2000Hz）的听力也受到影响，语言交谈能力出现障碍。③爆震性耳聋：在某些生产条件下，如进行爆破，由于防护不当或缺乏必要的防护设备，可因强烈爆炸所产生的振动波造成急性听觉系统的严重外伤，引起听力丧失，称为爆震性耳聋。

2. 听觉外系统的损害

（1）神经系统损害 噪声长期作用在大脑皮层形成牢固的兴奋灶，造成大脑皮层兴奋与抑制失衡、交感神经兴奋，出现类神经征以及情绪不稳、烦躁、易激怒等表现。

（2）心血管系统损害 由于噪声作用，使自主神经调节功能发生变化而引起，如心动过缓或过速、血压不稳或升高、心电图 ST 段及 T 波异常。

（3）消化系统损害　可出现胃肠功能紊乱、胃液分泌减少，引起消化不良。

（4）生殖系统损害　月经不调，对生殖功能及胚胎发育也可产生不良影响。此外，在噪声干扰下，人们感到烦躁、注意力不集中，影响工作效率，降低工作质量。

（三）噪声性耳聋的诊断和治疗

按照我国《职业性噪声聋诊断标准》（GBZ49－2014）进行诊断。根据连续 3 年以上职业性噪声作业史，出现渐进性听力下降、耳鸣等症状，纯音测听为感音神经性聋，结合职业健康监护资料和现场职业卫生学调查，进行综合分析，排除其他原因所致听觉损害，方可诊断。噪声性耳聋目前还缺乏有效的治疗方法。可试用药物以扩张血管，改善循环代谢，增加营养，高压氧及中药丹参可能有一定疗效。

（四）噪声损害的防治措施

1. 制订与执行噪声卫生标准　完全消除生产性噪声，既不经济也不合理。因此，制订合理的卫生标准，将噪声控制在一定范围内，是防止噪声危害的重要措施之一。我国规定，作业场所噪声不得超过 85dB（A），根据等能量原则，如果接触时间减少一半，标准容许放宽 3dB（A）；无论接触噪声时间多短，其强度均不应超过 115dB（A）。

2. 进行噪声治理　①合理布局，如将高噪声与低噪声车间分开；②改革生产工艺，如焊接代替铆接、压铸代替锻造、无梭织机等无声或低声设备代替高噪声设备；③控制噪声的传播与放射，如采用多孔材料悬挂或覆盖内墙以吸声，在风道、排气管上安放装置以消声，用隔音材料封闭声源等措施。

3. 卫生保健措施　①加强个人防护，如坚持佩戴耳塞、耳罩、耳帽是有效的辅助措施；②合理的劳动组织，如合理安排劳动与休息，执行工间休息制，休息时脱离噪声环境，减少接触，促进听力疲劳的恢复；③健康监护，如定期体检，监测听力。患神经功能障碍、重症贫血、青光眼、高血压、心脑血管疾病者，不宜从事高噪声作业。

四、振动

振动是指弹性物体受外力作用后，围绕平衡位置呈周期性的往复振荡或旋转的运动。生产性振动是指由振动性工具和设备引起的振动。

（一）振动分类

根据振动作用于人体的部位和传导方式分为局部振动和全身振动。

1. 局部振动　是指手部接触振动工具、机械或加工部件，振动通过手臂传导至全身。局部振动病是指长期使用振动工具，接触手传振动引起的以末梢循环障碍为主的疾病。如我国法定职业病中的发作性白指病。

2. 全身振动　是指工作地点或座椅振动，由人体足部或臀部接触振动，通过下肢或躯干传导至全身。全身振动会造成人体疲劳、嗜睡、头晕、焦虑、肌肉酸痛、虚弱等，注意力不集中，工作效率降低，血压升高，胃酸分泌和胃肠蠕动呈现抑制。X 线检查见胸椎和腰椎早期退行性改变，椎间盘脱出症的发病率高。

（二）振动的防护

1. 改革生产工艺、设备和方法。采用自动化操作装置，设置防振地基和减振装置，装设隔振材料等，消除或减轻振动源的振动。

2. 限制作业时间、制定合理的工间休息制度和轮班作业制度。

3. 加强个人防护，如发放隔振、防寒手套，防寒工作服，防音耳罩。

4. 严格执行我国公布的局部振动卫生标准。如达不到标准要求，可按振动强度大小相应缩短工作时间。

五、电离辐射和非电离辐射

电磁辐射（electromagnetic radiation）是指电磁波通过空间或媒质传递能量的一种物理现象。又称电子烟雾，是由空间共同移送的电能量和磁能量所组成，而该能量是由电荷移动所产生，如正在发射讯号的射频天线所发出的移动电荷，便会产生电磁能量。电磁辐射包括电离辐射和非电离辐射。

（一）电离辐射

凡能引起物质电离的电磁辐射称为电离辐射（ionizing radiation）。电离辐射种类很多，高速带电粒子有 α 粒子、β 粒子、质子，不带电粒子有中子以及 X 射线、γ 射线。电离辐射可由人工辐射源产生，也可来自自然界的宇宙射线及地壳中的铀、镭、钍等。

1. 接触作业 ①射线发生器的生产和使用，如 X 射线、γ 射线等医用设备中各种辐射装置的生产与使用；②核工业系统，放射性矿物的开采、冶炼和加工，以及核电站等核反应堆的建设与维护以及核事故抢险等；③放射性核素的生产、加工和使用，如放射性发光涂料、放射性诊断试剂等；④天然放射性核素矿物的开采，如稀土矿、钨矿、铅锌矿等开采与加工。

2. 电离辐射对机体的危害 电离辐射所致的放射性损伤效应可分为随机效应和肯定效应两类。随机效应指放射损伤的发生概率与辐射剂量大小有关，而损伤程度与剂量无关，且损伤效应无剂量阈值，如致癌、致畸效应等。肯定效应指当辐射剂量超过一定阈值时损伤效应发生概率将急剧增高，且损伤程度也随剂量加大而加重，如放射病等。

3. 电离辐射防护 电离辐射防护的目标是防止辐射对机体危害的肯定效应，尽可能降低随机效应的发生率，将照射量控制在可接受的安全水平。①外照射防护：辐射外照射的特点是脱离或远离辐射源，辐射作用即停止；因此防护措施主要为屏蔽防护、距离防护和时间防护。②内照射防护：辐射内照射是放射性核素经消化道、呼吸道、皮肤以及注射进入机体所产生辐射效应；其防护措施的关键是防止放射性核素进入人体，如应防止放射性核素向空气、水、土壤逸散。在开放性放射工作场所内应禁止一切可能使放射性核素进入机体的行为，如饮水、进食、吸烟等。

（二）非电离辐射

非电离辐射是指量子能量 <12eV，不足以引起生物体电离的电磁辐射。主要包括射频辐射、红外线、紫外线、激光和可见光等。

1. 射频辐射（radio frequency radiation） 又称无线电波，是指频率在 100kHz ~ 300GHz 的电磁辐射，为电磁辐射中能量最小、波长最长的频段，包括高频电磁场和微波。主要接触作业有广播、电视、雷达发射塔、探测、通讯，工业高频感应加热和高频介质加热、医疗射频设备和微波加热设备等。主要的健康损害有类神经征和自主神经功能紊乱；微波可导致眼晶状体点状或小片状混浊、视网膜改变；外周白细胞总数和血小板计数下降；男性精子减少，女性月经异常等生殖内分泌的改变。

2. 红外辐射（infrared radiation） 即红外线，也称热射线。凡是温度 > −273℃ 的物体，都能发射红外线。物体温度越高，产生的红外线波长越短，辐射强度越大。远红外线波长为 3μm ~ 1mm，能被皮肤吸收，产生热的感觉；中波红外线波长为 1400nm ~ 3μm，能被角膜及皮肤吸收；短波红外线波长为 760 ~ 1400nm，被组织吸收后可发生灼伤。接触作业主要有太阳光下露天作业、金属加热、熔融玻璃和强红外线光源（钨灯、氖灯、红外探照灯等）。

3. 紫外辐射（ultraviolet radiation） 根据紫外线生物学效应分为三段：①短波紫外线（波长 200 ~

280nm），具有杀菌和微弱致红斑作用；②中波紫外线（波长为 280 ~ 320nm），具有明显致红斑和抗佝偻病作用及角膜、结膜炎症效应；③长波紫外线（波长 320 ~ 400nm），有色素沉着作用，可产生光毒性和光敏性效应。物体温度超过 1200℃，辐射光谱中可出现紫外线，且随着温度升高，波长变短，强度增大。接触紫外辐射的作业主要有高炉、平炉冶炼（320nm），电焊、气焊、电炉炼钢（＜290nm），以及紫外线消毒等。

4. 激光（light amplification by stimulated emission of radiation，LASER） 激光原意是指物质受激发射的辐射光放大。于 1964 年按照我国著名科学家钱学森建议，国际上将其命名为"激光"。它是一种人工的、特殊类型的非电离辐射。接触作业主要有工业上激光打孔、切割、焊接等；军事上激光雷达、激光通讯、激光制导、激光瞄准等；医学上治疗眼科、皮肤科等多种疾病。

红外线、紫外线和激光对健康的损害主要表现为对皮肤和眼部的损害作用，如可引起皮肤红斑反应、电光性眼炎和职业性白内障等。

第六节 职业性肿瘤

一、概述

职业性肿瘤（occupational tumor）又称职业癌，是指在工作环境中长期接触致癌因素，经过较长的潜伏期而患的某种特定肿瘤。我国目前确定的职业病名单中职业肿瘤有 11 种：①石棉所致肺癌、间皮瘤；②联苯胺所致膀胱癌；③苯所致白血病；④氯甲醚、双氯甲醚所致肺癌；⑤砷及其化合物所致肺癌、皮肤癌；⑥氯乙烯所致肝血管肉瘤；⑦焦炉逸散物所致肺癌；⑧六价铬化合物所致肺癌；⑨毛沸石所致肺癌、胸膜间皮癌；⑩煤焦油、煤焦油沥青、石油沥青所致皮肤癌；⑪β - 萘胺所致膀胱癌。

二、职业性肿瘤的特征

1. 潜伏期 肿瘤的发生通常有一定的时间过程。在首次接触致癌物到肿瘤发生有一个明显的间隔期，称为潜伏期。

2. 阈值问题 对于大多数毒物的毒性作用存在阈值或阈剂量，即超过这个剂量时才可引起健康损害。因此，在预防工作中，以此作为安全接触剂量的依据。

3. 好发部位 职业性肿瘤往往有比较固定的好发部位或范围，多在致癌因素作用最强烈、最经常接触的部位发生。由于皮肤和肺是职业致癌物进入机体的主要途径和直接作用的器官，故职业性肿瘤也多见于皮肤和呼吸系统。

4. 病理类型 职业性肿瘤往往由于致癌物不同而各具一定的病理类型。

三、职业性致癌物分类

致癌物质的确定是一个长期而复杂的过程，目前国际上将职业致癌物分为确认致癌物及生产过程、可疑致癌物和潜在致癌物三类。可疑致癌物是目前流行病学研究的重点。潜在致癌物是指在动物实验中已获得阳性结果，但在人群中尚无资料表明对人有致癌性的物质。而确认致癌物及生产过程是指在流行病学调查中已有明确的证据表明对人有致癌性的致癌物或生产过程。

四、常见的职业性肿瘤

1. 职业性呼吸道肿瘤及其病源 在职业性肿瘤中，呼吸道肿瘤占极高比例。目前已知对人类呼吸道具致癌作用的物质有砷、石棉、铬、氯甲醚类等。

2. 职业性皮肤癌及其病源 职业性皮肤癌是最早发现的职业肿瘤，约占人类皮肤癌的10%。能引起皮肤癌的主要化学物质有煤焦油、沥青、蒽、木馏油、页岩油、杂酚油、石蜡、氯丁二烯、砷化物等，煤焦油类物质所致接触工人的皮肤癌最多见。

3. 职业性膀胱癌及其病源 职业性膀胱癌在职业肿瘤中占有相当地位，在膀胱癌死亡病例中有20%可找出可疑致癌物的接触史。主要的致膀胱癌物质为芳香胺类。

4. 其他职业性肿瘤及其病源 如接触氯乙烯可引起肝血管肉瘤，接触高浓度苯可引起白血病等。

五、职业性肿瘤的预防原则

职业肿瘤由于致病因素比较清楚，因此，可以采取有效的对策来预防，其主要手段如下。

（1）识别、鉴定、严格控制与管理职业性致癌因素。

（2）对接触者作定期医学监护，筛选高危人群，并通过制订法规保证其实施。

（3）生产环境中的致癌性职业因素应定期监测，使其浓度或强度控制在国家职业卫生标准规定以下。

（4）定期体检、早期发现，及时诊断治疗等第二级预防是已证明行之有效的措施，应明确规定为职业性肿瘤因素接触者的预防制度。若查出患有职业性肿瘤，应及时依据肿瘤分型进行综合治疗。

第七节　工作有关疾病

一、概述

工作有关疾病指职业因素并非是所患疾病唯一直接的病因，而只是降低了机体的一般抵抗力，表现为特定职业人群中该病的患病率升高、潜伏的疾病发作或（和）现患疾病的病情加重等疾病的统称。

工作有关疾病的特点如下。

（1）多为多病因的常见疾病，职业性有害因素不是唯一直接的因素。

（2）职业性有害因素促使潜在疾病发病或者病情加重。

（3）控制职业性有害因素，改善作业环境，可减少工作有关疾病的发生，但不可能杜绝。

（4）工作有关疾病不属我国现行的法定职业病范围。

❤ **护爱生命**

职业病是危害劳动者身体健康和生命安全的严重疾病，职业病防治工作是社会主义医疗卫生事业的重要组成部分。随着企业生产经营模式、劳动用工制度的变化，职业卫生工作出现了许多新情况、新问题。我们一定要从维护改革发展稳定的大局出发，把职业病防治工作抓紧抓好。党中央、国务院高度重视职业病防治工作，多次强调要采取治本之策，加大执法力度，严格劳动保护措施，切实加强职业病防治工作。各级卫生行政部门要充分认识做好职业病防治工作的重要性和紧迫性，将职业病防治工作作为一项民生工程列入重要议事日程，精心部署，狠抓落实。要及时向当地政府汇报职业病防治工作，加快制定本地区职业病防治规划，加强与相关部门的沟通协调，积极争取支持。要建立和完善工作机制，全面落实职业病防治责任制和责任追究制，采取有效措施，将法律规定的各项职业病防治措施抓紧、抓实、抓出成效，切实保护劳动者健康权益。

二、常见工作有关疾病

1. 肺部疾病　如慢性支气管炎、肺气肿等。

2. 骨骼及软组织损伤　如腰背疼痛、肩颈疼痛等。

3. 心血管疾病　如接触二氧化硫、一氧化碳等化学物质导致冠心病的发病率和病死率增高。

4. 生殖功能紊乱　如接触铅、汞及二硫化碳可导致早产及流产发生率增高。

5. 消化道疾病　如高温作业可导致消化不良及溃疡病的发生率增高。

❓ 想一想

职业病和工作有关疾病之间有什么区别和联系？

答案解析

目标检测

答案解析

一、名词解释

1. 职业病　　　　　　　　　2. 职业性损害

二、单项选择题

1. 职业性有害因素所致损害主要包括

　　A. 职业性外伤、肿瘤、职业病

　　B. 职业性外伤、职业病、工作有关疾病

　　C. 职业性外伤、劳动能力减退

　　D. 职业病，工作有关疾病

　　E. 工作有关疾病、职业性外伤

2. 下列不属于法定职业病是

　　A. 铅中毒　　　　　　B. 苯中毒　　　　　　C. 矽肺

　　D. 风湿病　　　　　　E. 中暑

3. 下列不属于职业病的特点有

　　A. 病因明确

　　B. 接触人群中有一定数量发病

　　C. 能早诊断，治疗预后较好

　　D. 存在剂量 – 效应关系

　　E. 发病有地区性

4. 慢性铅中毒急性发作的典型症状是

　　A. 腹绞痛　　　　　　B. 垂腕　　　　　　　C. 周围神经炎

　　D. 肌肉震颤　　　　　E. 精神症状

5. 汞进入机体后主要贮存在

　　A. 肝脏　　　　　　　B. 肾脏　　　　　　　C. 脑组织

　　D. 骨骼　　　　　　　E. 脂肪组织

6. 急性苯中毒主要损害

    A. 中枢神经系统   B. 循环系统   C. 血液系统

    D. 泌尿系统   E. 呼吸系统

7. 苯的慢性毒作用主要影响

    A. 心血管系统   B. 消化系统   C. 内分泌系统

    D. 造血系统   E. 中枢神经系统

8. 在工农业生产中常见的化学性窒息性气体有

    A. CO、CO_2 B. 甲烷、氮气   C. 水蒸气、氰化物

    D. 硫化氰、甲烷   E. CO、氰化物、硫化氢

9. 引起矽肺的粉尘主要化学成分是

    A. 游离二氧化硅   B. 硅酸盐类   C. 煤、矽混合尘

    D. 煤尘   E. 矽酸钡

10. 矽肺最常见和最重要的并发症是

    A. 肺结核   B. 肺部感染   C. 肺源性心脏病

    D. 自发性气胸   E. 肺部肿瘤

11. 中暑按发病机制分为

    A. 热射病、热痉挛和热衰竭

    B. 轻症中暑、重症中暑

    C. 热适应、热射病和热衰竭

    D. 热适应、热痉挛和热衰竭

    E. 热辐射、热痉挛和热衰竭

12. 体温仍处于正常状态的中暑病是

    A. 热射病   B. 日射病   C. 热痉挛

    D. 热衰竭   E. 中暑先兆

13. 急性放射病最常见的类型是

    A. 晶状体型   B. 皮肤型   C. 胃肠型

    D. 脑型   E. 骨髓型

（李健爽）

书网融合……

重点回顾   微课1   微课2   微课3   习题

第五章　食物与健康

学习目标

知识目标：

1. 掌握　营养、营养素、合理营养、食源性疾病、食物中毒的概念，人体需要的主要营养素，合理营养的要求，食物中毒的特点和种类。

2. 熟悉　不同生理状态下人群的营养，营养相关疾病，患者营养状况评价方法，食物中毒的防治措施，食品添加剂的种类。

3. 了解　食源性疾病、食品污染及转基因食品的概念。

技能目标：

能熟练完成合理营养、营养相关疾病及食品安全问题的健康教育，患者营养状况评价。

素质目标：

具备良好的沟通交流能力，人文关怀。

导学情景

情景描述：某 2 型糖尿病患者，58 岁，男性，身高 165cm，体重 73kg。某日到社区卫生服务中心就诊，中心护士发现其血糖控制不佳，经询问，该患者自述按时服药，但胃口较好，喜爱吃五花肉，不爱运动。

情景分析：结合该患者的情况，考虑血糖控制不佳的原因与饮食习惯、缺乏运动有一定关系。

讨论：机体的血糖水平与食物有密切的关系，2 型糖尿病患者必须进行饮食管理才能有效控制血糖水平。针对该患者的具体情况，应该如何开展健康教育，指导其进行饮食管理与合理运动？

学前导语：均衡饮食和适量运动十分重要。均衡饮食是指选择多种类和适当分量的食物，以便能提供各种营养素和恰当热量去维持身体组织的生长，增强抵抗力和达致适中的体重。均衡饮食使身体正常运作，有助于抵抗疾病，让人时刻感到精力充沛并维持理想体重。如要达致理想体重，最有效及可持续的方法便是保持健康饮食并进行适量运动。

第一节　营养与健康

一、人体需要的主要营养素

1. 营养　人类要生存，必须依靠食物获取维持生命过程的能量和物质。营养是人体摄取食物，消化、吸收和利用食物中的能量和物质，来满足机体生长发育、新陈代谢、组织修复、体力活动和维持健康的生物学过程。

2. 营养素　指存在食物中，能被人体消化、吸收和利用，维持机体正常生理过程的物质。目前发现的营养素包括蛋白质、脂类、碳水化合物、维生素、矿物质和水等六大类。

二、营养素的生理功能、食物来源及参考摄入量

（一）蛋白质

蛋白质是由氨基酸以肽键连接并具有一定空间结构的大分子。构成人体的氨基酸有 20 余种，其中有 9 种氨基酸是人体不能合成或合成速度不能满足机体需要，称为必需氨基酸，包括苏氨酸、色氨酸、苯丙氨酸、缬氨酸、赖氨酸、蛋氨酸、亮氨酸、异亮氨酸。

1. 生理功能　蛋白质是构成生物体最基本的结构物质和功能物质，是一切生命的物质基础。蛋白质的生理功能包括构成和修复组织，构成如酶蛋白、肌球蛋白、免疫球蛋白等机体内重要的生理活性物质，是机体获取氮的唯一来源，可供给机体能量。

2. 营养价值

（1）优质蛋白质　食物蛋白质的各种必需氨基酸间的相互比例称为必需氨基酸模式。食物蛋白质的必需氨基酸模式与人体蛋白质越接近，其蛋白质吸收利用率越好，营养价值越高，此类食物蛋白质称为优质蛋白质。如动物蛋白质、大豆蛋白质等。

（2）蛋白质互补作用　每种食物蛋白质的必需氨基酸模式是不完全相同的，食物的混合食用可实现必需氨基酸的差异性互补，从而提高食物蛋白质的营养价值，称为蛋白质互补作用。如肉类和大豆蛋白可与米面混合食用。

（3）其他　蛋白质含量最高的食物是大豆，加工为豆制品后可提高大豆蛋白质的消化利用率。全鸡蛋的蛋白质营养价值最高，被称为人体参考蛋白质。

3. 食物来源　动物性食物来源的蛋白质为优质蛋白质，含量和消化利用率高。植物性食物的蛋白质含量和营养价值普遍低于动物性蛋白质，大豆蛋白质除外。

4. 参考摄入量　中国营养学会推荐摄入量（recommended nutrient intake，RNI）中，成人轻体力活动每日蛋白质推荐摄入量为男 75g/d，女 65g/d。按能量计算，我国成人蛋白质摄入量应占总能量的 10%～15%。其中优质蛋白质应不少于总摄入蛋白质的 1/3，婴幼儿、儿童对优质蛋白质需求比例比成年人高。

（二）脂类

1. 生理功能　脂类包括脂肪和类脂。脂类可供给能量，构成人体组织，供给必需脂肪酸，促进脂溶性维生素的吸收，维持体温，保护体内脏器，增加饱腹感，促进食欲等。

必需脂肪酸是指人体不能合成或合成数量不能满足机体需要，必须由食物供给的多不饱和脂肪酸，包括亚油酸和 α-亚麻酸。必需脂肪酸主要来源于植物油和部分动物性食物（如鱼肉、禽肉等）。

2. 食物来源　主要来源为植物油及各类坚果，动物性食物来源包括鱼油、蛋类及其制品、奶类及其制品等。

3. 参考摄入量　成人脂肪的每日摄入量按其能量应占每日总热能的 20%～30%。脂肪酸中饱和脂肪酸：单不饱和脂肪酸：多不饱和脂肪酸的比例以 1:1:1 为宜，必需脂肪酸供能不少于总热能的 3%。

（三）碳水化合物

碳水化合物也被称为糖类，营养学上一般将其分为糖（单糖、双糖、糖醇）、寡糖和多糖。

1. 生理功能　供给能量，是机体最经济最主要的能量来源；单糖中的葡萄糖是心脏和中枢神经系统的唯一供能来源；是构成机体成分的重要物质，如 DNA、RNA 等；能增强肝脏代谢，促进肝脏解毒；发挥重要的节约蛋白质作用和抗生酮作用；提供膳食纤维和生物活性多糖等。

（1）节约蛋白质作用　人体每天的生理活动和体力活动等消耗的能量由三大产能营养素供给。当

膳食中供给充足的碳水化合物时，就有效减少了蛋白质分解提供热能，提高了蛋白质的利用率。

（2）抗生酮作用　当机体碳水化合物摄入不足时，脂肪酸分解为酮体后不能彻底氧化，过多的酮体在体内堆积，影响体液酸碱平衡，达到一定程度时产生酸中毒，即酮症酸中毒。因此，由于疾病等原因不能进食者每天也必须通过其他途径摄入 50~100g 糖类以满足脂肪代谢需要。

膳食纤维指不能被机体吸收，也不产生能量，但具有重要生理功能的一类非淀粉类多糖，如纤维素、半纤维素、果胶、树胶、抗性淀粉等。膳食纤维虽不能被机体利用，但可促进肠道蠕动，促进结肠内细菌发酵，有利于正常消化和排便，控制体重，降低血糖血脂，预防结肠癌等。

生物活性多糖，如香菇多糖、枸杞多糖和海带多糖等，研究发现具有一些生理保健作用，如提高机体免疫功能、抗肿瘤、降血糖、降血脂、抗炎、抗氧化、抗衰老等。

2. 食物来源　淀粉主要来源于粮谷类、薯类、豆类和根茎类食物。膳食纤维广泛存在于各类植物性食物中，动物性食物中几乎不含膳食纤维。动物的肝脏和肌肉中含有少量糖原。

3. 参考摄入量　成人每日碳水化合物摄入量按其能量占总能量的 50%~65%，摄入 25~30g 膳食纤维。减少纯糖类食品的摄入，如糖果、酒、含糖饮料等。

（四）能量

1. 能量单位与能量系数　国际上通用的能量单位是焦耳（J），我国习惯使用卡（cal）或千卡（kcal）表示。目前营养学上常用千焦耳（kJ）或兆焦耳（MJ）作能量单位。其换算方法为：

1 千卡（kcal）＝4.184 千焦耳（kJ）

1 千焦耳（kJ）＝0.239 千卡（kcal）

1 兆焦耳（MJ）＝239 千卡（kcal）

1000 千卡（kcal）＝4.184 兆焦耳（MJ）

每 1g 蛋白质、脂肪、碳水化合物在体内氧化实际可产生利用的能量值称为能量系数（或热能系数），平均分别为 16.7kJ（4.0kcal）、37.6kJ（9.0kcal）、16.7kJ（4.0kcal）。

2. 机体的能量消耗　人体能量的消耗主要用于基础代谢、体力活动以及食物特殊动力作用三个方面。对于婴幼儿、儿童、青少年、孕妇、乳母及恢复期的患者，每日的能量消耗除前三个方面外，还包括生长发育、新组织增加需要能量的消耗。

（1）基础代谢　指为维持机体的基本生命活动，即机体处于适宜温度（18~25℃）下，清晨、安静、空腹、静卧、清醒状态时，维持呼吸、循环、脏器活动和细胞功能时人体所需的基础能量。基础代谢受多种因素影响，包括年龄、性别、营养状况、气候等。把单位时间内人体每平方米体表面积所消耗的基础代谢能量称为基础代谢率（basal metabolic rate，BMR），占成人一天总能量消耗的 60%~70%。

（2）体力活动　体力活动是人体能量消耗的重要部分，占人体总能量消耗的 15%~30%。体力活动能量的消耗与劳动强度、劳动持续时间、劳动熟练程度、肌肉发达程度等因素有关，其中又以劳动强度影响为主。

（3）食物热效应（TEF）　又称食物特殊动力作用，指机体在摄取食物过程中对食物的咀嚼、吞咽、消化、吸收和利用等过程引起能量额外消耗的现象。三大产热营养素的食物热效应耗能不同，碳水化合物耗能为其产能的 5%~6%，脂肪为 4%~5%，蛋白质则为 30%~40%，混合膳食情况下一般则为 10%。

（4）其他　如婴幼儿、青少年生长发育，孕期胎儿发育及孕母自身能量储备，疾病恢复期的组织修复，精神紧张和脑力劳动等。

3. 食物来源与参考摄入量　机体的主要能量来源是食物中的蛋白质、脂肪和碳水化合物三大产能营养素，粮谷类中的碳水化合物是我国居民的主要能量来源。我国轻体力劳动者的每日能量参考摄入量，男性为 2400kcal/d，女性为 2100kcal/d。三大产能营养素的适宜供能比为蛋白质占 10%～15%，脂肪占 20%～30%，碳水化合物占 55%～65%。

（五）矿物质

除碳、氢、氧、氮以外，组成人体的元素统称为矿物质，也称无机盐或灰分。矿物质中，含量大于体重 0.01% 者称常量元素，有钙、磷、钾、钠、镁、氯、硫 7 种。含量小于体重 0.01%，又为人体必需的称必需微量元素，如铁、锌、碘、硒、氟、铜、钼、锰、铬、钴是确认的 10 种必需微量元素。在我国人群中比较容易缺乏的有钙、铁、锌、碘、硒。

1. 钙 是人体含量最多的无机元素，成人体内钙含量可达 1000～1200g，占体重的 1.5%～2%，其中 99% 的钙以难溶性钙盐沉积在骨骼和牙齿中，其余 1% 以游离或结合形式存在于体液中和软组织中称为混溶钙池。

（1）生理功能 是构成骨骼和牙齿的主要成分，维持神经和肌肉的活动，参与凝血过程，调节体内某些酶的活性，维持酸碱平衡、液体渗透压和生物膜通透性等。

（2）食物来源 最好的食物来源是奶和奶制品，其次还包括豆类及其制品、坚果、虾皮、海带、芝麻酱等。许多因素会影响膳食中钙的吸收，如维生素 D、某些氨基酸、乳糖以及适当的钙磷比例均有助于钙的吸收，而植酸、草酸、膳食纤维、脂肪酸等则不利于钙的吸收。

（3）参考摄入量 成人为 800mg/d，青少年为 1000mg/d，孕中晚期孕妇、乳母和老年人为 1000mg/d。

2. 铁 是人体含量最多的必需微量元素，体内有 4～5g。铁在体内有两种存在形式：一种是功能性铁，主要以血红蛋白形式存在，占体内总铁量的 65%；另一种是储存铁，以铁蛋白和含铁血黄素形式存在于肝、脾与骨髓中，占体内总铁量的 25%～30%。

（1）生理功能 参与血管内氧的转运、交换和全身机体组织细胞的呼吸与能量利用过程，参与红细胞的形成和成熟，构成许多酶和免疫活性物质的成分等。

（2）食物来源 膳食中铁的来源有血红蛋白铁（Fe^{2+}）和非血红蛋白铁（Fe^{3+}）两种形式。血红蛋白铁主要存在于动物性食物中，如肝脏、全血、肉类等，其吸收利用率较高，可达到 30%，是机体铁的良好来源。非血红蛋白铁存在于植物性食物中，虽然食物中铁含量高但吸收率受多种膳食因素影响而较低，进入机体后需要转化方能被利用，多低于 10%。鸡蛋、牛奶均是贫铁食物。

（3）参考摄入量 成年男性铁参考摄入量为 12mg/d，女性为 20mg/d，孕中期、孕晚期的孕妇参考摄入量分别为 24mg/d 和 29mg/d。

3. 锌 是人体必需微量元素，成年男性体内含锌量约为 2.5g，成年女性约为 1.5g，锌广泛分布于人体各组织和器官，如肝、肾、肌肉和视网膜等。

（1）生理功能 锌参与许多酶的合成和催化过程，促进生长发育和组织再生与修复，促进味觉发育，促进生殖器官发育和功能维持，维护生物膜的结构和功能，保护皮肤健康等。

（2）食物来源 动物性食物是锌的良好来源，尤其是贝类，还包括肉类、肝脏，其次为坚果类。一般植物性食物的锌含量较低。

（3）参考摄入量 成年男性为 12.5mg/d，女性为 7.5mg/d。

（六）维生素

维生素是维持机体正常生理功能和代谢所必需的一类低分子有机化合物。维生素在体内既不产生能量也不构成机体组织，需要量也较少，但由于人体不能合成或合成量太少而必须由食物提供（维生素 D 除外）。维生素按其溶解性分为脂溶性（维生素 A、D、E、K）和水溶性（B 族维生素和维生素

C）维生素。脂溶性维生素可在体内储存，水溶性维生素则很少储存。

1. 维生素A与胡萝卜素 狭义的维生素A是指视黄醇，广义的维生素A应包括已经形成的维生素A和维生素A原。动物体内具有视黄醇生物活性功能的维生素A包括视黄醇、视黄醛、视黄酸等物质。在植物中不含已形成的维生素A，在黄、绿、红色植物中含有类胡萝卜素，其中一部分可在体内转变成维生素A的类胡萝卜素称为维生素A原，如α-胡萝卜素、β-胡萝卜素、γ-胡萝卜素等。为精确反映维生素A或胡萝卜素的量，用视黄醇当量（retinol equivalent，RE）表示：膳食或食物中视黄醇当量（µgRE）=视黄醇（µg）+0.167×β胡萝卜素（µg）+0.084×其他维生素A原类胡萝卜素（µg）。近年来提出了用视黄醇活性当量（retinol activity equivalent，RAE）代替黄醇当量评估膳食维生素A的活性，1个视黄醇活性当量（µgRAE）=1µg全反式视黄醇=2µg溶于油剂的纯品全反式β胡萝卜素=12µg膳食全反式β胡萝卜素=24µg其他膳食维生素A原类胡萝卜素。

（1）生理功能 维持正常的视觉功能、暗适应能力，维持上皮细胞的正常生长，促进和维持生长发育与生殖功能，增强免疫力等。

（2）缺乏症 维生素A缺乏会使暗适应能力下降，严重时甚至可导致夜盲症；眼结膜干燥角化、角膜软化甚至穿孔、失明；皮肤干燥、毛囊角化过度；儿童生长发育迟缓，容易反复发生呼吸道、消化道感染。摄入过量会引起在机体蓄积而引起中毒。

（3）食物来源 维生素A的良好来源主要是动物肝脏、蛋类、乳类、鱼肝油等。胡萝卜素广泛存在于深色（深绿色、黄色、红色等）蔬菜和水果中，如胡萝卜、南瓜、油麦菜等。

（4）参考摄入量 成年男性为800µg RAE（视黄醇活性当量），女性为700µg RAE，可耐受最高摄入量（UL）为3000µg RAE。

2. 维生素D 是类固醇衍生物，因其具有抗佝偻病的作用，故又被称为"抗佝偻病维生素"。

（1）生理功能 促进钙磷吸收，调节钙磷代谢，促进骨骼和牙齿正常生长、发育。

（2）病理意义 婴幼儿期缺乏可导致佝偻病，成人期缺乏则形成骨软化症和骨质疏松。摄入过量也会引起蓄积中毒。

（3）食物来源 主要存在于动物性食物，如鱼肝油、肝脏、蛋黄等。

（4）参考摄入量 成人为10µg/d，可耐受最高摄入量（UL）为50µg/d。

3. 维生素B$_1$ 又称硫胺素、抗脚气病因子，不耐热。

（1）生理功能 构成脱羧辅酶参与能量代谢，每日需要量随能量摄入量增加而增加；抑制乙酰胆碱酯酶活性，维持神经、消化、肌肉、循环的正常功能等。

（2）病理意义 维生素B$_1$缺乏可引起脚气病，一般可分为神经型（干型和脑型）、心血管型（湿型）和混合型。

（3）食物来源 维生素B$_1$的主要来源有葵花籽仁、花生、大豆粉和瘦猪肉；其次为粗粮、小麦粉等谷类食物；鱼类、蔬菜和水果中含量较少。

（4）参考摄入量 成年男性为1.4mg/d，女性为1.2mg/d。

4. 维生素B$_2$ 又称为核黄素，耐热，但在碱性环境中易失活。

（1）生理功能 构成辅酶参与物质代谢，参与细胞的正常生长，参与色氨酸转变为烟酸、维生素B$_6$转变为磷酸吡哆醛的过程；参与体内的抗氧化防御系统，提高机体对环境应激的适应能力；与肾上腺皮质激素的产生，骨髓中红细胞的生成以及铁的吸收、储存和动员有关等。

（2）病理意义 缺乏表现主要为口腔和生殖道的炎症，如口角炎、唇炎、舌炎、地图舌、口腔溃疡、脂溢性皮炎、阴囊炎、角膜炎等，故又称作"口腔-生殖综合征"。

（3）食物来源 维生素B$_2$的良好来源包括动物内脏、蛋、奶，其次为豆类和新鲜的绿色蔬菜。

（4）参考摄入量　成年男性为 1.4mg/d，女性为 1.2mg/d。

5. 维生素 C　又称为抗坏血酸，具有很强的还原性，遇热、碱性环境中不稳定，在酸性环境中相对稳定。

（1）生理功能　参与体内羟化过程，与骨骼、牙齿、结缔组织、上皮细胞的形成有关；参与体内的氧化还原过程，促进叶酸、铁等的吸收，减少重金属等有毒物质的吸收等。

（2）病理意义　长期缺乏可引起坏血病，表现为疲劳、倦怠，毛细血管脆性增加，牙龈肿胀、出血，伤口愈合缓慢等。

（3）食物来源　主要来源是新鲜的蔬菜和水果。维生素 C 含量高的食物有沙棘、青枣、猕猴桃、草莓、柑橘、甜椒等。

（4）参考摄入量　成人为 100mg/d。

练一练

维生素 B_1 缺乏可引起

A. 黏膜炎症　　　　B. 癞皮病　　　　C. 脚气病

D. 坏血病　　　　E. 夜盲症

答案解析

三、合理营养与平衡膳食 ⓔ 微课

（一）基本概念

合理营养指全面而平衡的营养，包括两个方面：一是能满足机体各种生理、病理状态下对营养素及能量的需要；二是要求摄入的各营养素之间比例适宜。

平衡膳食又称为合理膳食，指通过合理的搭配，膳食所提供的能量及营养素在种类、比例和数量上都能满足机体各种生理状态的需求。因此，合理膳食是合理营养的物质基础，也是达到合理营养的唯一途径。

各种食物含有的营养素不全相同，除母乳能完全满足初生婴儿的全部营养需要外，任何一种食物都不能完全满足机体对各种营养物质的需要，所以必须通过多种食物的均衡搭配以达到合理营养要求，既能避免因营养素缺乏导致的营养不良，也能避免因营养过剩引起的慢性疾病等。

（二）平衡膳食的基本原则

1. 满足机体对能量和各种营养素的种类、含量、比例需求　如能量和营养素的摄入量达到推荐摄入量标准，三大产能营养素的比例适当，必需氨基酸比例恰当，单不饱和脂肪酸、多不饱和脂肪酸与饱和脂肪酸三者之间比例平衡等。在食物搭配时注意品种多样、食物互补。

2. 食物安全无毒　食物本身或加工过后不应含有对人体造成危害的各种有害因素，包括微生物污染、化学添加剂、农药残留、食品添加剂等，应符合我国食品安全标准。

3. 合理的烹调加工，减少营养素的损失　食物在加工与烹调过程中应尽量避免营养素的损失和破坏，并提高消化吸收率。如加热时间不宜过长、谷类加工不宜过于精细、减少煎炸等烹调方式、蔬菜水果应先洗后切等。

4. 遵守合理的膳食制度，保持良好的进餐环境　膳食制度是指规定进餐的次数、时间以及各餐的热量分配。进餐次数一般为三餐制或四餐制，三餐间隔的时间以 4~6 小时为宜。每次进餐时间以 20~30 分钟为宜，食物应充分咀嚼，各餐热量分配的适宜比例为早餐 30%、午餐 40%、晚餐 30%。婴幼儿和儿童的进餐次数、食物比例根据需要有所不同。

5. 食物的感官性状良好 加工过程中注意食物的色、香、味、型等，加工后的食物具有良好的感官性状，以促进食欲。

四、中国居民膳食指南

膳食指南是根据营养科学原则和人体营养需要，结合当地食物生产供应情况及人群生活实践，提出的食物选择和身体活动的指导意见。《中国居民膳食指南（2022）》（以下简称《指南》），在分析我国居民膳食应用问题和挑战以及最新的科学证据的基础上，提炼出了平衡膳食准则，对广大居民具有普遍指导意义。《指南》包含了2岁以上的大众膳食指南和9个针对孕妇、儿童、老年人等特定人群的膳食指南。

根据对居民营养状况的调查，指南提出了8条平衡膳食准则。

准则一：食物多样，合理搭配。核心推荐：①坚持谷类为主的平衡膳食模式；②每天的膳食应包括谷薯类、蔬菜水果、畜禽鱼蛋奶和豆类食物；③平均每天摄入12种以上食物，每周25种以上，合理搭配；④每天摄入谷类食物200~300g，其中包含全谷物和杂豆类50~150g，薯类50~100g。

准则二：吃动平衡，健康体重。核心推荐：①各年龄段人群都应天天进行身体活动，保持健康体重；②食不过量，保持能量平衡；③坚持日常身体活动，每周至少进行5天中等强度身体活动，累计150分钟以上，主动身体活动最好每天6000步；④鼓励适当进行高强度有氧运动，加强抗阻运动，每周2~3天；⑤减少久坐时间，每小时起来动一动。

准则三：多吃蔬果、奶类、全谷、大豆。核心推荐：①蔬菜水果、全谷物和奶制品是平衡膳食的重要组成部分；②餐餐有蔬菜，保证每天摄入不少于300g的新鲜蔬菜，深色蔬菜应占1/2；③天天吃水果，保证每天摄入200~350g的新鲜水果，果汁不能代替鲜果；④吃各种各样的奶制品，摄入量相当于每天300ml以上液态奶；⑤经常吃全谷物、大豆制品，适量吃坚果。

准则四：适量吃鱼、禽、蛋、瘦肉。核心推荐：①鱼、禽、蛋类和瘦肉摄入要适量，平均每天120~200g；②每周最好吃鱼2次或300~500g，蛋类300~350g，畜禽肉300~500g；③少吃深加工肉制品；④鸡蛋营养丰富，吃鸡蛋不弃蛋黄；⑤优先选择鱼，少吃肥肉、烟熏和腌制肉制品。

准则五：少盐少油，控糖限酒。核心推荐：①培养清淡饮食习惯，少吃高盐和油炸食品。成年人每天摄入食盐不超过5g，烹调油25~30g；②控制添加糖的摄入量，每天不超过50g，最好控制在25g以下；③反式脂肪酸每天摄入量不超过2g；④不喝或少喝含糖饮料；⑤儿童青少年、孕妇、乳母以及慢性病患者不应饮酒。成年人如饮酒，一天饮用的酒精量不超过15g。

准则六：规律进餐，足量饮水。核心推荐：①合理安排一日三餐，定时定量，不漏餐，每天吃早餐；②规律进餐、饮食适度，不暴饮暴食、不偏食挑食、不过度节食；③足量饮水，少量多次。在温和气候条件下，低身体活动水平成年男性每天喝水1700ml，成年女性每天喝水1500ml；④推荐喝白水或茶水，少喝或不喝含糖饮料，不用饮料代替白水。

准则七：会烹会选，会看标签。核心推荐：①在生命的各个阶段都应做好健康膳食规划；②认识食物，选择新鲜的、营养素密度高的食物；③学会阅读食品标签，合理选择预包装食品；④学习烹饪、传承传统饮食，享受食物天然美味；⑤在外就餐，不忘适量与平衡。

准则八：公筷分餐，杜绝浪费。核心推荐：①选择新鲜卫生的食物，不食用野生动物；②食物制备生熟分开，熟食二次加热要热透；③讲究卫生，从分餐公筷做起；④珍惜食物，按需备餐，提倡分餐不浪费；⑤做可持续食物系统发展的践行者。

五、中国居民平衡膳食宝塔

为了帮助我国一般人群在日常膳食中实践《指南》的主要内容，《中国居民平衡膳食宝塔（2022）》

（以下简称"膳食宝塔"）根据《中国居民膳食指南(2022)》的准则和核心推荐，把平衡膳食原则转化为各类食物的数量和所占比例的图形化表示。膳食宝塔见图 5 - 1。

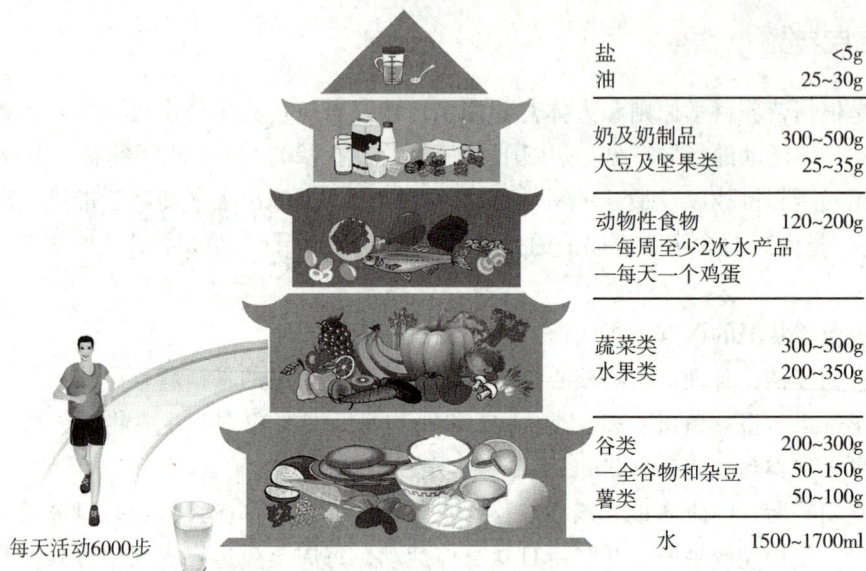

图 5 - 1　《中国居民平衡膳食宝塔（2022）》

（一）中国居民平衡膳食宝塔的结构

中国居民平衡膳食宝塔遵循了平衡膳食的原则，体现了在营养上比较理想的基本食物构成。宝塔共有五层，展示了在 1600 ~ 2400kcal 能量需要量水平下的一段时间内，成年人每人每日应摄入的五类主要食物。宝塔的位置和面积代表了各类食物在膳食中的地位和比重。从下往上最底层为谷薯类，每日摄入谷类 200 ~ 300g，其中全谷物和杂豆应摄入 50 ~ 150g，薯类 50 ~ 100g。第二层为蔬菜水果类，蔬菜每日 300 ~ 500g，水果每日 200 ~ 350g。第三层为鱼、禽、肉、蛋等动物性食物，每日摄入 120 ~ 200g，其中畜禽肉 40 ~ 75g，每周至少 2 次水产品，每天一个鸡蛋。第四层为奶类、大豆和坚果类，奶及奶制品每日 300 ~ 500g，大豆及坚果类 25 ~ 35g。第五层为烹调油和盐，每日烹调油 25 ~ 30g，食盐不超过 5g。同时建议每天至少饮水 1500 ~ 1700ml，饮水和整体膳食（包括食物中的水，汤、粥、奶等）共计 2700 ~ 3000ml。成人每天进行至少相当于快步走 6000 步以上的身体活动，每周最好进行 150 分钟中等强度的运动。

（二）应用平衡膳食宝塔需注意的问题

1. 确定自己的食物需要　膳食宝塔建议的每人每日各类食物摄入量适用于一般健康成人，实际应用时应根据个人的年龄、性别、身高、体重、劳动强度、生理状态等进行调整。如劳动强度大的人能量需要较多，而老年人、体力活动少的人能量需要少，应适当增加或减少食物摄入量。另外，膳食宝塔建议的各类食物摄入量是一个平均值和比例，日常膳食不必每天都严格按照宝塔的推荐量摄入，但要遵循各层各类食物的大体比例，一段时间如一周内平均能达到推荐摄入量即可。

2. 食物多样，同类互换，调配丰富多样的膳食　应用平衡膳食宝塔时，应注意兼顾营养与美味，按照食物多样、同类互换的原则调配出丰富多样的一日三餐。同类互换即以粮换粮、以豆换豆、以肉换鱼或蛋，如大米可与面粉或杂粮互换，大豆可与相当量的豆制品互换，瘦肉可与等量的鸡、鸭、牛、羊、兔肉互换等。注意食物选择上的多样性和深色叶菜、全谷物等。

3. 合理分配三餐食量　我国多数地区居民的膳食习惯是一日三餐。三餐食物量的分配比例及间隔时间，应符合营养学要求，且与作息时间和劳动状况相适宜。

4. 因地制宜、充分利用当地资源 我国各地的饮食习惯及和食物产品各有特色，应该因地制宜、充分利用当地食物资源，可以更好地发挥食物的作用达到营养要求。如牧区奶类资源丰富，可适当增加奶及奶制品的摄入量；沿海地区海产品丰富，可以提高鱼虾等水产品摄入量。同时应根据季节变化，搭配多样化的食物，尽量食用当季食物。

5. 合理烹调，清淡饮食，养成习惯，长期坚持 日常烹调应掌握油和盐的用量，做到清淡饮食。膳食对健康的影响是长期的结果，应用平衡膳食宝塔不应以短时间达到需要为目标，而应自幼形成习惯，认真做好每一餐、每一天平衡膳食并长期坚持，才能充分发挥其对健康的促进作用。

第二节 营养相关疾病

一、肥胖

（一）肥胖的定义和分类

1. 定义 肥胖是指一种由遗传和环境等多因素引起的、由于机体摄入的能量大于消耗的能量，导致多余的能量以脂肪的形式贮存，使机体脂肪总含量增高和（或）局部含量增高及分布异常，对健康造成一定影响的慢性代谢性疾病。

2. 分类 根据肥胖的发生原因不同，可分为遗传性肥胖、继发性肥胖和单纯性肥胖。根据脂肪在身体分布的部位不同，可分为中心型肥胖和外周型肥胖。中心型肥胖又称腹型肥胖或内脏型肥胖，脂肪主要分布在腹部皮下、脏器周围、网膜和系膜以及腹膜后，与外周型肥胖相比具有更高的慢性病患病风险。

（二）肥胖的筛查标准

1. 体脂百分比 指人体脂肪组织重量占体重的百分比，是判断肥胖的直接指标，也是肥胖诊断的"金标准"。WHO 标准规定成年男性体脂含量 >25%，成年女性 >30% 可诊断为肥胖。

2. 体重指数（BMI） 目前评价体重状况最常用的方法之一。BMI = 体重（kg）/［身高（m）］^{2}（kg/m^2）。我国成年人 BMI 标准为：BMI <18.5kg/m^2 为体重过低，18.5~23.9kg/m^2 为体重正常，24.0~27.9kg/m^2 为超重，BMI≥28.0kg/m^2 为肥胖。

3. 身高标准体重法 是 WHO 推荐的传统上常用的衡量成年人肥胖的方法。计算公式为：肥胖度（%）=［实际体重（kg）-身高标准体重（kg）］/身高标准体重（kg）×100%。判断标准为：肥胖度≥10% 为超重，20%~29% 为轻度肥胖，30%~49% 为中度肥胖，≥50% 为重度肥胖。

4. 腰围、腰臀比 是判断中心型肥胖的重要指标。我国判断成年人中心型肥胖的标准为：腰围男性≥90cm，女性≥85cm；腰臀比（WHR）男性≥0.9，女性≥0.8。

5. 皮褶厚度 指肩胛下和上臂肱三头肌腹处皮褶厚度，一般不单独使用，常与身高标准体重结合使用。判断标准为：肥胖度≥20%，两处的皮褶厚度≥80% 百分位数，或其中一处皮褶厚度≥90% 百分位数；肥胖度 <10%，无论两处皮褶厚度如何，均为体重正常。

（三）肥胖的膳食营养因素

1. 能量与脂肪摄入过多，超过机体需要 脂肪中的高饱和脂肪酸摄入过多，更易引起肥胖。膳食纤维则具有减少体内脂肪，预防和治疗肥胖的作用。

2. 不当的饮食行为与肥胖有关 如过度喂养、人工喂养并过早添加固体食物可能与儿童肥胖有关；

肥胖者中的过食现象比较普遍，偏食、挑食易导致脂肪、能量摄入过多；进食时速度较快、咀嚼次数少，导致食物摄入量增加；早餐食用频率低或质量差，而晚餐食用过晚、过于丰盛；高能量、高糖、高脂肪零食摄入过多，含糖饮料摄入过量；在外就餐频率增加等。

3. 身体活动较少 身体活动影响机体代谢率和体内脂肪的分布，若身体活动少，静态活动多，睡眠时间不足（<6 小时），机体摄入的能量不能被消耗，导致肥胖的发生。

（四）肥胖的防控措施

1. 防控策略 分为一般人群的普遍性干预和高危人群的选择性干预。一般人群的普遍性干预即一级预防，监测和控制超重、预防肥胖发展、降低肥胖症患病率。高危人群的选择性干预包括二级预防和三级预防，可通过人群筛查发现高危个体，改变其知识、态度和行为，对已经发生超重和肥胖者要帮助其预防体重的进一步增加、进行科学减重及预防相关疾病等。

2. 饮食原则 ①控制总能量。摄入的能量必须低于机体消耗的能量，要注意循序渐进、逐步降低。②三餐分配遵循平衡膳食原则，保证蛋白质、必需脂肪酸、矿物质、维生素和膳食纤维等营养素的合理摄入量与适宜比例。改变食物的烹调方式，多用蒸、煮、炖等，不宜用煎、炸的方式。③减少高糖、高脂肪食物摄入，严格控制零食、含糖饮料、酒类的摄入。

3. 增加身体活动 坚持规律的、中等强度的有氧运动，减少久坐。采用增加身体活动与限制饮食相结合的方式，减重效果优于单独限制饮食。

4. 加强肥胖者的认知、行为及心理干预。

二、糖尿病

（一）与糖尿病有关的膳食营养因素

1. 能量和营养素

（1）能量摄入过剩导致的超重和肥胖是 2 型糖尿病发生、发展的重要危险因素。

（2）饱和脂肪酸过量和反式脂肪酸是 2 型糖尿病发生的危险因素，单不饱和脂肪酸和多不饱和脂肪酸则可能具有调节血糖的作用。

（3）多数研究认为高蛋白饮食可减少 2 型糖尿病的发病风险。

（4）碳水化合物摄入过多可引起高血糖，而膳食纤维摄入量则与糖尿病患病风险呈负相关。

（5）B 族维生素、维生素 C、维生素 D 被认为与糖代谢、胰岛素分泌等有关，可改善血糖水平。

（6）与糖尿病相关的矿物质主要有铬、锌、硒、镁等。如铬与胰岛素的合成、分泌及在体内的含量密切相关，锌与糖代谢、胰岛素及其水平有关，硒和镁可调节糖代谢等。

（7）水与糖尿病关系密切，适量饮水可预防泌尿系统感染，改善血液循环，减少糖尿病并发症等。

2. 食物的血糖生成指数（GI） 指人体食用一定食物后引起的血糖反应大小，是含 50g 可利用碳水化合物的食物与相当量的葡萄糖在一定时间（一般为 2 小时）体内血糖反应水平的百分比值，通常把葡萄糖的 GI 定为 100。按 GI 的大小，可将食物划分为高 GI 食物（GI>70）、中 GI 食物（GI 为 55～70）、低 GI 食物（GI≤55）。长期进食低 GI 食物为主的膳食，可降低餐后血糖与胰岛素升高的反应，有利于预防糖尿病。

3. 饮食行为 一般认为进食速度与 2 型糖尿病的发病风险呈正相关，进食速度快容易摄入更多食物，导致总能量摄入过多，体重增加而导致超重肥胖，从而使患糖尿病风险升高。

4. 身体活动 缺少身体活动是 2 型糖尿病的独立危险因素。适量的身体活动有利于控制体重，改善空腹血糖受损和糖耐量异常，延缓和阻止糖尿病的发生和发展。

（二）防治建议

（1）能量及营养素　①根据标准体重和活动强度确定每日的能量需要量，超重或肥胖的糖尿病患者应严格限制能量，采用低能量均衡膳食。②碳水化合物：提供能量占总能量的50%～65%，将GI作为选择食物的一个重要指标，提倡选用低GI食物。膳食纤维含量越多的食物GI值越低，如蔬菜、豆类，谷类食物宜选择大麦、荞麦、黑米等，膳食纤维每日摄入25～30g。③蛋白质：肾功能正常的糖尿病患者，蛋白质摄入量可占总能量的15%～20%，优质蛋白质超过1/3，伴有肝肾疾病的糖尿病患者，蛋白质的供给量可根据疾病严重程度适当减少，但需注意优质蛋白质的摄入量。④脂肪：糖尿病患者必须减少饱和脂肪酸和反式脂肪酸摄入，如动物脂肪、人造奶油等。⑤微量营养素：注意B族维生素、维生素C、维生素D、维生素E、铬、锌、硒、镁等摄入，尽量从食物中摄取。

（2）平衡膳食原则及实施　①采用健康膳食模式：改变传统膳食模式，减少总脂肪酸、饱和脂肪酸、精制碳水化合物摄入，增加膳食纤维等。②主食定量，粗细搭配：膳食中应保持每日碳水化合物摄入量的一致性，在主食中加入约1/3的全谷物（燕麦、大麦、荞麦等）、杂豆类（扁豆、芸豆、红豆、绿豆等），可帮助控制血糖。③常吃鱼、禽、奶、豆，适量畜肉：推荐常吃鱼类，每周2～4次，每日蛋类和禽、畜肉类适量，保证奶类和大豆的摄入量，不建议吃肥肉。④多吃蔬菜、水果，种类、颜色多样：餐餐有蔬菜，每日总摄入量500g，深色蔬菜占一半以上，食用适量菌藻类，水果每日250g，以低GI水果为宜（如苹果、梨、柚子、李子、桃等），GI值较高的水果（如荔枝、西瓜、哈密瓜等）每次食用量不宜过多。⑤清淡饮食：改变烹调方法，少油少盐，以蒸、煮、炖、焖、熘、拌等为宜。⑥三餐定时定量，减少在外就餐次数：每日至少三餐，定时定量进餐，可按早、中、晚1:1:1的能量比例进行分配，控制进餐速度，按照蔬菜、肉类、主食的顺序进餐，减少外出就餐。⑦适量饮茶，戒烟限酒：适量饮用淡茶或咖啡，控制含糖饮料，糖尿病患者不推荐饮酒。

（3）适量身体活动　糖尿病患者选择的运动类型应根据个人的身体状况和平时运动习惯，有氧运动和抗阻运动结合的控糖效果更好。建议进行低到中等强度的运动，每周3～7天，累计时间150分钟，宜循序渐进进行。如果合并有并发症，应调整运动强度和时间。运动前应充分准备，不宜进行大运动量的活动，并应注意预防运动性低血糖的发生。

三、心血管疾病

（一）高血压

1. 膳食营养因素

（1）营养素　膳食中钠的摄入量与人群高血压的患病率密切相关；钾的摄入量与血压呈明显负相关，尤其在高盐膳食中更明显，同时钠/钾比值会影响血压；钙也是影响血压的重要因素，长期钙摄入量低会导致高血压风险升高；多不饱和脂肪酸具有调节血压的作用；其他与血压有关的营养素还有叶酸、维生素B_6、辅酶Q_{10}等。

（2）食物　增加蔬菜和水果的摄入量可明显降低高血压的发病率；奶制品摄入量与血压呈负相关；肉类总摄入量、红肉及加工肉类与血压升高有关，禽肉摄入增加也会增加高血压风险，而食用鱼肉则会降低高血压发病风险。

（3）行为和生活方式　吸烟会导致患高血压的风险增加，且随吸烟量的增加而升高，被动吸烟也会增加相应风险；长期大量饮酒会导致血压升高；身体活动可预防高血压的发生，静坐生活方式则会使血压升高。

2. 高血压的防控措施

（1）膳食防治　①限制钠盐摄入量是防治高血压的一项重要措施。《中国居民膳食指南（2022年）》推荐健康成年人每日食盐不超过5g。控制食盐摄入量的措施主要有：减少烹调用盐，可使用定量盐勺；减少味精、酱油、豆瓣酱等调味品用量；控制含钠盐量较高的加工食品，如咸菜、酱菜、火腿、腊肉、香肠等；肾功能良好者可选用含钾的烹调盐。②增加钾的摄入。每日摄入蔬菜300～500g，水果200～350g，深色蔬菜和水果应占1/2。含钾量高的食物有赤豆、扁豆、蚕豆、竹笋、紫菜等。③限制脂肪摄入量。不超过总能量的30%，烹调油用量25～30g。优先选择富含多不饱和脂肪酸的食物如深海鱼、植物油等。④限制含糖饮料和高糖食物。每日添加糖摄入量控制在25～50g/2000kcal以内，不喝或少喝含糖饮料，不吃或少吃高糖食物。

（2）改变不健康的行为和生活方式　①限制饮酒。成年男性每日饮酒的酒精量不超过25g，成年女性不超过15g，儿童和孕妇应避免饮酒。②戒烟。所有人都应戒烟，同时避免被动吸烟。

（3）合理的身体活动，控制体重　宜选择以有氧运动为主的身体活动，如快步走、慢跑、瑜伽、太极拳、八段锦、球类等，建议运动频率为每周3～5天，每日20～30分钟。高血压患者身体活动前应做好充分的准备活动，避免发生意外。通过饮食控制和适量的身体活动，维持正常的体重，超重和肥胖者的体重宜下降5%～10%并维持。

（二）血脂异常

血脂异常在动脉粥样硬化的发生发展及其引起的心血管事件中具有重要的作用，是冠心病和脑卒中的重要危险因素。按临床分类，可分为高胆固醇血症、高甘油三酯血症、混合型高脂血症、低高密度脂蛋白胆固醇血症四类。

1. 膳食营养因素

（1）营养素　①机体的血脂水平与膳食中的总脂肪和饱和脂肪酸密切相关。总脂肪和饱和脂肪酸摄入增加，单不饱和或多不饱和脂肪酸摄入降低，会导致血浆胆固醇升高，反式脂肪酸摄入增加会升高低密度脂蛋白胆固醇而降低高密度脂蛋白胆固醇，增加心血管疾病危险性。膳食中海洋鱼类的摄入量则与心血管疾病的发病率和死亡率呈负相关。②膳食中胆固醇摄入增加，会升高血脂异常的风险，低胆固醇膳食对防治高胆固醇血症具有重要意义。③膳食中碳水化合物供能比与血清甘油三酯呈正相关，与血清高密度脂蛋白胆固醇呈负相关。单糖和双糖的摄入能促进体内脂肪合成，但膳食纤维具有降低血脂水平的作用，可溶性纤维比不溶性纤维作用更强。④矿物质中镁、钙、锌等与血脂水平有关，缺乏相应矿物质时可增加高脂血症的风险。⑤维生素中目前认为与血脂代谢有关的主要是维生素C和维生素E，可调节血脂水平。⑥植物化学物中，多酚类植物化学物如花色苷、黄酮和类黄酮物质等具有降血脂的作用。

（2）食物　①蔬菜和水果的多种成分具有改善血脂的作用，如膳食纤维、维生素C、维生素E等。②全谷类食物富含膳食纤维和矿物质，摄入增加可改善血脂水平。③红肉类因富含饱和脂肪酸和胆固醇，若过量摄入会增加血脂升高的风险，而鱼肉则具有较好的调节血脂的作用。④过多摄入含糖饮料可引起血脂异常和血压升高，对儿童青少年影响尤为突出。

（3）行为和生活方式　过量饮酒能导致机体血脂代谢异常，吸烟会升高血液中甘油三酯、胆固醇和低密度脂蛋白胆固醇的水平而降低高密度脂蛋白胆固醇水平。适当的身体活动能有效改善机体的血脂水平，特别是无氧运动（抗阻运动）与有氧运动结合效果更佳。

2. 防治建议

（1）合理膳食　①减少脂肪摄入。脂肪摄入不超过总能量的20%～30%，反式脂肪酸提供的能量小于总能量的1%，优先选择深海鱼、植物油和坚果等，避免摄入高脂肪食品如肥肉、油炸食物等。

②建议多选择富含膳食纤维和对血糖影响小的碳水化合物，多摄入全谷物，限制含糖饮料和高糖食品的摄入。③多摄入蔬菜、水果、豆类和坚果等食物，建议每周摄入 1~2 次海产品，食物的加工程度尽可能低，尽量避免煎、炸、烤烹调方式。

（2）控制体重，改变不健康行为和生活方式 ①保持理想体重，超重和肥胖者应通过限制能量摄入和增加身体活动进行减重。②限制酒精摄入量，戒烟并避免被动吸烟。③加强身体活动，建议有氧运动与无氧运动相结合，注意根据身体情况进行调整。

（三）冠心病

1. 膳食营养因素

（1）营养素和生物活性物质 ①饱和脂肪酸、反式脂肪酸的过量摄入会升高血清胆固醇水平，从而增加患冠心病的风险，多不饱和脂肪酸则一般认为具有一定的预防作用。②高碳水化合物的摄入可能增加心血管疾病的发病风险，膳食纤维可调节血脂水平而具有积极意义。③血浆同型半胱氨酸水平升高是冠心病的独立危险因素。④食物中的生物活性成分如多酚类、黄酮类等被认为具有抑制动脉粥样硬化发生和发展作用。

（2）食物 全谷类食物对心血管疾病具有保护作用，红肉和加工肉制品均可增加心血管疾病和糖尿病发病风险，奶制品、坚果、蔬菜水果的摄入可降低心血管疾病的发病风险。研究认为经常饮用咖啡和茶能降低心血管疾病风险，而经常饮用含糖饮料则增加冠心病发病风险。

（3）行为和生活方式 吸烟是确认的导致冠心病的重要危险因素，过量饮酒会增加心血管疾病的死亡率，适当的身体活动则可降低冠心病风险。

2. 防治建议

（1）均衡膳食，控制摄入总能量。脂肪总摄入量不超过总能量的 30%，饱和脂肪不超过 10%，反式脂肪酸不超过 1%，食盐不超过 5g/d。

（2）多摄入全谷物和杂豆、蔬菜水果、奶制品，每周 1~2 次鱼类。

（3）控制快餐类食物、加工食品、含糖饮料的摄入。

（4）限制红肉和加工肉类的摄入量。

（5）适当身体活动，建议有氧运动和无氧运动（抗阻运动）相结合，每周进行 150 分钟中等强度的身体活动。

第三节 患者营养

一、患者的营养评定

（一）营养评定的概念

营养评定是指通过人体组成分析、人体测量、生化检查、临床检查、综合营养评定等方法，对患者的营养代谢和机体功能等进行检查和评定，确定营养不良类型及程度。

（二）营养评定的内容

1. 膳食调查分析 根据膳食调查结果，对人群能量及营养素摄入量供能营养素来源及能量分配、蛋白质来源、膳食组成做出综合评价。

2. 体格测量 常用指标有体重、身高、皮褶厚度及上臂围等，其中以体重、身高最为重要。所有测定值与人体相应参考值进行比较，即可做出人体营养状况的评价。

（1）体重　测量时应保持时间、衣着、姿势等一致性，住院患者宜选择晨起空腹、排空大小便后，着内衣裤测量。可计算体重指数 BMI，用于判定蛋白质能量营养不良以及超重肥胖等。

（2）皮褶厚度、上臂围与上臂肌围　通过皮褶厚度可推算体脂总量，包括三头肌皮褶厚度、肩胛下皮褶厚度、髋部与腹部皮褶厚度等。上臂围为上臂中点周径。上臂肌围（cm）＝上臂围（cm）－3.14×三头肌皮褶厚度（cm），可间接反映机体蛋白质状况。

（3）腰围、臀围和腰臀比　腰围是衡量脂肪在腹部蓄积程度的最简单、最实用的指标，测量方法为：被测者空腹，着内衣裤，身体直立，腹部放松，双足分开 30～40cm，找到最低肋骨下缘与髂嵴连线中点，呼气时测量周径，连续测量 3 次取平均值。臀围是在臀部的最大伸展度处水平环绕一周测量，连续测量 3 次取平均值。腰臀比＝腰围（cm）/臀围（cm）。

3. 人体组成分析　对人体的组成进行测量和分析，包括蛋白质含量、脂肪含量、体脂率等。

4. 临床体格检查　通过体格检查，发现受检者因营养失调而产生的临床症状与体征。营养缺乏的发生是一个渐进过程，一般要经过体内营养素储存量减少、组织含量下降及生理功能低下、出现相应的营养缺乏病症状与体征三个阶段，其严重程度与所缺乏营养素的种类、数量和持续时间有关。需要注意的是，营养缺乏病的临床症状与体征常常是非典型性的，检查时应注意进行鉴别。

5. 生化及实验室检查　①血浆蛋白：可反映机体蛋白质营养状况，包括白蛋白、前白蛋白、转铁蛋白、视黄醇结合蛋白等。肿瘤、感染、创伤等疾病患者，长期摄入不足，食物中蛋白质含量不足，肠道疾病导致吸收障碍等均可导致血浆蛋白降低。②氮平衡：评价机体蛋白质状况的指标，一般食物蛋白质的含氮量平均为 16%，排出氮大部分为尿氮，其他还包括粪氮、体表丢失氮、非蛋白氮、体液丢失氮等。③血电解质、微量元素及维生素：不推荐进行常规检测，若经过膳食调查及临床症状显示可能有缺乏者，建议进行针对性检测。④免疫功能及炎性分子：营养不良时，可导致免疫功能下降，免疫细胞数量可出现降低，同时应激状态下免疫细胞可产生细胞因子。研究显示 C 反应蛋白高水平与患者营养不良密切相关，同时是患者不良结局的危险因素。

二、围手术期营养

（一）概述

围手术期营养支持治疗是指围手术期（术前 5～7 天至术后 7～12 天）患者在饮食摄入不足或不能摄入的情况下，通过肠内或肠外途径进行补充，为机体提供全面、充足的营养素，以预防和纠正患者营养不良、增强患者对手术创伤的耐受力、促进早日康复。

（二）手术创伤应激对营养及代谢的影响

1. 术后胰岛素抵抗

（1）概念　手术创伤引起一系列的应激反应，可导致许多代谢改变，都可用胰岛素作用下降来解释，这种现象称为术后胰岛素抵抗，即正常数量的胰岛素不足以产生对脂肪细胞、肌肉细胞和肝细胞的正常胰岛素响应。术后胰岛素抵抗和高血糖现象可对患者术后并发症及预后产生影响，应重视进行预防和治疗。

（2）防治　包括减少及预防发生胰岛素抵抗和及时处理已发生的胰岛素抵抗。如麻醉及术后镇痛中如使用中胸段硬膜外麻醉及止痛，可明显减少儿茶酚胺、皮质醇的释放，减少术后胰岛素抵抗的发生；使用微创技术也可显著减少术后胰岛素抵抗；术前口服含碳水化合物液体，如同正常进餐后刺激胰岛素释放，有利于术后代谢，可减轻术后胰岛素抵抗。

2. 手术应激反应　手术会激活神经内分泌系统及炎性应激反应，器官功能的需求会增加，可能导致术后器官功能障碍。减少术后应激反应的技术包括局麻、微创手术及药物治疗（如皮质激素、β受体阻滞剂或促合成药物等）。

（三）围术期营养支持治疗

1. 营养筛查和评定 术前营养风险筛查可提前发现有营养风险的患者。筛查指标包括 4 项，即 BMI（65 岁以下 < 18.5kg/m²，65 岁及以上 < 20kg/m²）、近期体重改变（近 6 个月体重下降超过 10%）、近期饮食摄入（近 1 周进食量下降超过 50%）、术前血清白蛋白水平（< 30g/L），若任何一项指标出现异常，均表示存在营养风险，需进行更详细的营养评定，根据评定结果决定是否需要进行营养支持及相应治疗方案。

2. 术前营养支持治疗 术前应重视蛋白质的供给量，保证肝脏合成急性期蛋白质、参与免疫功能和伤口愈合等。营养风险低的围术期患者鼓励术前进食高蛋白质食物和含碳水化合物的膳食，有营养风险的患者鼓励口服补充高蛋白或免疫营养配方，若不能口服补充或满足营养需求时，应放置肠内营养管，开始至少 7 天的肠内营养，若口服和肠内营养都达不到需求时，需进行补充性肠外营养。

3. 术后营养支持治疗 术后应早期恢复经口饮食，若判定患者术后可能存在营养风险或胃肠功能不全，可在术中行空肠造口或置管，以有利于实施术后肠内营养。术后早期肠内营养可改善患者的免疫功能，降低发生感染性并发症的可能性，缩短住院时间，减少住院费用。术后营养支持应保证蛋白质摄入足量，除存在肠道功能障碍、肠出血或肠梗阻，大部分患者都应在术后当天通过饮食或口服补充摄入高蛋白质食品。若患者口服营养能超过营养目标量的 50%，应首选口服高蛋白质营养补充剂，若口服营养低于目标量的 50% 则需通过肠内营养进行支持治疗，若仍无法达到 50% 的蛋白质或能量需要量超过 7 天时，则应启动肠外营养。

三、肠内肠外营养

（一）肠内营养

1. 概述 肠内营养（EN）是一种采用口服或管饲等途径经胃肠道提供机体代谢需要的能量及营养素基质的营养治疗。适用于有完全或部分胃肠道功能，但不能正常进食的患者进行营养补充或支持。EN 的途径分为口服营养补充和管饲营养支持治疗，配方组分包括整蛋白配方、短肽或氨基酸型配方。

2. 适应证和禁忌证 ①适应证：包括意识障碍或昏迷，吞咽困难和失去咀嚼能力，消化道损伤、梗阻或手术，消化道瘘和短肠综合征，胰腺炎，炎症性肠病，高分解代谢和慢性消耗性状态，术前准备和纠正及预防手术前后营养不良等。②禁忌证：严重感染、衰竭和休克等，术后消化道麻痹所致肠功能障碍，完全性器质性肠梗阻，活动性消化道出血等。

3. 肠内营养配方 ①匀浆膳：由于细喂养管的内径仅 2 ~ 3mm，故食物应为均质、不黏稠，避免食物中的蛋白质和矿物质互相凝结引起导管阻塞。危重患者的营养支持治疗必须遵循无菌操作以预防胃肠道感染，配方中应包含患者需要的所有常量和微量营养素。②肠内营养制剂：氨基酸配方包含游离氨基酸、单糖和双糖，以及不同剂量的中链甘油三酯（MCT）和（或）必需脂肪酸等，含有所有已被肯定的机体必需营养素，如矿物质、维生素、微量元素、必需脂肪酸等，钠含量通常低。短肽配方由蛋白质水解成的双肽、三肽和一些游离氨基酸作为氮来源，碳水化合物主要由双糖和麦芽糖糊精提供，含有不同剂量的长链脂肪酸和中链脂肪酸以及所有每日推荐剂量的微量营养素。整蛋白配方以大分子整蛋白为主要氮来源，适用于胃肠道具有部分或全部消化吸收功能的患者。选择与应用应主要根据患者的消化吸收能力确定肠内营养配方中营养物质的化学组成形式，其次考虑患者的疾病情况，如糖尿病患者可选择糖尿病专用配方，同时还应根据患者的营养状态及代谢状况确定营养需要量。

4. 途径与方法 ①经口营养补充：最安全、经济、符合生理的 EN 支持方式，作为 EN 的首选，适用于能口服摄食但摄入量不足的患者。②管饲营养：当口服营养补充不能或持续不足时考虑进行管饲营养支持治疗，其优点是能保证营养液的均匀输注，充分利用胃肠道的消化吸收功能。包括鼻饲管和经胃肠道造口置管。鼻饲置管营养临床应用较常见，主要用于短期患者（常短于6周），优点是并发症少，价格低廉，容易放置。鼻饲管经鼻腔插入导管，末端可置于胃、十二指肠或空肠等处。避免鼻腔刺激，经胃肠道造口置管营养还可用于胃肠减压、pH监测、给药等，适用于营养支持治疗时间较长、消化道远端有梗阻而无法置管或不耐受鼻饲管的患者。常见的有胃造口、经皮内镜下胃造口、经皮内镜下空肠造口和外科手术造口置管等。

（二）肠外营养

1. 概述 肠外营养（PN）又称静脉营养，是通过静脉途径提供能量和营养素以满足机体营养需要的治疗方法。可分为全肠外营养、补充性肠外营养和家庭肠外营养。

2. 适应证和禁忌证 ①适应证：用于不能经口或胃肠道摄入的患者、危重症患者、胃肠功能障碍或衰竭患者、营养需求增加或分解代谢增强患者等。②禁忌证：水电解质或酸碱平衡紊乱者，血流动力学不稳定者等。

3. 肠外营养制剂 ①宏量营养素制剂：葡萄糖注射液主要用于供能，一般为 $3 \sim 3.5g/ (kg \cdot d)$。脂肪乳剂提供能量和必需脂肪酸，包括由长链甘油三酯以及由中链甘油三酯与长链甘油三酯混合的中长链脂肪乳剂两大类。复方氨基酸注射液主要作为氮来源用于机体合成蛋白质，包含必需氨基酸和非必需氨基酸。有通用型和疾病专用型氨基酸注射液两大类，临床上可视个体病情选择使用。②微量营养素制剂：维生素制剂中的各种维生素含量多以每日膳食营养素参考摄入量为标准剂量，推荐每日1支，加入PN液内或其他输液中安全应用。电解质和微量元素主要涉及钾、钠、氯、镁、钙、磷和部分微量元素，临床常用的有不同浓度的氯化钾、氯化钠、硫酸镁、葡萄糖酸钙、磷酸盐和复合微量元素制剂等。应根据患者代谢需要和实验室检测结果进行选择和补充。

4. 输注方式和静脉通路 ①输注方式包括全营养混合液和单瓶输注方式。②静脉输注通路选择合适的静脉，可供PN输注的静脉通路包括外周静脉和中心静脉，根据病情、营养液渗透液、输液量和护理条件及技术等合理选择。

？ 想一想

作为未来的医务工作者，应从哪些方面入手，利用食品营养知识保障人们的健康？

答案解析

第四节 食品安全

一、食品污染

（一）概述

食品污染（food contamination）是指食品本身无毒，但被其他有毒有害物质污染后使得食物的食用价值降低的情况，可以发生在食品原材料污染、生产加工过程污染以及运输、储存和销售污染等各个环节。

（二）分类

食品污染按其性质可分为三类。

1. 生物性污染　指微生物、寄生虫和昆虫的污染，包括细菌及其毒素、真菌及其毒素、病毒、寄生虫及其虫卵和昆虫所造成的污染。如动物性食品交叉污染引起的沙门菌食物中毒，家庭自制豆豉引起的肉毒毒素中毒，霉变花生引起的黄曲霉毒素中毒等。

2. 化学性污染　指有毒有害的化学物质污染食品，化学污染物的种类繁多，引起污染的环节也较多，主要包括：①食品原材料中的农药、兽药残留；②动物饲养食料的污染和霉变，如奶制品的黄曲霉毒素污染；③来自生产、生活和环境中的污染物，如有害重金属、多环芳烃化合物、二噁英等；④从工具、容器、包装材料及涂料等溶入食品中的物质，如增塑剂；⑤在加工贮存中食物腐败或变质产生的物质，如酒中有害的醇类、醛类；⑥滥用违禁食品添加剂或过量添加；⑦人为掺假、制假过程中加入的物质等。

3. 物理性污染　主要来源于复杂的多种非化学性的杂物，主要有：①食品生产、储存、运输、加工、销售等各个环节混入食品的杂物、灰尘等；②食品掺假制假，如粮食中掺入的沙石、肉中注入的水等；③放射性核素污染食物，主要来自放射性物质的开采、冶炼、生产、应用及意外事故造成的污染，如日本核电站泄漏引起的水产品污染等。

（三）食品污染的危害

（1）影响食品的感官性状，使食品价值下降。

（2）对人体健康的危害　食品污染可引起人体发生急性、慢性和远期的健康危害，包括：急性食物中毒；各种急性、慢性危害，如传染病和寄生虫病的发生、机体发生慢性疾病；"三致"（致癌、致畸和致突变）作用，如长期食用霉变花生可引起肝癌发病率增高等。

二、食品添加剂

（一）概念与类别

1. 概念　食品添加剂，是指为改善食品品质和色、香、味以及为防腐、保鲜和加工工艺的需要而加入食品中的人工合成或者天然物质，包括营养强化剂。食品用香料、胶基糖果中基础剂物质、食品工业用加工助剂也包括在内。

2. 类别　目前我国食品添加剂有23个类别，2000多个品种，包括酸度调节剂、抗结剂、消泡剂、抗氧化剂、漂白剂、膨松剂、胶基糖果中基础剂物质、着色剂、护色剂、乳化剂、酶制剂、增味剂、面粉处理剂、被膜剂、水分保持剂、防腐剂、稳定剂和凝固剂、甜味剂、增稠剂、食品用香料、食品工业用加工助剂、营养强化剂等。

（二）使用原则

1. 食品添加剂使用时应符合的要求　不应对人体产生任何健康危害；不应掩盖食品腐败变质；不应掩盖食品本身或加工过程中的质量缺陷或以掺杂、掺假、伪造为目的而使用食品添加剂；不应降低食品本身的营养价值；在达到预期效果的前提下尽可能降低在食品中的使用量。

2. 可使用食品添加剂的情形　保持或提高食品本身的营养价值；作为某些特殊膳食用食品的必要配料或成分；提高食品的质量和稳定性，改进其感官特性；便于食品的生产、加工、包装、运输或者贮藏。

3. 食品添加剂质量标准　食品添加剂使用时应当符合相应的质量规格要求。

三、转基因食品

转基因食品指的是利用转基因生物技术获得的转基因生物品系，并以该转基因生物为直接食品或为原料加工生产的食品。凡是通过法律认可的转基因产品，都是经过系统的、规范的食品安全检验验证的，对于人体健康是安全的。国内目录内转基因食品都强制标识，消费者可以自由选择是否消费。

根据转基因食品来源的不同可分为植物性转基因食品、动物性转基因食品和微生物性转基因食品，当前转基因食品以植物性转基因食品为主。

👁 **看一看**

学习《食品安全法》

《食品安全法》是为保证食品安全，保障公众身体健康和生命安全制定，2015年4月24日第十二届全国人民代表大会常务委员会第十四次会议修订通过，自2015年10月1日起施行。现行《中华人民共和国食品安全法》于2021年4月29日第二次修正。共有十章一百五十四条。

第五节　食源性疾病

一、概述

食源性疾病，是指食品中致病因素进入人体引起的感染性、中毒性等疾病，包括食物中毒。一般可分为感染型和中毒型，除食物中毒外，还包括与食品有关的变态反应性疾病，经食品感染的肠道传染病（如痢疾、霍乱等）、人畜共患传染病（如口蹄疫等）、寄生虫病（如旋毛虫病等）以及摄入有毒有害物质所引起的疾病等。食源性疾病是当前世界上最广泛的健康问题之一，其发病率居各类疾病总发病率的前列。

二、细菌性食物中毒

细菌性食物中毒是由于摄入被致病菌和（或）其产生的毒素污染的食品而引起的食物中毒，一般可分为感染型、毒素型和混合型。感染型细菌性食物中毒是由活菌本身引起的，其临床表现以胃肠道症状为主，常伴有发热；而毒素型细菌性食物中毒，不是由活菌而是其产生的毒素引起的，其临床表现与毒素的毒理性质有关；混合型即部分细菌性食物中毒既有活菌侵袭，又兼有毒素作用。发病有明显的季节性，通常夏秋季的发病率较高，但肉毒梭菌外毒素引起的食物中毒常发生在冬春季。

（一）沙门菌属食物中毒

1. 病原学特点　为革兰阴性杆菌，菌型繁多，已知有2000余种血清型。引起食物中毒的主要是鼠伤寒沙门菌、肠炎沙门菌、猪霍乱沙门菌等。最适宜的生长繁殖温度为20~30℃，在自然界存活能力较强，如在污染的水、肉和乳及其制品中可存活数周至数月。沙门菌对热抵抗力不强，在60℃15分钟可被杀死。由于沙门菌属不分解蛋白质，污染食品后不会发生色香味等感官性状的改变而易被忽视。

2. 中毒食品　引起食物中毒的食品主要为畜肉、乳、蛋类及其制品。沙门菌属污染食品的环节主要为生前感染和宰后污染。生前感染是指家畜、家禽在宰杀前已患病或带菌，误服病死动物或加工烹调不当，未能杀死沙门菌，引起食物中毒；宰后污染指食物在加工、烹饪等过程的各个环节被带有沙门菌的粪便、污水、容器和带菌者等污染，常见的有刀具、菜板、储存容器等被污染。

3. 中毒机制　沙门菌引起的食物中毒大多为感染型。大量活菌随食物进入消化道，在肠道内繁殖并经肠系膜淋巴系统进入血液循环，出现菌血症，引起全身感染。同时，沙门菌在体内被破坏后可释放出有致热效应的内毒素，导致体温升高并出现临床症状。

4. 临床特征　潜伏期短，最短 2 小时，一般为 12～24 小时，最长可达 72 小时。主要表现类型有三种，即胃肠炎型、类伤寒型、败血症型。以胃肠炎型为主，前驱症状有寒战、头痛、头晕、恶心、痉挛性腹痛，随之出现发热、呕吐、腹泻、全身酸痛等，大便为黄绿色水样便，少数带有黏液或脓血，每天可达 7～8 次。体温升高可达 38～40℃。病程通常为 3～7 天，预后良好。

(二) 副溶血性弧菌食物中毒

1. 病原学特点　为革兰阴性菌，兼性厌氧菌，嗜盐畏酸，在含盐 2.5%～3% 的培养基或食物中生长良好（若盐浓度低于 0.5% 则不生长）。该菌对酸较敏感，pH 6 以下即不能生长，在普通食醋中 1～3 分钟即可死亡；也不耐热，50℃ 20 分钟、65℃ 5 分钟或 80℃ 1 分钟即可被杀死；对常用消毒剂抵抗力很弱，可被低浓度的酚和煤酚皂溶液杀灭。

2. 中毒食品　主要为含盐量较高的鱼、虾、蟹、贝类等海产品和腌渍食品，以及加工过程中被海产品污染的其他食物。常发生在海产品大量上市的季节，尤其是没有彻底加热的海产品。

3. 中毒机制　为混合型细菌性食物中毒，摄入污染食物数小时后该菌会侵入肠道，引起炎症、渗出和充血，引起急性胃肠道症状，并可产生外毒素即肠毒素和耐热性溶血毒素，导致肠黏膜溃烂，红细胞破碎溶解，与心肌细胞结合使其抵抗力下降，抑制细胞搏动的自发兴奋能力等，引起肠道外损害和相应临床表现。

4. 临床特征　潜伏期为 2～24 小时，一般 10 小时左右发病。畏寒发热，体温一般为 37.7～39℃。主要表现为胃肠道症状，以上腹部阵发性绞痛为主要特征，伴有恶心、呕吐、腹泻。大便呈水样、洗肉水样、脓血或黏液便，部分患者有里急后重。病程为 3～4 天，一般预后良好。重症患者可出现脱水，血压下降造成休克，少数患者可出现意识不清、痉挛、面色苍白或发绀等现象，抢救不及时可导致死亡。

(三) 葡萄球菌属食物中毒

1. 病原学特点　为革兰阳性球菌，需氧或兼性厌氧，28～38℃均能生长，致病菌最适温度为 37℃，pH 7.4，能产生肠毒素，有 A、B、C、D、E 等多个血清型。肠毒素耐热，经 100℃煮沸 30 分钟不被破坏，也不受胰蛋白酶的影响，其中以 A 型肠毒素引起食物中毒最为常见。

2. 中毒食品　很多食品都可引起，如肉制品、奶及其制品、鱼虾、蛋类、剩米饭、糯米饭等，食物在受到污染且没有低温存储的情况下，如 20℃以上经 4～10 小时即可产生大量的肠毒素而引起中毒。

3. 中毒机制　毒素型食物中毒，肠毒素进入肠道与神经受体结合刺激呕吐中枢，引起反射性呕吐，并产生急性胃肠炎症状。

4. 临床特征　潜伏期短，一般为 1～6 小时，主要症状为头晕、恶心、剧烈反复的呕吐、腹泻等，体温正常或稍高。病程 1～2 天，一般预后良好。

(四) 肉毒梭菌食物中毒

1. 病原学特点　肉毒梭菌为革兰阳性厌氧杆菌，在厌氧环境下产生外毒素即肉毒毒素。肉毒毒素是一种神经毒素，是已知毒性最强的毒物之一。可形成芽胞，耐热，一般煮沸需经 1～5 小时，或 121℃高压蒸汽 30 分钟才能杀死。

2. 中毒食品　引起中毒的食品因地区和饮食习惯不同而异，以植物性食品为主，多见于家庭自制发酵食品，如豆酱、豆豉、面酱、臭豆腐等，也可见于腊肉、罐头、鱼制品、酱菜、蜂蜜等。若厌氧发酵前肉毒梭菌芽胞未完全灭活，在厌氧发酵过程中芽胞萌发并大量繁殖合成肉毒毒素，食用前未加热处理或加热不彻底导致中毒。

3. 中毒机制　毒素型食物中毒，经口摄入肉毒毒素后由消化道吸收入血液循环，主要作用于中枢神经系统脑神经核、神经 – 肌肉连接处和自主神经末梢，阻滞乙酰胆碱的释放，导致肌肉麻痹和神经功能障碍。

4. 临床特征 潜伏期最短为 2~6 小时，长者可达 8~10 天，一般为 12~48 小时，中毒剂量愈大潜伏期越短，病情越严重。临床表现初期可有头痛、头晕、眩晕、乏力、恶心、呕吐等症状，接着出现肌肉麻痹，如步态不稳、视物模糊、眼睑下垂、咀嚼与吞咽困难，并伴有声音嘶哑、头下垂等，严重者出现呼吸肌麻痹，导致呼吸困难、呼吸衰竭。若积极治疗可逐渐恢复，一般无后遗症。

（五）细菌性食物中毒的防治

1. 治疗

（1）迅速排出毒物　对潜伏期短的患者，可采用催吐、洗胃等方法迅速排出引起中毒的食物，以减少继续吸收。

（2）对症与支持治疗　根据患者的临床表现给予相应的对症与支持治疗。如注意纠正水电解质紊乱，防止呼吸、循环衰竭等。

（3）特殊治疗　一般的细菌性食物中毒经过对症与支持治疗可恢复，严重者可根据细菌所产生的外毒素进行合理治疗，肉毒毒素中毒患者应尽早使用多价抗肉毒血清并及时预防呼吸肌麻痹。

2. 预防

（1）防止食品污染　首先对污染源进行控制，动物性食物的带菌率较高，应加强牲畜、家禽等宰前和宰后的卫生检验，严格禁止食用和出售病死禽畜，加强对海鲜食品的管理。其次，避免食物在加工、运输、贮存和销售等各个环节发生交叉污染。食物生产加工场所、厨房、食堂等要有防蝇、防鼠设备；食物容器、加工器具应做到严格生熟分开使用，做好消毒工作；严格执行食品安全制度，食品从业人员要注意个人卫生，化脓性感染和传染病患者在患病期间不得参与接触食品的工作。

（2）控制病原体繁殖及毒素形成　合理储存食物，未食用或剩余食物必须低温保存，或置于阴凉通风处，以避免细菌繁殖和产生毒素。

（3）彻底加热杀灭病原体和破坏毒素　食用前彻底加热食物，肉类烹调时肉块不应太大，肉块内部温度应达到 80℃并持续 12 分钟以上；蛋类应彻底煮熟；海产品、发酵类食物食用前应彻底加热。

三、真菌毒素和霉变性食物中毒

（一）概述

真菌毒素是真菌在食品或饲料里生长所产生的代谢产物，人体食用含毒素的食物后发生中毒。最常见的真菌毒素和霉变性中毒为黄曲霉毒素中毒。

（二）黄曲霉毒素中毒

1. 病原学特点 黄曲霉毒素是黄曲霉和寄生曲霉等某些菌株产生的双呋喃环类毒素。其衍生物有约 20 种，其中以 B_1 的毒性最大，致癌性最强。黄曲霉毒素被世界卫生组织癌症研究机构划定为一类致癌物，是剧毒物质。

2. 中毒食品 黄曲霉毒素主要污染粮油及其制品，如花生、大豆、稻谷、玉米等，也能污染各种植物性与动物性食品。产毒素的黄曲霉菌很容易在水分含量较高的粮谷类作物、油料作物籽实及其加工副产品中寄生繁殖和产生毒素，人们通过误食这些食品或其加工副产品而发生中毒。

3. 中毒机制 黄曲霉毒素进入机体后，主要损害肝脏，表现为肝细胞核肿胀、脂肪变性、出血、坏死及胆管上皮、纤维组织增生。同时也可损害肾脏，主要表现为肾曲小管上皮细胞变性、坏死，有管型形成。

4. 临床特征 可出现急性中毒、慢性中毒和致癌作用。急性中毒早期可出现厌食、胃部不适、腹胀、呕吐等消化道症状，可在 2~3 周内出现肝肾功能损害表现，如肝脾大、肝区疼痛、皮肤黏膜黄染等，严重者出现水肿、昏迷甚至死亡。慢性中毒主要为肝脏慢性损伤，如肝实质细胞变性、肝硬化等。黄曲霉毒素具有非常强的致癌作用，与肝癌发生有关。

5. 预防 黄曲霉毒素中毒的预防主要是防止食物发生霉变，如花生、坚果、粮食等不宜储存太久，食用前应检查是否已经发生霉变，坚决不食用霉变食物。

四、动植物性食物中毒

（一）河豚鱼中毒

河豚鱼学名河鲀，味道十分鲜美但含有剧毒，河豚鱼中毒多发生在沿海、长江中下游一带。

1. 毒素 河豚鱼含河豚毒素，为一种神经毒素，毒性极强。河豚鱼除肌肉组织外其他部位均含河豚毒素，其中卵巢和肝脏含毒最多、毒性最强，其次为肾脏、血液、眼、鳃和皮肤等。春季是河豚卵巢发育和产卵的季节，体内含毒量最高且毒性最强，同时也是最易被捕捞的季节，所以容易发生中毒。河豚毒素耐热，120℃ 1 小时才能破坏，盐腌、日晒均不能破坏毒素。

2. 临床特征 潜伏期短，食用后发病迅速，10~30 分钟即可发病，长可至 3~6 小时。发病早期感觉手指、口唇和舌尖麻木刺痛感，继而出现恶心、呕吐、腹痛、腹泻等胃肠道症状，同时出现以肌肉麻痹为特征的症状，四肢麻痹、共济失调、语言不清，严重者全身麻痹瘫痪、呼吸困难、血压下降、昏迷，中毒严重者最后多因呼吸肌麻痹，呼吸循环衰竭而死亡。

3. 防治 目前河豚鱼中毒尚无特效解毒剂，处理主要以迅速排出毒物和对症治疗为主。预防河豚鱼中毒，应加强管理，将河豚鱼集中处理，禁止零售，开展健康教育，让人们认识河豚鱼，禁止食用。

（二）毒蕈中毒

蕈又称蘑菇，属于大型真菌。我国可食用的蕈有 300 多种，毒蕈有 80 多种。毒蕈和可食用蕈区分较困难，常因误食而发生中毒，通常发生于蘑菇生长的季节。

1. 毒素与临床特征 毒蕈含有的毒素成分十分复杂，一种毒蕈可含有多种毒素。根据毒蕈毒素的不同，其引起的机体损害和临床表现也各不相同。大致可分为四种类型，即胃肠毒型、神经精神型、溶血型、脏器损害型。

2. 防治 主要是及时催吐、洗胃、导泻，尽快排出毒物；同时根据引起中毒的毒素类型不同，给予相应的对症治疗和抢救。预防毒蕈中毒需加强宣传教育，提高人民对毒蕈的识别能力，对于不认识的蕈类一定要勿采勿食。

五、化学性食物中毒

1. 概述 化学性食物中毒指摄入化学性有毒有害物质后发生的急性、亚急性中毒，主要包括重金属、农药如有机磷、化学物质如亚硝酸盐等，其中较为常见的为亚硝酸盐食物中毒。

2. 亚硝酸盐中毒 亚硝酸盐本身广泛存在于人类环境如水及蔬菜中，也可作为食品添加剂用于食品加工，但短时间内大量食入则会引起化学性食物中毒，多见于误食，容易发生于集体食堂等餐饮单位。

（1）中毒原因 亚硝酸盐外观上与食盐一致，误将其当作食盐加入食品中；亚硝酸盐作为食品添加剂添加过量，主要见于肉类食品；大量食用腌制不久的蔬菜或储存过久、腐烂变质的蔬菜；个别地区的井水中含硝酸盐较多，存放过久时其中的硝酸盐因细菌还原作用而生成亚硝酸盐，当饮用此水时发生中毒。

（2）中毒机制　亚硝酸盐为强氧化剂，吸收进入人体后可短期内使红细胞内有携氧功能的低铁血红蛋白转化成无携氧功能的高铁血红蛋白，使血红蛋白失去携氧能力；亚硝酸盐还可作用于全身各组织细胞内线粒体的二价铁离子，使组织不能利用氧，从而导致组织细胞窒息，出现发绀。若大量食用含硝酸盐的食物，肠道细菌可将其还原为亚硝酸盐，经吸收后导致中毒，出现发绀，故又常被称肠源性发绀。

（3）临床表现　潜伏期跟摄入亚硝酸盐的量有关，短者10分钟可发病，长可达1~2天。主要症状为口唇、指甲、耳垂以及全身皮肤出现明显发绀，并伴随各种缺氧表现，如头晕、头痛、恶心、呕吐、胸闷、嗜睡或烦躁、呼吸急促等。亚硝酸盐可作用于血管平滑肌，使血管扩张、血压下降，发生休克甚至死亡。

（4）防治　①急救治疗：轻症一般不需特殊处理，休息、大量饮水后可自行恢复。重症者则应及时送医院抢救，进行洗胃、催吐和导泻等，尽快排出毒物，并给予特效治疗，将1%亚甲蓝（又称美蓝）按1~2mg/kg体重剂量于葡萄糖液中静脉滴注，如发绀无改善，必要时可重复半量使用一次，同时给予生命支持治疗和对症治疗。②预防：大型食堂应严格管理亚硝酸盐，防止污染食品和误食；蔬菜应妥善保存，避免大量食用存放过久、腐烂变质的蔬菜和腌制不充分的蔬菜；腌制肉类食品及肉类罐头时，应严格按照国家标准添加亚硝酸盐；避免饮用或食用亚硝酸盐含量高的井水等。

❤ 护爱生命

人体所需的各种营养，主要是从饮食中摄取。食物中有蛋白质、脂肪、碳水化合物、多种矿物质和多种维生素等，都是身体必需的营养元素。如果饮食不当或者营养不良，会导致人体的健康受到影响。建议平常饮食要规律一些，清淡一些，均衡一些多样化，不要挑食，多吃一些富含蛋白质、维生素的蔬菜水果，如鸡蛋、鱼肉、牛肉、苹果、香蕉等。合理饮食，要注意进食的频率，进行适当的荤素搭配，如有条件可以检查体内元素含量，做适当调整。做到不挑食、不偏食、不暴饮暴食。在合理饮食的情况下，一定还要注意合理作息，适当体育锻炼，身体才会健康。

目标检测

答案解析

一、名词解释

1. 营养
2. 营养素
3. 平衡膳食
4. 体重指数（BMI）
5. 营养评定
6. 食品安全
7. 食物中毒

二、选择题

1. 下列食品中，蛋白质生物学价值最高的是

 A. 牛奶   B. 鸡蛋   C. 牛肉

 D. 豆制品   E. 鱼

2. 脂肪供能应占总热能的

 A. 15%~20%   B. 20%~40%   C. 20%~30%

 D. 15%~40%   E. 20%~50%

3. 下列食物中，钙吸收最好的是

A. 大米   B. 青菜   C. 木耳

D. 奶及奶制品   E. 瘦肉

4. 膳食中维生素 A 的主要来源是

A. 动物肝脏   B. 粮谷类   C. 鱼类

D. 牛奶   E. 大豆

5. 膳食纤维的作用不包括

A. 有助于减肥   B. 降低血糖   C. 预防便秘

D. 降低血脂   E. 供给能量

6. 下列不属于《中国居民膳食指南（2022 年）》一般人群膳食指南的是

A. 食物多样，谷类为主   B. 吃动平衡，健康体重   C. 多吃蔬果、肉类、大豆

D. 少盐少油，控糖限酒   E. 适量吃鱼、禽、蛋、瘦肉

7. 若某成年人的体重指数为 27.5kg/m²，判断其为

A. 体重过低   B. 体重正常   C. 超重

D. 轻度肥胖   E. 重度肥胖

8. 最常见的食物中毒是

A. 真菌性食物中毒   B. 化学性食物中毒   C. 有毒动物食物中毒

D. 细菌性食物中毒   E. 有毒植物食物中毒

9. 关于慢性病的营养，下列说法错误的是

A. 控制肥肉摄入

B. 采用部分全谷物替代精制谷类

C. 减少动物脂肪

D. 控制食盐

E. 摄入足够的膳食纤维

10. 关于细菌性食物中毒的说法，正确的是

A. 沙门菌属食物中毒的食品主要为谷类食品

B. 副溶血性弧菌食物中毒主要发生在海产品和腌制食物中

C. 葡萄球菌属食物中毒的特征症状为强烈的腹泻

D. 肉毒梭菌食物中毒主要发生在动物食品

E. 黄曲霉毒素中毒主要损害肾脏

（王 丹）

书网融合……

重点回顾　微课　习题

第六章　社会心理因素与健康

PPT

学习目标

知识目标：

1. **掌握**　社会因素作用健康特点，文化、社会经济、家庭、应激、生活事件、心身疾病、行为、行为医学、健康相关行为、疾病行为概念。

2. **熟悉**　社会经济常见衡量指标，文化影响健康的特点，应激源、能力、性格、气质分类，心身疾病、促进健康行为、危害健康行为特点，求医行为、遵医行为、角色行为缺如、角色行为冲突、角色行为减退、角色行为强化概念。

3. **了解**　社会经济、家庭、卫生事业、心理应激、情绪与健康的关系。

技能目标：

能根据社会、心理和行为因素影响人群健康的特点，制定预防疾病和增进人群健康的措施。

素质目标：

具备认识社会因素、心理和行为因素与人群健康的关系的能力。

📖 导学情景

情景描述：20 世纪早期至中华人民共和国成立初期，农村居民深受传染病和营养不良类疾病的困扰。但随着我国经济逐渐发展，农村传染病的发病率自 20 世纪 70 年代末开始下降，至今保持在低流行水平。20 世纪 90 年代以来，农村慢性病的患病率快速上升，慢性病已经成为困扰农村居民的主要健康问题。2017 年国务院办公厅发布了《中国防治慢性病中长期规划（2017—2025 年）》，进一步指明慢性病是严重威胁我国居民健康的一类疾病，已成为影响国家经济社会发展的重大公共卫生问题。

情景分析：我国农村居民健康水平的历史性变化与社会经济有关，说明社会因素对人群疾病谱的变化起着重要作用。

讨论：请举例说明除经济外还有哪些社会因素影响人群健康水平？社会因素与人群健康有着怎样的关系？

学前导语：通过对农村慢性疾病谱的分析，发现中老年农村居民，尤其早期经历劳累对身体造成了过度的损耗，随着年龄的增长，所患疾病主要以关节炎、椎间盘疾病等慢性疾病为主。而随着物质资源丰富后，青壮年主要呈现以糖尿病、高血压为主的"过量摄取类慢性病"，以上充分说明社会因素对农村居民健康有着重要影响。

第一节　社会因素与健康

一、概述

环境、生活方式、医疗卫生和遗传被公认为是影响健康的四大因素，其中前三点均与社会因素有关，因此人类健康受到社会因素的强烈制约和影响。2005 年 WHO 建立了健康社会决定因素委员会，目的是支持应对造成健康不良和可避免的卫生不平等（卫生不公平）现象的社会原因。因此科学分析社会因素对人群健康的影响，不仅关乎人群健康水平，同时也是维护社会安稳工作的重要保证。社会因素主要包括政治、经济、文化、家庭、行为生活方式和卫生发展等方面。

（一）社会因素概念

社会因素是指社会的各项构成要素，包括环境、人口、经济基础和上层建筑等，内容非常广泛，涉及人们生活的各个环节。人类的健康不仅仅与生物因素、自然环境因素有关，还与社会环境因素息息相关。

社会环境又称为非物质环境，社会环境可作为一种社会因素，它包括一系列与社会生产力、生产关系有密切联系的因素。即以生产力发展水平为基础的经济状况、社会保障、教育、人口、科学技术和以生产关系为基础的社会制度、法律、文化教育、社会关系、医疗卫生保健等。

（二）社会因素影响健康的规律和特点

1. 广泛性　是指社会因素对人们健康的影响非常广泛。就群体而言，社会因素可以对不同群体造成差异性影响；对个体而言，一种社会因素可同时导致全身多个系统和功能发生变化。

2. 恒常性　因为社会因素通常恒定存在于人们现实生活中，对人群产生持续作用，这就是所谓的恒常性。

3. 累积性　社会因素以一定的时序作用于人体，可形成反应累加，功能损害累加或健康效应累加作用。

4. 交互作用　一种社会因素可以直接影响人们的健康，也可以作为其他因素的中介、或以其他因素为中介作用于人们的健康，以交互作用的方式产生效应。

✎ 练一练

影响健康的主要因素有
A. 吸烟、饮酒、饮食、运动
B. 行为方式、生活习惯、自然环境、社会环境
C. 病从口入、不良嗜好、品德败坏、屡教不改
D. 行为和生活方式、环境因素、生物学因素、卫生保健服务
E. 自然环境、社会环境、卫生保健服务设施

答案解析

二、社会经济

（一）基本内涵及衡量指标

社会经济因素是指以生产力发展为基础的社会经济发展状况，它是社会价值的创造、转化与实现。这些社会经济状况直接影响人口的健康和疾病的发展，对人类健康有直接和间接重大影响。这些指标包括：国内生产总值（Gross Domestic Product，GDP）、国民生产总值（Gross National Product，GNP）、消费者物价指数（Consumer Price Index，CPI）、生产者物价指数（Producer Price Index，PPI 等）。国内生产总值是指一国（或地区）一年以内在其境内生产出的全部最终产品和劳务的市场价值总和。国民生产总值是指一个国家（或地区）所有常驻机构单位在一定时期内（年或季）收入初次分配的最终成果。消费者物价指数是反映与居民生活有关的产品及劳务价格统计出来的物价变动指标，通常作为观察通货膨胀水平的重要指标。生产者物价指数是衡量工业企业产品出厂价格变动趋势和变动程度的指

数，是反映某一时期生产领域价格变动情况的重要经济指标，也是制定有关经济政策和国民经济核算的重要依据。

随着经济的发展，国内外学者逐渐认识到，单纯以经济增长指标来分析社会经济因素对健康的影响是不全面的，因此，随后又出现了一些综合指标体系来衡量经济发展与健康的关系，如全球幸福指数、物质生活质量指数等。

（二）社会经济与健康的关系

社会经济因素与健康是相互促进又相互制约的辩证统一的关系。近年来，我国经济高速增长，人民收入和生活水平均显著提升，国民健康状况得到极大改善。2018年国内生产总值达到900309亿元，占世界经济的比重接近16%。按不变价计算，2018年国内生产总值比1952年增长175倍，年均增长8.1%。2018年我国人均国民总收入达到9732美元，高于中等收入国家平均水平。党的十八大以来，医疗、医保、医药事业深入发展，医疗卫生体制改革不断深化，分级诊疗制度逐步建立，全民医保体系加快健全，为人民健康撑起牢固保障网，我国医疗卫生事业发展成效显著。居民预期寿命由1949年的35岁提高到2018年的77岁，婴儿死亡率由1949年的200‰下降到2018年的6.1‰，居民健康水平总体上优于中高收入国家平均水平。说明社会经济发展可以提高人群健康水平，但同时社会经济的发展必须以人群健康为条件，人群健康水平的提高对推动社会经济的发展起着至关重要的作用。

三、文化

（一）文化的概念及类型

文化是社会的重要因素之一，它的定义和内涵一般可以分为广义和狭义。广义的文化是指物质文化和精神文化的总和，物质文化是指由人类生产活动产生的一切产物。精神文化是基于人类相互交流的语言、文字、观念，在物质文化和人类活动基础上发展派生出来的理论、文学与艺术、思想、习俗、宗教信仰等。狭义的文化就是指精神文化，社会医学主要是从狭义的文化出发来研究文化对人类健康的影响。

文化的类型包括智能文化、规范文化和思想文化。智能文化包括科学技术、生产和生活知识等，主要通过影响人类的生活环境和劳动条件作用于人群健康。规范文化包括社会制度、教育、法律等，主要通过支配人类的行为生活方式来影响人群的健康。思想文化包括文学艺术、宗教信仰、思想意识等，通过影响人们的心理过程和精神生活作用于人群健康。

（二）文化影响健康的特点

1. 无形性 文化渗透到社会生产和活动中的各个领域，是以人群的心理定式和文化氛围存在的，对人们的生活和行为等生活方式产生潜移默化的影响，这种影响是无形的、抽象的，无法度量和计算。

2. 本源性 任何健康问题都可以在文化中追溯根源，文化是许多健康问题的"源"与"根"。也就是说，一切健康问题都是来源于文化问题，如清朝女子由于"裹脚"的这种陋习，严重影响了女性足部的正常发育，造成足部畸形等由此而产生的一系列健康问题。

3. 软约束 文化与法律不同，它对人类的影响是通过社会风气、思想道德等约定俗成行为和思想潜移默化的影响人类健康，而不是通过硬性的、强制的规定产生作用的。

4. 稳定性 文化在发展和传承的过程中，虽然会以除旧革新的形式持续发展，但是也会在一定阶段表现出稳定性。在一定的时代背景下，人们一旦在文化的影响中产生了特定的健康观念，就会保持相对稳定，不易改变。

5. 民族性 不同的民族和国家之间文化是存在差异性的。例如不同国家或地区饮食模式不相同，导致所患疾病不相同。如欧美地区的快餐文化导致当地肥胖率、糖尿病患病率持续增高。

四、家庭

（一）家庭的概念

家庭是以婚姻和血缘为纽带的基本社会单位，包括父母、子女及生活在一起的其他亲属。中国的家庭功能基本上分为生产职能、生育职能、生活职能、感情交往职能、抚养和赡养职能、教育职能和娱乐职能等。家庭大致可以包括核心家庭和扩大家庭两个类型。

1. 核心家庭　是指一对夫妇与其未婚子女组成的家庭。

2. 扩大家庭　是指两个或更多的住在一起的核心家庭组成，包括主干家庭和联合家庭。主干家庭指父母和一个已婚子女共同组成的家庭，联合家庭指一对夫妇（或一方）与两对及两对以上的已婚子女和未婚子女所组成的家庭。

（二）家庭对健康的影响

家庭除因血缘关系对遗传类的疾病有影响外，还会对疾病的传播、儿童发育和成长、成年人疾病发病率、疾病的恢复和家庭对求医行为、行为习惯与方式产生影响。其中家庭对求医行为、生活习惯与方式影响最为深远。

家庭功能的好坏程度也直接影响到对卫生资源利用的频度。家庭功能良好可以使家庭成员保持良好的心理状态，同时是病人最好的修养场所。相反，丧偶、离婚、死亡等因素致使家庭结构破坏，会使家庭功能失调，同时影响家庭成员的生理及心理的健康。

五、卫生事业发展

（一）概述

人民健康是民族昌盛和国家富强的重要表现，卫生事业的发展对提高人民健康水平有重要的促进作用。党的十八大以来，党中央把维护人民健康作为治国理政的重要内容，实施一系列重大举措，不断推动医药卫生体制改革突破，不断深化。国家启动实施健康中国行动，深化医改取得重要进展，重大疾病防控持续加强，医疗服务水平稳步提升，中医药服务能力继续增强，重点人群健康服务扎实推进，综合监督水平不断提升，各项工作取得了新进展新成效，城乡居民健康水平持续提高。

（二）卫生服务事业的基本功能

1. 保健功能　是指医疗卫生服务通过预防、治疗、康复及健康教育等措施，降低人群的发病率和死亡率，通过生理、心理及社会全方位的保健措施，维护人群健康，提高生命质量。

2. 社会功能　是指通过医疗保健服务提高生产力水平，维护人群健康，从而有利于社会的安定。良好、及时的卫生服务有利于社会凝聚力的增强。

第二节　心理因素与健康

一、概述

心理因素是指一切能影响人心理活动的心理现象。心理因素影响人类健康的作用机制主要是通过心理感受这一中心环节。心理首先被人的感知觉系统纳入，以神经 - 内分泌 - 免疫系统调节网络为中介，经过中枢神经系统的调节和控制，形成心理折射，产生行为反应或社会适应能力，从而导致躯体功能的改变。

二、应激

（一）应激的概念

应激是指机体在受到各种内外有害因素刺激时所出现的心理及生理的变化。应激可以看作是机体与环境之间的不适应的状态，当个体面临或察觉到环境对生理、心理产生威胁或挑战时，就会出现身心紧张状态，如果紧张状态得到及时调整，应激可能不出现或很快消除，但如果这种紧张状态强烈、持久且机体难以应付，就会陷入应激状态之中。

（二）应激源的概念

能够引起机体各种应激反应的刺激物称为应激源。应激源可分为躯体性应激源、心理性应激源、生理性应激源和社会性应激源。

1. 躯体性应激源　是指对机体直接产生刺激作用的刺激物，包括各种理化和生物类的刺激，如高温、辐射、疾病等。

2. 心理性应激源　是指来自人们头脑中的认知和情绪波动等信息，如心理冲突与挫折、不祥的预感等。不符合客观现实与规律的认知评价是心理应激产生的主要因素。

3. 社会性应激源　是指由于生活氛围的变化并要求对其自身做出调整和适应的社会性事件，如战争、自然灾害、社会动荡等。

4. 文化应激源　因语言、风俗、习惯、生活方式、宗教信仰等改变造成的刺激或情境。

（三）心理应激对健康的影响

心理应激是机体通过认知、评价而察觉到应激源的威胁时引起的心理、生理机能改变的过程，是个体对面临的威胁或挑战做出适应和应对的过程。心理应激对健康既有积极影响，也会产生消极作用。

1. 积极意义　①适度的心理应激是人成长和发展的必要条件。早年的心理应激经历，可以提高个体在后来生活中的应对和适应能力，更好地耐受各种紧张性刺激物和致病因素的影响。②适度的心理应激是维持人正常功能活动的必要条件。人离不开刺激，适当的刺激和心理应激，有助于维持人的生理、心理和社会功能。同时，心理应激可以消除厌烦情绪，激励人们投入行动，克服前进道路上的困难。

2. 消极作用　长期的或强烈的应激反应会引起心身疾病和心理障碍。特别是较强烈的消极反应，可加重一个人已有的疾病，或造成复发。应激的生理与心理反应是一个整体，当一个人所遇到的生活事件刺激过强、持续时间过久时，可引起疾病发生或恶化。

三、生活事件

生活事件是指在童年期家庭教养和境遇、青年期学校教育和社会活动、成年期社会环境和生活环境中受到的各种事件。人们在复杂的社会环境中生活，遇到的生活事件如配偶死亡、子女离家、入学或毕业、退休、失业、人际关系不和谐、纠纷、夫妻不和等原因而产生的刺激反应超过了心理适应能力，常会导致疾病的发生。

其中紧张性生活事件可成为应激源造成人心情紧张、精神压力，从而对疾病的发生起到直接或间接的作用。紧张性生活事件作为客观精神刺激可在一定时间范围内对心理具有叠加作用。即各种紧张性生活事件引起的心理紧张的总和与个体心理和躯体健康状况有一定的联系。

四、个性

个性是稳定地表现于个体的心理特质，由遗传和环境共同决定，对人的社会化过程的作用举足轻重。个性包括能力、气质和性格。

1. 能力 是制约人完成某种获得的质量和数量水平的个性心理特征，直接影响活动所表现出来的能力。能力可以分为一般能力和特殊能力。一般能力是指完成各种活动都需要的能力，如语言能力、观察力、记忆力、想象力等。特殊能力是只从事某种特殊活动或者是专业活动所必需的能力。

2. 气质 是个人在情绪发生的速度、强度、持久性、灵活性等心理特征的总和，是表现在人们心理活动和行为方面的典型的、稳定的动力特征。

气质按照体液学说可以分为四类。①胆汁质：是指在体液中黄胆汁占优势，表现为智慧敏捷、热情，但急躁易冲动。②多血质：是指体液中血液占优势，表现为灵活、善于适应变化的生活环境，有高度的可塑性。③黏液质：指在体液中黏液占优势，表现为忍耐力强、沉着冷静，但遇事不够灵活，反应较慢。④抑郁质：体液中黑胆汁占优势，表现为有较高的感受性，但内向懦弱。

3. 性格 是指人类在生活过程中形成的稳定的、定型化又有核心意义的态度和行为方式，反映个人的生活经历和本质属性，是人与人相互区别的主要心理特征。性格包括态度和意志两种特征，态度特征是指对社会、机体、他人、自己以及学习、工作、劳动的态度。意志特征指对行为的自我调节和控制。

性格具体可分为两种类型：①A 型性格被认为是与高胆固醇血症、吸烟及高血压并列为四项冠心病危险因子之一，表现为有雄心壮志、性格急躁、缺乏耐心、容易暴躁。②C 型性格被认为是某些癌症危险因素。C 型性格宫颈癌发病率是其他人的 3 倍，患胃癌、肝癌等消化系统肿瘤类疾病危险性较高，表现为好生闷气、过分忍让、压抑自己的情绪。

五、情绪

（一）概述

情绪是人的心理活动的重要表现，它产生于人的内心需要是否得到满足，是由客观现实的刺激引起的主观体验。人的情绪在某种程度上，还反映了人对外界事物的态度。

（二）情绪与健康

情绪致病主要通过两个方面。一是作为疾病发作或复发的诱发因素，二是直接作为致病因素或疾病的促发因素。情绪异常通常会引起以下几种疾病。

1. 消化系统疾病 消化道溃疡（胃痛、反酸）、胃肠神经症、胆囊炎。

2. 循环系统疾病 原发性高血压（晕眩）、冠心病、心悸、心脏神经症。

3. 呼吸系统疾病 支气管哮喘、过度换气综合征、神经性咳嗽（干咳）。

4. 神经系统疾病 中风、血管神经性头痛、紧张性头痛。

5. 内分泌系统疾病 糖尿病、甲状腺功能亢进症、肥胖症。

6. 泌尿生殖系统疾病 前列腺炎、原发性性功能障碍。

六、心身疾病及其防治

（一）概述

心身疾病又称为心理生理疾患，是一组与心理因素密切相关的综合征或躯体疾病，有下列特点：

①以躯体症状为主，有明确的器质性病理过程和已知的病理生理过程；②心理社会应激在疾病的发生和发展中有重要的作用；③不属于躯体形式的精神障碍，即区别于神经症与精神病。

心身疾病的发生流行特点，以性别而言，女性高于男性；以地区而言，城市高于农村；以年龄而言，更年期最高，老人和儿童较低；以经济情况看，经济发达地区高于不发达地区；以劳动类型而言，脑力劳动者高于体力劳动者。

（二）常见心身疾病

1. 原发性高血压　原发性高血压是最早被确认的心身疾病之一，是生物因素与社会心理因素综合作用所致的疾病，其发病、发展和预后与心理状况有着密不可分的关系。原发性高血压通常指病因不明，以体循环动脉血压持续升高为主要临床表现，以全身细小动脉硬化为病变基础的全身性疾病，常累及心、脑、肾等重要脏器。发病因素包括心理因素、社会因素、遗传因素等，发病率在我国呈逐年上升趋势。

2. 消化性溃疡　消化性溃疡是典型的消化系统心身疾病，是一组与多种病因相关的消化道黏膜的慢性溃疡性疾病。溃疡好发于胃和十二指肠部位，故又称为胃十二指肠溃疡。发病因素包括遗传因素、不良生活方式和心理社会因素。因此对于消化性溃疡的治疗应采取综合措施，在进行药物治疗的同时，给予切实有效的心理干预至关重要。

第三节　行为因素与健康

一、行为与行为医学 微课

（一）行为

行为是有机体在环境影响下所引起的内在生理、心理变化的反映，也就是有机体对外界刺激的反映。行为形成标志是：①对认识活动的深刻化和复杂化，由感性认识上升到理性认识；②与环境的关系，由被动适应到主动改善。

（二）行为医学

行为医学主要研究与人的行为有关的一切知识和技术，从行为入手，来揭示人的生命活动、健康与疾病的本质、规律，探索诊断、治疗、预防疾病、增进健康的行为科学技术和方法。

行为医学关注的重点是与人类健康和疾病有关的、外显的行为。行为医学研究有问题的人的行为，特别是临床医疗过程中的各种行为问题，确定这些行为问题的原因、性质、程度等，研究改变问题行为的方法、措施，通过治疗手段来消除患者的行为障碍，帮助患者培养健康行为、矫正问题行为，促进疾病的痊愈和身体康复。同时也研究健康人的行为，主要探讨正常人群各年龄段行为发展的特点和规律，并通过行为咨询、行为指导等方式，预防各种行为问题的发生。

二、健康相关行为

（一）概述

健康相关行为是指人类个体、群体与健康和疾病有关的行为，分为促进健康行为和危害健康行为。

1. 促进健康行为　促进健康行为指个体或团体客观上有利于自身和他人健康的行为。主要特点如下。①有利性。行为表现有益于自身、他人和整个社会的健康，如不吸烟。②规律性。行为表现有规律性，不是偶然行为，如定时定量进餐。③和谐性。个体行为表现出个性，如选择运动项目，但又能根据环境调整自身行为使之与其所处环境和谐。④一致性。个体外显行为与其内在的心理情绪一致，无矛盾。⑤适宜性。行为的强度能理性的控制。

2. 危害健康行为　危害健康行为指偏离个人、他人乃至社会的健康期望，客观上不利于健康的一组行为。主要特点如下。①危害性：行为对自身、他人社会健康有直接或间接的、现存或潜在的危害。②明显和稳定性：行为有一定的作用强度和持续时间，非偶然发生。③习得性：行为多在后天生活中学到、养成。

❓ 想一想

危害健康行为的特点是什么？除了吸烟，请举例还有哪些行为是危害健康行为？

答案解析

（二）吸烟

吸烟是危害健康行为，曾被 WHO 称为"20 世纪的瘟疫"，目前世界每年约有几十万人死于与吸烟有关的疾病。世界各国普遍存在女性寿命高于男性现象，这与吸烟导致男女寿命差别有一定关系。

吸烟与癌症的关系已经得到大量研究证实，研究表明吸烟可以增加人群患多种肿瘤的危险性，特别是肺癌。吸烟与肺癌存在着一定的剂量反应关系，每天吸烟在 10 支以下，其肺癌死亡率为非吸烟者的 4.4 ~ 5.8 倍；而每天吸烟 21 ~ 39 支者其肺癌死亡率增至 15.9 ~ 43.7 倍。此外，在长期吸烟的人中，卵巢癌、膀胱癌、口腔癌等发病率也较高。吸烟还与慢性支气管炎、肺气肿、支气管扩张、肺功能损害、心血管病的发生和死亡有关。孕妇吸烟还可能影响胎儿的发育。同时吸烟不仅危害吸烟者本人健康，而且还可通过环境污染造成不吸烟者的被动吸烟，危害不吸烟人群的健康。

三、疾病行为

（一）概述

我们通常所说的疾病行为指个体从感知到自身有病到疾病康复全过程所表现出来的一系列行为。如"求医行为""遵医行为"这类良好的疾病行为能够有效促进疾病的恢复，反之不良的疾病行为如恐惧、疑病、讳疾忌医、不及时就医、不遵循医嘱、迷信乃至自暴自弃等有可能会加速疾病进程。本节只简单介绍一些常见的疾病行为。

（二）良好疾病行为

1. 求医行为　求医行为指个体感到不适，发现自己具有疾病症状而向医疗机构或医务人员寻求帮助的行为，常受到经济因素、求医条件、心理条件、对症状认知情况的影响。包括主动求医型、被动求医型和强制求医型。

2. 遵医行为　遵医行为是指患者遵从医护人员的医嘱行为进行医学检查、治疗和预防疾病的行为，也叫患者依从性。遵医行为常受到医患关系、疗效、认知、经济和治疗经验等因素的影响。提高遵医率的方法包括以下几种。

（1）建立良好的医患关系。

（2）用患者能够听得懂的方式、耐心说明医嘱，讲清楚不及时治疗的后果。

（3）制定治疗方案时要在不违背治疗原则的前提下，考虑患者的经济能力。

（4）必要时同患者订立口头或书面的协议，要求患者家属协助监督医嘱的执行情况

（三）不良疾病行为

1. 角色行为缺如　患者没有进入患者角色，不承认自己是个患者，不能很好地配合医疗和护理。

常见于对疾病缺乏认知或由于某些原因耻于承认患病事实的患者。

2. 角色行为冲突　患者在适应患者角色过程中，与其患病前的各种角色发生心理冲突而使其行为的不协调。多见于曾担任过重要社会工作，事业心、责任心较强的患者。

3. 角色行为减退　患者适应患者角色后，由于某些意外事件的发生又重新承担起本应免除的社会角色的责任，而被迫放弃患者角色。

4. 角色行为强化　患者安于患者角色，对自我能力表示怀疑，产生退缩和依赖心理；另外，患病也使患者免除了其原来的社会责任。

❤ 护爱生命

　　社会因素是指社会的各项构成要素，包括环境、人口、文明程度（政治、经济、文化等）。可以将社会因素分为两个方面，即自然环境（主要指次生环境）和社会环境；自然环境又称为物质环境，包括未受人类影响的、天然形成的地理环境，即原生环境；受人类影响而形成的生产和生活环境，称为次生环境。社会环境又称为非物质环境，是社会因素的主要方面，它包括一系列与社会生产力、生产关系有密切联系的因素。社会因素所包括的内容非常广泛，涉及人类生活的各个环节。空气环境污染，直接会造成人的身体健康受损；其次，人际关系复杂，让人产生不必要的压力，也会让人情志受损，长期下去，会影响人的精神世界，进而让人体器官受损。人常说"怒伤肝、喜伤心、思伤脾、忧伤肺、恐伤肾"，喜、怒、忧、思、悲、恐、惊七种情志活动和社会因素密切相关，如果社会体制是平和、保障和安全的，那带给国民的将会是健康、愉快和长寿。

目标检测

答案解析

一、名词解释

1. 促进健康行为
2. 角色行为缺如
3. 躯体性应激源
4. 气质
5. 性格

二、简答题

1. 简述心身疾病特点。
2. 简述心理应激对健康的影响。
3. 简述危害健康行为主要特点。
4. 简述提高遵医率的方法。

（代晓颖）

书网融合……

📄 重点回顾　　　ⓔ 微课　　　📝 习题

第七章　流行病学方法概述

学习目标

知识目标：

1. **掌握**　流行病学、疾病分布、描述性研究、队列研究、病例对照研究、实验研究的概念。

2. **熟悉**　流行病学研究的基本方法、研究方法分类、疾病分布形式；描述性研究、队列研究、病例对照研究、实验研究的特点及应用。

3. **了解**　流行病学的主要观点；流行病学的用途；描述性研究、队列研究、病例对照研究、实验研究的优缺点。

技能目标：

能熟练完成流行病学案例分析。

素质目标：

具备应对突发公共卫生事件的初步能力。

📖 **导学情景**

情景描述：新疆察布查尔锡伯自治县多年来（至1958年）在少数民族中发生了一种诊断不明的可致死疾病。据称，该病只发生在锡伯族，新疆锡伯族人口仅有8800多人（1958年），发病多在春耕季节，严重影响当地农牧业生产，当地人称为"察布查尔病""新病""脑炎"。临床表现为复视、头昏、轻度头痛、视物模糊、头和眼皮抬起费力或不能抬起、声音嘶哑及吞咽困难等；患者无体温升高或不规则低热；病情轻重悬殊，有些病例经过或不经过治疗可以痊愈；有的遗留有轻度视物模糊或抬头费力；严重患者在发病2~3天内死亡，且濒死时一直神志清楚。当地地形地貌均为大草原或小丘陵地带，距森林至少40千米。医学昆虫专业人员对动物身上、居室内及野外的蜱、螨及蚊作了调查，并未发现可疑的病原生物。

情景分析：结合临床表现，考虑以下疾病，即森林脑炎、蜱传麻痹、病毒性神经系统疾患、重症肌无力、肉毒中毒或其他中毒性疾病。

讨论：查阅往年医院记录，检查有该病既往史者数十余人（除一例是混血以外，其他均为锡伯族），与医务人员座谈，向家属和群众了解情况。分析发病季节，勘测地形，考虑疾病的发生是否有地区分布特点？发病率的高低与年龄、性别、民族等因素是否相关？

学前导语：流行病学主要用于研究疾病、健康和卫生事件的分布及其决定因素。通过这些研究将提出合理的预防保健对策和健康服务措施，并评价这些对策和措施的效果。通过调查、收集人群健康状况、环境因素、社会因素，分析病例（或健康异常）的分布、变化及其规律，探索和阐明病因。流行病学调查包括隔离调查、暴发调查、现况调查、病例–对照研究、群组研究等。

第一节 流行病学的定义与任务

一、流行病学的定义 📱微课

　　流行病学是人类与疾病斗争过程中逐渐发展起来的学科,学科形成仅有200多年的时间。正是在此期间,人们对疾病的关注,延伸到了对健康的关注。近年来,随着"大健康"理念的提出,围绕着人的衣食住行以及人的生老病死的有关健康问题越来越受重视,发达国家将重点转移到预防领域,就是为应对生活方式变化带来的挑战。脱离温饱,全面迈进小康社会的中国,也面临同样的健康挑战。亚健康人群增多、慢性病发病率上升、重大公共卫生事件等频敲警钟,促使政府提出"预防前移战略"。流行病学在疾病防治、健康促进方面发挥了巨大的作用。流行病学(epidemiology)的定义可以概括为研究疾病与健康在人群中的分布和影响分布的因素以及防治对策的学科。作为预防医学中的重要组成部分,其基本原理包括疾病与健康在人群中分布的原理、疾病的发病过程、人与环境的关系、病因推断的原则、疾病防制的原则和策略。根据世界卫生组织报告,20世纪全球公共卫生成就的取得都直接或间接地与流行病学研究有关。因此,流行病学不仅是预防医学的骨干学科,而且也逐渐成为现代医学的基础学科。

👁看一看

现场流行病学

　　现场流行病学主要以突发公共卫生事件应急为目的,采用现代流行病学和其他学科的理论和方法,及时做出科学的调查结论,并采取有效的控制措施。现场流行病学是流行病学应用于疾病预防控制实践,同时吸取其他相关学科理论和方法,而逐渐形成和发展起来的交叉学科,是流行病学向群体和宏观应用方面发展而产生的分支学科。

二、流行病学的任务

　　流行病学的任务包括三个阶段。第一阶段的任务是"揭示现象",即揭示流行(主要是传染病)或分布(其他疾病、伤害与健康)的现象,可通过描述性流行病学方法来实现。第二阶段为"找出原因",即从分析现象入手找出流行与分布的规律和原因,可以借助分析性流行病学方法来检验或验证所提出的病因假说。第三阶段为"提供措施",即合理利用前两阶段的结果,找出预防或控制的策略与措施,可用实验流行病学方法实现。

三、流行病学与其他学科的关系

　　流行病学应用广泛,涉及面宽,几乎涉及社会科学、自然科学和医学科学的各主要学科。发展过程中,伴随着微生物学和免疫学、卫生统计学以及传染病学的发展。现在,除了基础医学和临床医学,还与社会医学、心理学及一系列预防医学学科,也包括卫生管理学,建立了紧密联系。

✎练一练7-1

流行病学研究对象的三个层次是指

A. 疾病、伤害、健康　　　　　　　　B. 病人、高危人群、一般人群

C. 传染病、慢性非传染病、伤害　　　C. 死亡、患病、伤残

D. 以上均不对

答案解析

第二节　流行病学的研究方法与基本特征

流行病学既是一门应用学科，也是逻辑性很强的科学研究方法。流行病学研究采用观察法、实验法和数理法，以观察法和实验法为主（图7-1）。

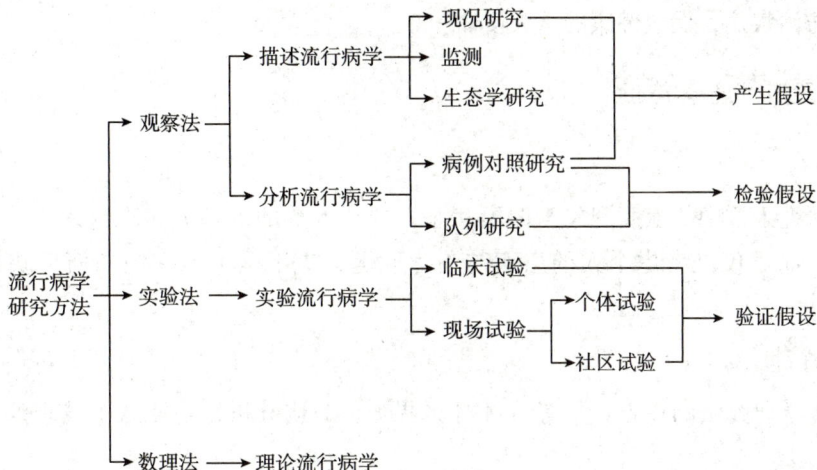

图7-1　流行病学研究方法分类

一、观察法

观察法是指不对研究对象施加任何干预措施，观察人群在自然状态下的健康、疾病状况及有关因素的分布情况。因此，观察性研究不能人为地控制实验条件，只能在自然条件下模拟实验性研究，尽量控制非研究因素来获得真实的结果。观察法又分为描述性流行病学和分析性流行病学。描述性研究是指利用常规监测记录或通过专门调查获得的数据资料（包括实验室检查结果），按照不同地区、不同时间及不同人群特征进行分组，描述人群中有关疾病或健康状态以及有关特征和暴露因素的分布状况，在此基础上进行比较分析，获得疾病三间（人群、地区和时间）分布的特征，进而获得病因线索，提出病因假设，包括横断面调查、监测和生态学研究。分析流行病学是在描述分布现象的基础上，通过对比分析，找出影响分布的决定因素或病因，即检验病因假设，包括病例对照研究和队列研究。

二、实验法

流行病学的实验法称为流行病学实验或实验流行病学。与观察法的不同之处在于实验法中研究者可人为掌握研究因素的变化条件，前瞻性地观察介入手段或措施的效应。流行病学实验是在人群现场中进行的，其主要特征是研究对象分组的随机化和给予实验因素的人为化。流行病学实验主要有两类型即临床试验和现场试验，后者又分为个体试验和社区试验。

三、数理法

理论流行病学研究又称数学流行病学。其方法是用不同数字符号代表有关病因、机体与环境的各种因素，抽象地用数学公式和模型来研究疾病流行规律，定量反映病因、宿主和环境对疾病发生的影响及其动态变化。流行病学理论与方法的研究随着流行病学应用领域的不断扩大和计算机技术、信息技术、生命科学与技术的飞速发展，其自身的理论和方法也在不断更新和发展。

四、研究方法的发展

流行病学是一门应用科学，也是一门方法学，有别于理论科学。流行病学的学科体系可概括成原理、方法和应用三部分。随着流行病学方法的快速发展，流行病学的用途也越来越广泛，并逐渐深入到医药卫生的各个领域。总之，流行病学将在 21 世纪随着现代科技和医学日新月异的发展，充分发挥学科特色，完成防治疾病，促进健康的重大使命。

五、流行病学的基本特征

（一）群体特征

流行病学是研究人群中的疾病现象与健康状态，即从人群的各种分布现象入手，将分布作为研究一切问题的起点，而不仅是考虑个人的患病与治疗问题，更不是考虑它们如何反映在器官和分子水平上。

（二）对比的特征

对比是流行病学研究法的核心。只有通过对比调查、对比分析，才能从中发现疾病发生的原因或线索。

（三）概率论和数理统计学的特征

流行病学极少用绝对数表示各种分布情况，多使用频率指标，因为绝对数不能显示人群中发病的强度或死亡的危险度。频率实际上就是一种概率，流行病学强调的是概率。

（四）社会心理的特征

人群健康同环境有着密切的关系。疾病的发生不仅仅同人体的内环境有关，还必然受到自然环境和社会环境的影响和制约。在研究疾病的病因和流行因素时，我们应该全面考察研究对象的生物、心理和社会生活状况。

（五）预防为主的特征

作为公共卫生和预防医学的一门分支学科，流行病学始终坚持预防为主的方针并以此作为学科的研究内容之一。

（六）发展的特征

纵观流行病学的历史可以看出，针对不同时期的主要卫生问题，流行病学的定义、任务是不断发展的，研究方法在近年内也不断完善。

练一练7-2

流行病学主要应用于

A. 考核疾病的防制效果　　　B. 评价人群的健康状况

C. 研究疾病的预防与控制　　　D. 研究疾病的病因

E. 以上均是

答案解析

第三节　疾病分布的基本概念

人群的特征有性别、年龄、职业、种族、行为方式等，这些人群的生物学和社会学特征都可能成为疾病发生的危险因素，有针对性地提出防控措施有利于控制疾病。

一、疾病的人群分布

（一）年龄

研究疾病的年龄分布，有助于深入认识疾病的分布规律。探索流行因素，为病因研究和疾病的预防与控制提供基本线索。疾病年龄分布的分析方法有两种，即横断面分析和出生队列分析，后者在评价疾病的年龄分布长期变化趋势及提供病因线索等方面具有很大意义。它可以明确地呈现致病因子与年龄的关系，有助于探明年龄、所处时代暴露特点及经历在疾病的频率变化中的作用。

（二）性别

疾病的性别差异与男女性的遗传特征、内分泌代谢、生理解剖特点和内在素质的不同特点有关，这些因素影响了人们对疾病的易感性。

（三）职业

某些疾病的发生与职业密切相关，由于机体所处职业环境中的致病因素，如职业性的精神紧张程度及物理因素、化学因素、生物因素的不同可导致疾病分布的职业差异。例如，从事矿山开采和井下作业的工人易患尘肺病，脑力劳动者易患冠心病。

（四）种族和民族

不同民族由于长期受一定自然环境、社会环境、遗传背景的影响，疾病分布也显示出了差异性。如中国人患鼻咽癌和肝癌人数居多，而印度人患口腔癌人数多。

此外，婚姻与家庭、行为生活方式、宗教信仰等因素均与疾病的人群分布有关。

二、疾病的时间分布

（一）短期波动

一般是指持续几天、几周或几个月的疾病流行或疫情暴发，是疾病的特殊存在方式。其含义与暴发相近，区别在于暴发常用于少量人群，而短期波动常用于较大数量的人群。

（二）季节性

疾病在一定季节内呈现发病率增高的现象。季节性有以下两种表现形式。

1. 严格的季节性　在某些地区以虫媒传播的传染病发生有严格的季节性，发病多集中在少数几个月内，其余月份没有病例的发生。

2. 季节性升高　一年四季均发病，但仅在一定月份发病率升高。原因较为复杂，不仅受自然环境、气候条件、媒介昆虫、野生动物的生活习性和家畜的生长繁殖等因素的影响，也受人的生活方式、生产、劳动条件、营养、风俗习惯、医疗卫生水平、暴露于致病因素的机会和人群易感性的影响。

（三）周期性

是指疾病频率按照一定的时间间隔，有规律的起伏波动，每隔若干年出现一个流行高峰的现象。影响疾病周期性及间隔时间的常见原因如下。

（1）人口密集、交通拥挤和卫生条件差等因素利于疾病的传播。当有传染源和足够数量的易感者存在，又无有效的预防措施时，其流行特征呈现一定的周期性。

（2）传播机制容易实现的疾病，当易感者积累到足够数量便可迅速传播。而疾病流行后新的易感者积累的速度，特别是新生儿的增加，影响疾病周期间隔的时间，累积速度越快，间隔越短。

（3）病后可形成稳固免疫的疾病，一度流行后发病率可迅速下降，流行后人群免疫水平持续时间越久，周期间隔越长。

（4）周期性的发生还取决于病原体变异及其变异的速度，是影响疾病周期间隔时间的重要因素。

（四）长期趋势

也称长期变异或长期变动，是指在一个比较长的时间内，通常为几年或几十年，疾病的临床特征、分布状态、流行强度等方面所发生的变化。长期趋势的出现主要原因有病因或致病因素的变化，病原体的变异，机体免疫状况改变，医疗和防治水平的提高，报告及登记制度完善程度等。

三、疾病的地区（空间）分布

疾病的发生与一定地域空间的自然环境、社会环境等多种因素密切相关。

（一）疾病在国家间的分布不同

有些疾病只在一定的国家或地区发生，例如黄热病主要见于非洲和南美洲，其分布与埃及伊蚊的分布相一致；有些疾病在全世界都可发生，如一些常见病和多发病，无严格的地区界限，虽然区域性不明显，但不同的国家和地区的分布还是有所不同。如乳腺癌在美洲、北欧、西欧发病最多，东欧次之，亚洲和非洲较少，这种分布的差异是多种因素造成的，其中环境因素和膳食组成可能是重要原因。

（二）疾病在国家内分布也有差别

我国疆域辽阔，人口众多，地处温带至热带气候区，南北悬殊，地势高低起伏，生活习俗和卫生文化水平差异明显，这都造成了疾病分布的差异。血吸虫病在我国长江中下游地区曾广泛流行，目前流行态势也比较严峻，在年等温线13℃以北地区则未见此病，这是因为北方干燥、寒冷并缺乏钉螺孳生繁殖条件所致。

（三）疾病在城乡间的分布差异

城市现代化水平高，工业集中，环境容易受到污染，故呼吸系统疾病、肿瘤发病率高。农村易出现季节性洪涝灾害，生态环境改变容易导致生物屏障被破坏、人群体质下降以及常规卫生工作被干扰，伤寒、痢疾等疾病易于流行。

（四）疾病的地方性

指局限于某些特定地区内相对稳定并经常发生的疾病。如大骨节病、地方性甲状腺肿、地方性氟中毒等非传染性疾病。

四、疾病频率的测量指标

（一）发病率（incidence rate）

表示在一定时期内某人群中某病新病例出现的频率。

$$发病率 = \frac{一定时期内某人群中某病新病例数}{同时期暴露人口数} \times k \qquad 式（7-1）$$

$k = 100\%$、1000% 或 $10000/万\cdots\cdots$

（二）罹患率（attack rate）

表示在较短期间内小范围人群中某病新发病例的频数。

（三）患病率（prevalence rate）

患病率也称现患率，表示某特定时间内总人口中某病新旧病例所占比例。患病率可按观察时间的不同分为时点患病率和期间患病率两种。时点患病率较常用。

$$时点患病率 = \frac{某一时点一定人群中现患某病新旧病例数}{该时点人口数（被观察人数）} \times k \qquad 式（7-2）$$

$$期间患病率 = \frac{某观察期间一定人群中现患某病新旧病例数}{同期平均人口数（被观察人数）} \times k \qquad 式（7-3）$$

$k = 100\%$、1000% 或 $10000/万$……

期间患病率实际上等于某一特定期间开始时患病率加上该期间内的发病率。

（四）感染率（infection rate）

是指在某个时间内能检查的整个人群样本中，某病现有感染者人数所占的比例。感染率的性质与患病率相似。

$$感染率 = \frac{受检者阳性人数}{受检人数} \times k \qquad 式（7-4）$$

$k = 100\%$、1000% 或 $10000/万$……

（五）死亡率（mortality rate）

或称粗死亡率，是指在一定期间内总死亡人数与该人群同期平均人口数之比，是测量人群死亡危险程度最常用的指标。

$$死亡率 = \frac{某时期内（因某病）死亡总数}{同期平均人口数} \times k \qquad 式（7-5）$$

$k = 100\%$、1000% 或 $10000/万$……

（六）病死率（case-fatality rate）

是表示一定时期内（通常为一年）患某病的全部患者中因该病而死亡者的比例。

$$病死率 = \frac{某时期内因某病死亡人数}{同期患某病的患者数} \times k \qquad 式（7-6）$$

$K = 100\%$、1000% 或 $10000/万$……

如果某病处于稳定状态，病死率也可用死亡率和发病率推算得到

$$病死率 = \frac{某病死亡率}{某病发病率} \times 100\% \qquad 式（7-7）$$

五、疾病流行强度的描述

疾病的流行强度是指某病在某地某人群中一定时期内发病数量的变化及其特征。某种疾病在某地区一定时期内某人群中的疾病流行强度常用散发、暴发、流行及大流行等来表示。

（一）散发（sporadic）

散发指某病发病人数不多，病例间无明显的相互传播关系，或者某病在某地人群中的发病率呈历年的一般水平。确定某病在某地区是否属于散发，应参照当地前三年该病的发病率水平。散发适用于范围较大的地区。

（二）暴发（outbreak）

在一个局部地区或集体单位中，短时间内突然发生许多同类病例的现象称为暴发。这些人多有相同的传染源或传播途径。患者常集中发生在该病的最短与最长潜伏期之间。例如，食物中毒或幼儿园中的麻疹等暴发。

（三）流行（epidemic）

某地区某病发病率显著超过该病历年的散发发病率水平（如3～10倍）时，称为流行。流行的判

定应根据不同病种、不同时期、不同历史情况进行。有些传染病流行时显性病例可能不多，而实际的感染率却很高，隐性感染占感染者的大多数，称为隐性流行。脊髓灰质炎常有隐性流行现象。

（四）大流行（pandemic）

有时疾病迅速蔓延可跨越一省、一国或一洲，其发病率水平超过该地一定历史条件下的流行水平且跨越国界或洲界时，称为大流行。例如，流感大流行每隔约 30 年出现一次，20 世纪中期至 21 世纪初，世界上出现过至少三次以上的流感大流行。1957 年开始的"亚洲流感"、1968 年的"香港流感"以及 1977 年发生的"俄罗斯流感"。

? 想一想

2003 年 5 月 28 日，某省一某小学有 58 名学生、1 名教师食用统一供应的营养午餐后，发生不适与腹泻。经各级卫生部门的调查处理，认定是一起食物中毒暴发事件。根据所学知识，应如何开展流行病学调查？

答案解析

✎ 练一练7-3

流行病学工作的三个阶段是
A. 描述分布、提出假设、验证建设
B. 提示现象、找出原因、提供措施
C. 整理资料、分析资料、提出结论
D. 观察性研究、实验性研究、理论性研究
E. 筛查患者、确诊患者、治疗患者

答案解析

第四节　现况研究

一、概述

（一）现况研究的概念

现况研究是研究特定时点或期间和特定范围内人群中的有关变量（因素）与疾病或健康状况关系的方法，又可以称之为"横断面研究"或"患病率研究"。

（二）现况研究的目的及应用范围

掌握目标群体中疾病的患病率及其分布状态提供疾病的致病因素的线索；确定高危人群；评价疾病监测、预防接种效果及其他资料的质量。

（三）现况研究的特点与种类

1. 现况研究的特点　现况研究是对特定时点或期间的研究，开始时一般不设有对照组；现况研究在确定因果联系时受到限制，但对不会发生改变的暴露因素可以作因果推论；现况研究可以用现在的暴露（特征）来替代或估计过去情况的条件；现况研究定期重复进行可以获得发病率资料。

2. 现况研究的种类　现况研究根据研究对象的范围可分为普查和抽样调查。

（1）普查　是指在特定时点或时期、特定范围内的全部人群均为研究对象的调查。

（2）抽样调查　是指通过随机抽样的方法，对特定时点、特定范围内人群的一个代表性样本的调

查，以样本的统计量来估计总体参数所在范围。

二、现况研究的设计与实施

（一）明确调查的目的

这是现况研究设计的重要步骤，应根据研究所提出的具体问题，明确该次调查所要达到的目的，然后根据具体的研究目的来确定采用何种调查类型，如是采用普查还是抽样调查。

（二）确定研究对象

研究对象的选择应根据研究的目的和实际情况来确定，并与调查类型的选择有关。

（三）样本含量和抽样方法

现况研究样本含量的大小来自多方面影响，但主要取决于两个方面。一是研究对象预期的现患率；二是研究对调查结果精确性的要求。对于分类指标，决定现况研究样本量大小的因素主要有预期现患率 p，容许误差 d 和显著性水平 α，可采用的估算公式为 $n = \dfrac{pq}{s_p^2}$。对于计量资料时，采用的样本估算公式为 $n = \dfrac{4s^2}{d^2}$。常见的抽样方法有单纯随机抽样、系统抽样、分层抽样、整群抽样和多级抽样五种。

（四）确定收集资料的方法

资料的收集一是通过测定或检查的方法，如测定 HBsAg 是否阳性，血压是否正常等。另一是通过直接用调查表询问研究对象，让其回答或回忆暴露或疾病的情况。

三、现况研究的资料分析

现况研究收集到的资料经过整理后可按不同空间、不同时间以及不同人群中的分布进行描述；亦可将人群分为暴露和非暴露或不同暴露水平的人群，比较分析各组间率或健康状况的差异；也可将调查对象分为患病组和非患病组，评价各因素（暴露）与疾病的联系。

四、现况研究的优缺点及偏倚控制

（一）现况研究的优缺点

1. 普查优缺点

（1）普查的优点 ①调查对象为全体目标人群，不存在抽样误差。②可以同时调查目标人群中多种疾病或健康状况的分布情况。③能发现目标人群中的全部病例，在实现"三早"（早期发现，早期诊断，早期治疗）预防的同时，全面地描述疾病的分布与特征，为病因研究提供线索。

（2）普查的缺点 ①不适用于患病率低且无简便易行诊断手段的疾病。②由于工作量大而不易细致，存在漏查。③调查工作人员涉及面广，掌握调查技术和检查方法的熟练程度不一，对调查项目的理解往往很难统一和标准化，不能保证调查质量。④耗费的人力、物力资源一般较大，费用往往较高。

2. 抽样调查的优缺点
与普查相比，抽样调查具有节省时间、人力和物力资源，同时由于调查范围小，调查工作易于做得细致等优点。但是抽样调查的设计、实施与资料分析均比普查要复杂；同时资料的重复或遗漏不易被发现；对于变异过大的研究对象或因素和需要普查普治的疾病则不适合用抽样调查；患病率太低的疾病也同样不适合用抽样调查，因为需要很大的样本量，而如果抽样比大于75%，则不如进行普查。

（二）现况研究中常见的偏倚与质量控制

现况研究的偏倚主要是调查或研究结果与真实情况不符，或者说，样本的统计量不能代表总体参数所在的范围。现况研究中的常见偏倚包括无应答偏倚、幸存者偏倚、回忆偏倚、调查偏倚和测量偏倚等。因而现况研究必须对调查资料的质量进行严格控制，减少偏倚的产生。

练一练7-4

根据现况调查资料可计算出

A. 发病率　　　　B. 患病率　　　　C. 死亡率
D. 治愈率　　　　E. 病死率

答案解析

第五节　队列研究

一、概述

（一）队列研究的概念

1. 队列　队列（cohort）表示一个特定的或具有某种共同特征的研究人群组。

2. 队列研究　队列研究是将一个范围明确的人群按是否暴露于某可疑因素及其暴露程度分为不同的亚组，追踪其各自的结局，比较不同亚组之间结局的差异，从而判定暴露因子与结局之间有无因果关联及关联大小的一种观察性研究方法。

3. 暴露　暴露（exposure）是指研究对象接触过某种待研究的物质（如重金属）或具备某种待研究的特征（如年龄、性别及遗传等）或行为（如吸烟等）。

（二）队列研究的目的及应用范围

队列研究可用于检验病因假设，评价预防措施效果，研究疾病的自然史，新药上市后监测。

（三）队列研究的特点与分类

1. 研究特点　①属于观察法；②需要设立对照组；③是由"因"及"果"的研究；④能判断暴露与结局的因果关系。

2. 分类

（1）前瞻性队列研究（prospective cohort study）　亦称为同时性或即时性队列研究（concurrent cohort study）。研究对象的确定和分组是根据研究开始时所获得的现实暴露资料而决定，观察开始时病例尚未出现，需要追踪观察一定时期，才能得到发病或死亡的结果，故其性质是前瞻性的，即从现在追踪到将来。

（2）历史性队列研究（historical cohort study）　亦称为非同时性或非即时性队列研究（non–concurrent cohort study），还称为回顾性队列研究（retrospective cohort study）。研究对象的确定和分组是根据研究开始时已获得的历史资料中的暴露情况而决定，疾病的结局在研究开始时已经从历史资料中获得。暴露和结局虽然时间跨度较大，但资料收集和分析却可以在较短时间内完成。虽然暴露资料的收集和结局的判断同时完成，但其性质属于前瞻性的。

（3）双向性队列研究　亦称为混合型队列研究。在历史性队列研究完成之后，继续进行前瞻性队列研究。

二、队列研究的设计与实施

（一）研究队列的选择

1. 暴露人群的选择　暴露人群应该处在某种暴露因素中或已有某种特殊暴露史，并能提供可靠的暴露因素的资料，且便于追踪和观察。

（1）特殊暴露人群或称为高危人群　由于特殊原因暴露于特殊因素的特殊人群可以作为暴露人群。

（2）一般人群　可以选择一般居民、有组织的人群团体中的暴露者作为暴露人群。

2. 对照人群的选择　对照人群的设立是为了与暴露人群进行比较，这是分析性流行病学研究的共性之一。非暴露组人群作为对照组，应该与暴露组具有可比性，即对照人群除暴露因素的影响外，其他各项因素的影响或人群的特征，如年龄、性别、职业、民族等，都应尽可能与暴露组相似。对照常采用以下形式。

（1）内对照　即先选择一组研究人群，将其中暴露于所研究因素的对象作为暴露组，其余非暴露者即为非暴露组。这种选择称为内对照，它的优点是比较省事，可比性较好且偏倚较小。

（2）外对照　也称特设对照。当选择职业人群或特殊暴露人群作为暴露人群时，往往不能从这些人群中选出对照，而常需在该人群之外去寻找对照组，故名外对照。对于有特殊暴露的人群，如某些工厂的工人都有暴露某致病因素的可能性，此时需要另外一个工厂的人群作为非暴露组，随访观察时可免受暴露组的影响。

（3）一般人群对照　这种对照方法是利用了整个地区现成的发病或死亡资料。它的优点是资料比较容易得到，减少了研究的工作量；缺点是资料较粗，人群可比性差。另外，对照中可能包含有暴露人群。利用这种资料要注意对照人口的内部构成（年龄、性别等）应该与暴露组的一致，比较时要比较标化发病率或标化死亡率。

（4）多重对照　采用上述两种或两种以上的方式选择对照组，增强结果的可靠性。

（二）研究队列的样本含量估算

在队列研究设计时，要对研究样本的大小进行估算。与病例对照研究相似，队列研究的样本量取决于以下 4 个因素：①发病率（p_0）的高低；②两组发病率的差别；③所要求达到的显著性水平（α）；④把握度（$1-\beta$）。在暴露组与对照组样本等量的情况下，可用以下公式计算出各组所需样本量。也可查表获得。

$$n = \frac{(u_a \sqrt{2\overline{pq}} + u_\beta \sqrt{p_1 q_1 + p_0 q_0})^2}{(p_1 - p_0)^2}$$　　式（7-8）

其中 n 为暴露组或非暴露组的人数，u_α 和 u_β 分别为 α 和 β 的 u 值，可查阅相关表格得到，p_0 和 p_1 分别为非暴露组和暴露组的发病率，p_1 可以通过相对危险度用公式 $p_1 = \dfrac{RR \times p_0}{1 + p_0(RR+1)}$ 进行计算，$\overline{p} = (p_1 + p_0)/2$，$\overline{q} = 1 - \overline{p}$。

因此，公式可以简化为：

$$n = \frac{2\overline{pq}(u_\alpha + u_\beta)^2}{(p_1 - p_0)^2}$$　　式（7-9）

（三）研究队列的随访

确定了研究对象及观察测量的指标后，就开始对对象进行基线资料收集与追踪观察（随访）。基线调查与随访的内容基本一致，但随访追踪观察收集的重点是结局变量。追踪观察除了要确定观察对象

the疾病事件的结局外，也要随时确定对象是否仍处于观察之中，也就是确定结局发生率中的分子与分母。一般追踪观察的终点是指一个研究对象出现了预期的结果，至此不再对该研究对象继续随访。预期结果主要指疾病或死亡，也可以是某些指标的变化。基线资料及随访资料可以从以下几方面获得。

1. 访问和调查 可收集研究对象的人口学资料、生活习惯、生活方式等。

2. 从常规登记中收集资料 如出生、死亡、医疗记录、工作档案等。

3. 医学检查与检验 通过医学检查获得研究对象生理、生化特征等数据。

4. 收集环境资料 如家庭环境、空气污染情况、水质情况、食物成分测定等。

基线调查与随访收集的资料要进行审查、验收和归档，了解资料的正确性与完整性。对有明显错误的资料应进行重新调查修正，或剔除；对不完整的资料要设法补齐。

三、队列研究资料的整理与分析

（一）资料的整理

1. 累积发病率的资料整理 当观察期间人口比较稳定，研究人群的数量比较多，资料比较整齐时，可用观察开始时的人口数作分母、以整个观察期内的发病（或死亡）人数为分子来计算发病率，称之为累积发病率（cumulative incidence）。以累积发病率为指标来分析资料时，其资料整理模式见表 7-1。

表 7-1 队列研究累积发病率资料整理表

组别	病例	非病例	合计	发病率
暴露组	a	b	$a+b=n_1$	a/n_1
非暴露组	c	d	$c+d=n_0$	c/n_0
合计	$a+c=m_1$	$b+d=m_0$	$a+b+c+d=T$	m_1/T

2. 发病密度资料整理 如果观察时间较长，难以做到人口稳定（观察对象进入队列的时间不一致；由于迁移、死亡或其他原因造成失访等）时，则应以人时为单位来计算发病率。以人时为单位计算出来的率带有瞬时频率的性质，称为发病密度（incidence density）。对于计算发病密度的队列研究资料，除了将每个观察对象折算成"人年"以代替"人"外，其余均与累积发病率相同。其资料整理模式见表 7-2。

表 7-2 队列研究发病密度资料整理表

	病例数	人时数	发病密度
暴露组	a	T_1	a/T_1
对照组	b	T_0	b/T_0
合计	$a+b=M$	$T_1+T_0=T$	M/T

（二）率的计算与显著性检验

1. 累积发病率或死亡率 适用于稳定的观察队列。

$$累积发病率 = \frac{观察期间发病人数}{观察开始时队列人数} \times k \qquad 式（7-10）$$

2. 发病密度

$$发病密度 = 观察期内被研究疾病的发病或死亡人数$$

$$观察人时数 = 观察人数 \times 观察时间$$

例如 1 个人观察 1 年即为 1 人年，发病密度适用于动态队列，其人群不稳定，随访期不等，且存在失访问题。发病密度的量值变化范围是从 0 到无穷大。

3. 标化比　当研究对象数目较少，结局事件的发生率比较低时，无论观察的时间长或短，都不宜直接计算率，而是以全人口发病（死亡）率作为标准，算出该观察人群的理论发病（死亡）人数，即预期发病（死亡）人数，再求观察人群实际发病（死亡）人数与此预期发病（死亡）人数之比，得到标准化发病（死亡）率。最常用的指标为标准化死亡率（standardized mortality ratio，SMR）。

4. 显著性检验　由于队列研究多为抽样研究，当发现两组率有差别时，首先要考虑抽样误差的可能，进行统计学显著性检验。当研究样本量较大，p 和 $1-p$ 都不太小，如 np 和 $n(1-p)$ 均大于 5 时，此时可用 u 检验法来检验暴露组与对照组之间率的差异；如果率比较低，样本较小时，可改用直接概率法、二项分布检验或泊松（poisson）分布检验；率的差异的显著性检验也可用四格表资料的卡方检验。

（三）计算暴露与发病的关联强度

1. 相对危险度（RR）　RR 也叫危险比（risk ratio）或率比（rater ratio）

$$RR = \frac{I_e}{I_0} = \frac{a/n_1}{c/n_0} \qquad 式（7-11）$$

式中 I_e 和 I_0 分别代表暴露组和非暴露组的率。RR 表明暴露组发病或死亡的危险是非暴露组的多少倍，是反映暴露与发病（死亡）关联强度的最有用的指标。$RR > 1$ 表示暴露因素与疾病有"正"关联、说明暴露因素是致病的危险因素；$RR = 1$ 表示暴露因素与疾病无关联；$RR < 1$ 表示暴露因素与疾病有"负"关联，说明暴露因素具有保护意义。RR 值越大，表明暴露的效应越大，暴露与结局关联的强度越大。

2. 归因危险度（AR）　又叫特异危险度或率差（rate difference，RD），是暴露组发病率与对照组发病率相差的绝对值，它表示危险特异地归因于暴露因素的程度。

$$AR = I_e - I_0 = (a/n_1) - (c/n_0)$$
$$RR = I_e/I_0,\ I_e = RR \times I_0$$
$$AR = RR \times I_0 - I_0 = I_0(RR-1)$$
$$AR = I_e - I_0 = (a/n_1)/(b/n_0) \ 或 \ AR = RRI_0 - I_0 = I_0(RR-1) \qquad 式（7-12）$$

RR 与 AR 都是表示关联强度的重要指标，彼此密切相关，但其公共卫生意义却不同。RR 说明暴露者与非暴露者相比较，增加暴露因素所致疾病的危险程度的倍数，具有病因学的意义；AR 则对人群而言，暴露人群与非暴露人群比较，所增加的疾病发生数量，如果暴露因素消除，可减少这一数量疾病的发生，更具有疾病预防和公共卫生学上的意义。

四、队列研究的优缺点及偏倚控制

（一）队列研究的优缺点

1. 优点

（1）由于研究对象暴露资料的收集在结局发生之前，并且都是由研究者亲自观察得到的，所以资料可靠，一般不存在回忆偏倚。

（2）可以直接获得暴露组和对照组人群的发病或死亡率，可直接计算出 RR 和 AR 等反映疾病危险关联的指标，可以充分而直接地分析暴露的病因作用。

（3）由于病因发生在前，疾病发生在后，因果现象发生的时间顺序上合理，加之偏倚较少，又可直接计算各项测量疾病危险关联的指标，故其检验病因假说的能力较强，一般可证实病因联系。

（4）有助于了解人群疾病的自然史。有时还可能获得多种预期以外的疾病的结局资料，分析一因与多种疾病的关系。

2. 局限性

（1）不适于发病率很低的疾病的病因研究，因为在这种情况下需要的研究对象数量太大，一般难以达到。

（2）由于随访时间较长，对象不易保持依从性，容易产生各种各样的失访偏倚。

（3）研究耗费的人力、物力、财力和时间较多，其组织与后勤工作亦相当艰巨。

（4）在随访过程中，未知变量引入人群，或人群中已知变量的变化等，都可使结局受到影响，使分析复杂化。

（二）队列研究中常见的偏倚与控制

1. 常见偏倚的种类

（1）选择偏倚　如果研究人群在一些重要因素方面与一般人群或待研究的总体人群存在差异，即研究人群（样本）不是一般人群（总体）的一个无偏倚的代表，将会引起选择偏倚。

（2）失访偏倚　这是队列研究中不可避免的偏倚，因为在一个较长的追踪观察期内，总会有对象迁移、外出、死于非终点疾病或拒绝继续参加观察而退出队列。

2. 常见偏倚的控制

（1）选择偏倚的控制　严格遵守随机化的原则选择对象；严格按规定的标准选择对象；对象一旦选定，必须克服困难，坚持随访到底。

（2）失访偏倚的控制　主要靠尽可能提高研究对象的依从性。

练一练7-5

队列研究的对象是

A. 暴露于某种特定因素的病人和非病人

B. 未暴露于某种特定因素的病人和非病人

C. 暴露和未暴露于某种特定研究因素的病人

D. 暴露和未暴露于某种特定研究素的病人和非病人

E. 暴露和未暴露于某种特定因素的健康人

答案解析

第六节　病例对照研究

一、概述

（一）病例对照研究的基本原理

病例对照研究（case-control study）以现在确诊的患有某特定疾病的患者作为病例，以不患有该病但具有可比性的个体作为对照，通过询问、实验室检查或复查病史、搜集既往各种可能的危险因素的暴露史，测量并比较病例组与对照组中各因素的暴露比例。经统计学检验，若两组差别有意义，则可认为因素与疾病之间存在着统计学上的关联。在评估了各种偏倚对研究结果的影响之后，再借助病因推断技术，推断出某个或某些暴露因素是否是疾病的危险因素，从而达到探索和检验疾病病因假说的目的。病例对照研究的结构模式见图7-2。

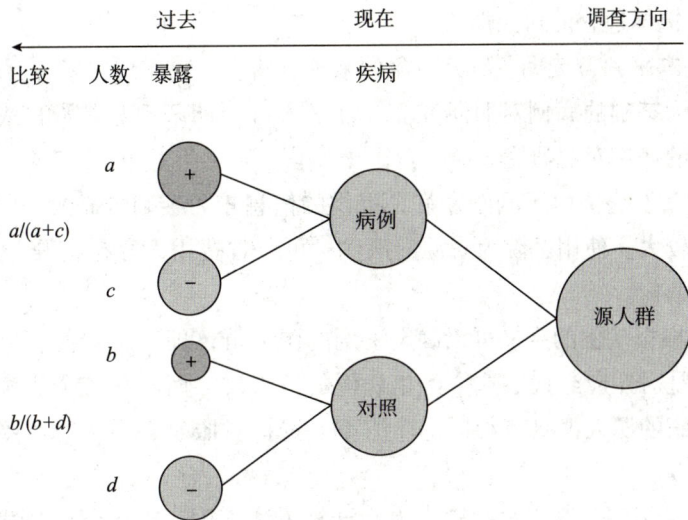

图 7 - 2　病例对照研究的结构模式图

（二）病例对照研究的特点与分类

1. 病例对照研究的特点

（1）属于观察性研究方法　研究者客观地收集研究对象的暴露情况，而不给予任何干预措施。

（2）设立对照　研究设计了独立的、由未患所研究疾病的人群组成的对照组，用来与病例组进行比较。

（3）观察方向由"果"至"因"　在研究过程中，已知研究对象患某病或未患某病，再追溯既往是否暴露于可疑危险因素。研究方向是纵向的、回顾性的。

（4）难以证实因果关系　由于研究是回顾性的观察法，只能推测暴露与疾病是否有关联，且只限于有统计学意义，难以证实暴露与因果的关系。

2. 分类

（1）病例与对照不匹配　一般对照人数应等于或多于病例人数。

（2）病例与对照匹配　匹配（matching）或称配比，即要求对照在某些因素或特征上与病例保持一致，目的是对两组进行比较时排除匹配因素的干扰。匹配分为频数匹配与个体匹配。

1）频数匹配（frequency matching）　频数匹配首先应当知道或估计出匹配变量每一层的病例数，例如：年龄匹配，应当知道 20 ~ 24 岁组、25 ~ 29 岁组等各组的病例数，然后从备选对照中选择对照，直至达到每层所要求的数目。

2）个体匹配（individual matching）　以病例和对照的个体为单位进行匹配叫个体匹配。把不必要的项目列入匹配，企图使病例与对照尽量一致，就可能徒然丢失信息，增加工作难度，结果反而降低了研究效率。这种情况称为配比过头（over - matching），应当注意避免。有两种情况不应使用匹配，否则会造成配比过头。一是研究因素与疾病因果链中的中间变量不应匹配；另一种是只与可疑病因有关而与疾病无关的因素不应匹配；除此之外，还有一些衍生类型，如巢式病例对照研究、病例 - 队列研究、病例交叉研究等。

二、病例对照研究的设计和实施

1. 提出假设　根据所了解的疾病分布特点和已知的相关因素，在广泛查阅文献的基础上，提出该疾病的病因假设。

2. 明确研究目的，选择适宜的对照形式。

3. 病例与对照的基本来源与选择 研究对象的来源有两个：①医院的患者、医院门诊及住院病案、出院记录，称为以医院为基础的病例对照研究。②社区人群、社区的监测资料或普查、抽查的人群资料，称为以社区为基础的病例对照研究。

（1）病例的选择 新发病例由于刚刚发病，提供的信息较为准确可靠。一般以社区来源为优，代表性较强，但实施难度较大。使用医院为来源的病例，可节省费用，容易获得，合作好，信息较完整、准确，但容易发生选择偏倚。

（2）对照的选择 根据病例的定义可以确定病例的源人群，即产生这些病例的人群，对照应当从该源人群中抽取。关键是对照应当代表这个产生病例的源人群，而不是整个非病的人群，对照组的样本应当与不患所研究疾病的源人群具有相同的暴露率。选择对照时必须考虑对照与病例的可比性，以及可能出现的选择偏倚等。

4. 样本含量的估计 不同匹配方式的样本大小计算方法不同，除了利用公式计算外，还可从统计学相关内容表中查得。影响样本大小的因素病例对照研究样本大小取决于下列4个参数。

（1）研究因素在对照组中的暴露率 P_0。

（2）预期的该因素引起的相对危险度 RR 或暴露的比值比 OR（其含义详见后文）。

（3）希望达到的检验显著性水平，即假设检验第 I 类错误的概率。

（4）希望达到的检验把握度（$1-\beta$），β 为统计学假设检验第 II 类错误的概率。

病例组和对照组人数相等但不匹配和成组匹配的样本含量估计，可参照以下简化的公式（α 和 β 对应的 u 值请查阅相关统计学书籍）：

$$n = \frac{2\,\overline{pq}\,(u_\alpha + u_\beta)^2}{(p_1 - p_0)^2}$$ 式（7-13）

5. 获取研究因素的信息

（1）变量的选定。

（2）变量的规定 每项变量都要有明确的定义，尽可能地采取国际或国内统一的标准，以便交流和比较。

（3）变量的测量。

6. 病例对照研究资料的整理分析 对现场收集的资料要进行核查、验收和归档等一系列步骤，了解资料的正确性与完整性。保证资料尽可能的完整和高质量后对原始资料进行分组、归纳，或编码输入计算机。根据统计分析的要求，非个体匹配病例对照研究的资料一般按（表7-3）整理归纳成四格表。

表7-3 非个体匹配病例对照研究资料整理表

组别	有暴露史	无暴露史	合计	暴露率
病例组	a	b	$a+b=n_1$	a/n_1
对照组	c	d	$c+d=n_0$	c/n_0
合计	$a+c=m_1$	$b+d=m_0$	$a+b+c+d=N$	m_1/N

（1）成组病例对照研究资料的分析

1）描述性统计 ①描述研究对象的一般特征：描述研究对象人数及各种特征的构成，例如性别、年龄、职业、出生地、居住地、疾病类型的分布等。频数匹配时应描述匹配因素的额数比例。②均衡性检验：比较病例组和对照组某些基本特征是否相似或齐同，目的是检验病例组与对照组的可比性。对确有统计学意义的因素，在分析时应考虑到它对其他因素可能的影响。

2）统计性推断和分析 ①统计学假设检验：检验病例组与对照组的暴露率的差异是否有统计学意义，采用四格表的卡方检验，病例组的暴露率为 $a/(a+c)$，对照组的暴露率为 $b/(b+d)$，检验公式为

$$\chi^2 = (ad-bc)^2 n/(a+b)(c+d)(a+c)(b+d), v=1 \qquad （式7-14）$$

如果差异有统计学意义，说明暴露因素与疾病的关联不是由抽样误差造成的，可以进行进一步的关联强度分析。

②计算暴露与疾病的关联强度：比值比（odds ratio，简写 OR），又称优势比、交叉乘积比，是病例对照研究中用来表示疾病与暴露之间联系强度的指标。所谓比值（odds）是指某事件发生的可能性与不发生的可能性之比。OR＝病例组的暴露比值/对照组的暴露比值＝ad/bc。OR 值的含义在罕见性疾病时与相对危险度（RR）相同，即暴露组发生疾病的危险性为非暴露组的多少倍。但病例对照研究不能计算发病率，所以病例对照研究中只能计算 OR。OR>1 说明疾病的危险度因暴露而增加，暴露与疾病之间为"正"关联；OR<1 说明疾病的危险度因暴露而减少，暴露与疾病之间为"负"关联。OR＝1 时，表示暴露与疾病无关联；但是判断 OR 值的意义还要结合具体情况。

（2）1：1 匹配病例对照研究资料分析 在 1：1 匹配病例对照研究中，将病例与对照按 1：1 配成对子，在调查或分析时均将此一对病例和对照作为一组而不拆开，其分析步骤与成组资料相同，但整理和计算有其特点，要使用专用公式。

1）将资料按表 7-4 格式整理成四格表。

表7-4 1：1匹配病例对照研究资料整理表

对照	病例		对子数
	有暴露史	无暴露史	
有暴露史	a	b	$a+b$
无暴露史	c	d	$c+d$
合计	$a+c$	$b+d$	$a+b+c+d=N$

2）显著性检验，采用 McNemar 公式

$$\chi^2 = \frac{(b-c)^2}{(b+c)} \qquad 式（7-15）$$

当 $b+c<40$ 时，应使用校正公式

$$\chi^2 = \frac{(|b-c|-1)^2}{(b+c)} \qquad 式（7-16）$$

假设检验的目的是考查病例和对照的全部对子中暴露与否在两者间不一致的对子是否有统计学的意义，当暴露的不一致经卡方检验得到差异有显著性的结果时，可进一步分析。

3）计算比值比 OR 计算公式如下

$$OR = \frac{c}{b} (b \neq 0) \qquad 式（7-17）$$

4）计算 OR 值的 95% 可信区间。

三、病例对照研究中的优缺点及偏倚控制

（一）病例对照研究的优缺点

1. 优点

（1）特别适用于罕见病的研究，有时往往是罕见病病因研究的唯一选择，因为病例对照研究不需要太多的研究对象，此时队列研究常常不实际。

（2）相对更省力、省钱、省时间，并且较易于组织实施。

（3）该方法不仅应用于病因的探讨，而且广泛应用于许多方面，例如疫苗免疫学效果的考核及暴发调查等。

（4）可以同时研究多个因素与某种疾病的联系，特别适合于探索性病因研究。

（5）对研究对象多无损害。

2. 缺点

（1）不适于研究人群中暴露比例很低的因素，因为需要很大的样本量。

（2）选择研究对象时，难以避免选择偏倚。

（3）信息的真实性难以保证，暴露与疾病的时间先后常难以判断。因此论证因果关系的能力没有队列研究强。

（4）获取既往信息时，难以避免回忆偏倚。

（5）不能测定暴露组和非暴露组疾病的率。

（二）病例对照研究中常见的偏倚及控制

1. 选择偏倚

（1）入院率偏倚（admission rate bias）　也叫 Berkson 偏倚。设计阶段宜尽量采用随机选择研究对象，在多个医院选择对象等方法以减少偏倚程度。

（2）现患病例 - 新发病例偏倚（prevalence - incidence bias）　又称奈曼偏倚（Neyman bias）。调查时明确规定纳入标准为新发病例，可减少偏倚程度。

（3）检出症候偏倚（detection signal bias）　也称暴露偏倚（unmasking bias），如果延长收集病例的时间，使其超过由早期向中、晚期发生的时间，则检出病例中暴露者的比例会趋于正常，偏倚因此得到纠正。

（4）时间 - 效应偏倚（time effect bias）　在调查中尽量采用敏感的疾病早期检查技术，或开展观察期充分长的纵向调查，则可以尽可能地控制时间 - 效应偏倚。

2. 信息偏倚

（1）回忆偏倚（recall bias）　利用客观记录资料，以及选择不易为人们所忘记的重要指标做调查，并重视问卷的提问方式和调查技巧，有助于减少回忆偏倚。

（2）调查偏倚（investigation bias）　尽量采用客观指征、选择合适的人选参加调查，认真做好调查技术培训，采取复查等方法做好质量控制，检查条件尽量一致、尽量在同一时间内由同一调查员调查病例和对照，使用的检查仪器应精良、使用前应校准，严格掌握试剂的要求，以上均可望减少此类偏倚。

3. 混杂偏倚（confounding bias）　在设计时利用限制的方法和配比的方法；资料分析阶段采用分层分析或多因素分析模型处理，可适当控制混杂偏倚。

✖ 练一练7-6

病例对照研究中，调查对象应是

A. 病例组选择患某病的人，对照组选择未患某病的人

B. 病例组应是确定患某病的人，对照组为怀疑患某病的人

C. 病例和对照均未确定患某病

D. 病例和对照均是患某病的人

E. 病例应是患某病的人，对照应是不患某病的人

答案解析

第七节 实验性研究

实验流行病学（experimental epidemiology）研究，又称干预研究（intervention study）或流行病学实验（epidemiological experiment）研究等。它是一种前瞻性、实验性研究方法，多用于验证病因假设、评价预防措施和预防接种效果以及考核新药或新疗法的效果。

一、概述

实验流行病学研究是将人群随机分为实验组和对照组，对实验组人为地施加或减少某种处理因素，而不给对照组的人群该措施，随访并比较两组人群的结局，以评价该措施的效果的一类前瞻性研究方法。

二、基本特点

（一）属于前瞻性研究

实验流行病学在处理因素施加给研究对象后，需要随访观察一段时间才能发现处理因素的作用效果，所以是属于前瞻性研究。

（二）有严格的实验设计

实验设计时，根据研究目的需要设立严格的对照；使用随机的方法选择研究对象，并应用随机的方法把研究对象分配到实验组或对照组。通过对照和随机分组的方法，可以控制研究中的偏倚和混杂，调整非研究因素对结果的干扰。

（三）有人为施加的干预措施或研究因素

这与观察性研究不同，在观察性研究中的研究因素是自然存在的，而不是人为施加的。因此，实验流行病学在研究前的设计阶段要考虑干预措施或研究因素的剂量、给予的时间和途径等。

三、主要类型

（一）临床试验

是以患者为研究对象的实验研究，用于评价药物或治疗方案的效果。此外，还可用于观察药物的副作用。

（二）现场试验

是在某一特定的环境下，以自然人群为研究对象的实验研究，常用于评价疾病预防措施（如评价疫苗）的效果。

（三）社区试验

也有人称其为社区干预试验，是以社区人群整体为干预单位进行的试验研究，常用于评价不易落实到个体的干预措施的效果。

四、主要优缺点

（一）主要优点

1. 按照随机化的方法，将研究对象分为实验组和对照组，提高了可比性，能较好地控制研究中的偏倚和混杂。

2. 为前瞻性研究，研究因素事先设计，结局变量和测量方法事先规定，通过随访将每个对象的干预过程和结局自始至终观察到底，通过和对照组比较，最终的论证强度高。

3. 有助于了解疾病的自然史，并且可以获得一种干预和多个结局的关系。

（二）主要缺点

1. 整个实验设计和实施条件要求高、控制严、难度大，在实际工作中有时难以做到。

2. 受干预措施适用范围的约束，所选择的研究对象代表性不够，以致会不同程度地影响实验结果推论到总体。

3. 研究人群数量大，随访时间长，因此依从性不易做得很好，影响实验效应的评价。

4. 由于研究因素是研究者为实现研究目的而施加于研究对象，故容易涉及伦理道德问题。

练一练7-7

流行病学的实验性研究不包括

A. 临床实验 　　　　 B. 干预实验 　　　　 C. 人群现场实验

D. 病例对照研究 　　 E. 防备实验研究

答案解析

护爱生命

流行病是一门探讨影响人类群体健康及疾病的学科，是公共卫生及预防医学的重要组成部分。流行病学不仅研究传染病，其他如慢性病、精神疾病、自杀与意外事件等等健康议题，甚至各种疾病的危险因子（如抽烟、肥胖、营养摄取状态、生活型态等），都可成为流行病学研究的主题。流行病学是人们在不断地同危害人类健康严重的疾病作斗争中发展起来的。早年，传染病在人群中广泛流行，曾给人类带来极大的灾难，人们针对传染病进行深入的流行病学调查研究，采取防制措施。随着主要传染病逐渐得到控制，流行病学又应用于研究非传染病特别是慢性病，如心、脑血管疾病、恶性肿瘤、糖尿病及伤、残；此外，流行病学还应用于促进人群的健康状态的研究。

目标检测

答案解析

一、名词解释

1. 发病率 　　　　　　　 2. 流行

3. *OR* 值 　　　　　　　 4. 抽样调查

5. 暴露

二、选择题

1. 流行病学的研究范围是

  A. 传染病 　　　　　　 B. 健康问题 　　　　　　 C. 传染病和地方病

  D. 原因不明的疾病 　　 E. 疾病和健康状况

2. 关于流行病学，下列说法正确的是

  A. 从个体的角度研究疾病、健康状况及其影响因素

  B. 只研究传染病的流行特征和防治措施

C. 只研究慢性病的危险因素

D. 研究人群中疾病和健康状况的分布及其影响因素

E. 只研究疾病的防治措施

3. 流行病学工作的三个阶段是

    A. 描述分布、提出假设、验证假设

    B. 揭示现象、找出原因、提供措施

    C. 整理资料、分析资料、得出结论

    D. 观察性研究、实验性研究、理论性研究

    E. 筛查病人、确诊病人、治疗病人

4. 以下流行病学研究可以随机分组的是

    A. 社区试验　　　　　　B. 队列研究　　　　　　C. 抽样调查

    D. 个案报告　　　　　　E. 病例对照研究

5. 在分析食物中毒暴发的可能原因时，下列指标最常用的是

    A. 发病率　　　　　　　B. 患病率　　　　　　　C. 死亡率

    D. 罹患率　　　　　　　E. 续发率

6. 某种新疗法可延长寿命，但不能治愈疾病，可能会出现

    A. 该病发病率将增加　　B. 该病发病率将减少　　C. 该病患病率将增加

    D. 该病患病率将减少　　E. 该病发病率和患病率都减少

7. 当对疾病的情况了解不多的时候，往往总是从哪种研究开始

    A. 实验性研究　　　　　B. 描述性研究　　　　　C. 分析性研究

    D. 比较性研究　　　　　E. 数理性研究

8. 在队列研究中，结局的确切概念是指

    A. 统计检验结果

    B. 暴露属性的分组结果

    C. 观察中出现了预期结果事件

    D. 观察期限的终止时间

    E. 研究队列中存在的混杂结果

9. 下列不是前瞻性队列研究的特点的是

    A. 可直接计算发病率

    B. 多数情况下要计算发病密度

    C. 多用于稀有疾病

    D. 每次调查能同时研究几种疾病

    E. 因素可分为几个等级，以便计算剂量－反应关系

10. 如果用询问的方法调查饮酒与卒中的关系，最可能发生的是

    A. 饮酒者少报饮酒量　　B. 中度或大量饮酒者少报饮酒量

    C. 少量饮酒者多报饮酒量　　D. 少量饮酒者不报饮酒

    E. 不饮酒者谎报饮酒

11. 一项吸烟与肺癌关系的病例对照研究结果显示：$\chi^2 = 12.36$，$P < 0.05$，$OR = 3.3$。正确的结论为

    A. 病例组肺癌的患病率明显大于对照组

  B. 病例组发生肺癌的可能性明显大于对照组

  C. 对照组发生肺癌的可能性明显大于病例组

  D. 对照组肺癌的患病率明显小于病例组

  E. 不吸烟者发生肺癌的可能性明显小于吸烟者

12. 一项随机对照试验的研究目的不受以下哪些因素的影响

  A. 研究对象   B. 干预措施   C. 偏倚控制措施

  D. 对照干预   E. 结局指标

13. 实验流行病学的特征不包括

  A. 前瞻性   B. 随机化   C. 对照

  D. 匹配   E. 干预

14. 临床试验中关于研究对象的选择，下列不正确的是

  A. 研究对象有统一的诊断和排除标准

  B. 尽可能选择症状和体征不明显的患者做研究对象

  C. 研究对象应该能从中受益

  D. 尽量不选择孕妇

  E. 选择依从性好的研究对象

15. 反映某暴露因素与疾病关联强度的最好指标是

  A. 人群归因危险度   B. 发病率   C. 该因素的流行率

  D. 相对危险度   E. 归因危险度

16. 以人年为单位计算的率为

  A. 累积发病率   B. 发病密度   C. 病死率

  D. 现患率   E. 死亡率

17. 抽样调查的特点不包括

  A. 不适于患病率低的疾病

  B. 工作量相对较小，人力、物力投入相对较少

  C. 设计、实施较复杂

  D. 样本量小容易发现遗漏

  E. 用样本统计量估计总体参数

18. 以下有关样本量的描述，叙述正确的是

  A. 样本量宜大不宜小

  B. 样本量越大资料越准确

  C. 样本量足量就好

  D. 样本量大小由调查可行性决定

  E. 样本量估计不能采用经验法

(19～20 题共用题干)

一项病例对照研究数据如下表所示。

暴露史	病例	对照	合计
暴露	38	26	64
非暴露	25	37	62
合计	63	63	126

19. 在此研究中,暴露和该疾病的关联 *OR* 值为
   A. 2.33　　　　　　　B. 2.16　　　　　　　C. 1.30
   D. 0.46　　　　　　　E. 无法计算
20. 在此研究中,有暴露史者的发病率为
   A. 43.1%　　　　　　B. 55.8%　　　　　　C. 50%
   D. 100%　　　　　　 E. 无法计算

（杨　芳　沈必成）

书网融合……

重点回顾　　　　　微课　　　　　习题

第八章　健康教育与健康促进

<table>
<tr><td rowspan="10">学
习
目
标</td><td>

知识目标：

　　1. 掌握　健康教育、健康促进、健康相关行为、促进健康行为、危害健康行为的概念。

　　2. 熟悉　健康教育的原则、健康促进的活动领域、健康促进的基本策略、促进健康行为的主要特征及分类、危害健康行为的主要特征及分类、不良行为生活方式影响健康的特点、知－信－行模式、行跨理论模型、戒烟意愿改变模型、5A 戒烟干预模型。

　　3. 了解　健康教育与健康促进的联系和区别、致病行为模式、行跨理论模型局限性、5R 模型。

技能目标：

能熟练应用戒烟干预方法。

素质目标：

具备开展健康教育与促进的能力。

</td></tr>
</table>

导学情景

情景描述：患者，男，65 岁。吸烟 40 余年，每天 2 盒左右烟量，2020 年 5 月因慢性支气管炎到某医院就诊，经检查发现已患肺癌，早期。医生建议其戒烟，但患者之前多次戒烟失败，现戒烟信心不足也不知道如何戒烟。

情景分析：吸烟致癌已经公认，吸烟是肺癌的重要致病因素之一。吸烟对健康的危害很大，经常吸烟会影响睡眠质量、缩短睡眠时间，还会诱发多种疾病，如冠心病、脑中风、关节炎、口腔癌、肺癌等。不但降低生活质量，还会影响寿命，所以最好能做到及时戒烟，并减少吸二手烟。

讨论：大量研究证据表明，戒烟可降低或消除吸烟导致的健康危害。同时，烟草依赖具有高复发性，其治疗往往需要专业人士及科学方法的辅助。首先需要对患者的吸烟年龄、吸烟量（包括每天吸烟支数和吸烟年数）、婚姻状况、教育水平、主动戒烟的原因、拒绝吸烟的自我效能等进行评估；然后应用健康相关行为干预理论和方法为吸烟者提供专业戒烟建议和帮助。

学前导语：吸烟对人体的危害是一个长期慢性的过程，烟草的烟雾中含有数百种有害物质，有些是以原型损害人体，有些是在体内外与其他物质发生化学反应，演化出新的有害物质损伤人体。吸烟的害处很多，不但吞噬吸咽者的健康和生命，还会污染空气，危害他人。

第一节　健康教育与健康促进

一、健康教育

（一）定义

健康教育是通过信息传播和行为干预，帮助个人和群体掌握卫生保健知识，树立健康观念，自愿采纳有利于健康行为和生活方式的教育活动与过程。

健康教育的目的和重点是通过健康行为改变人们不健康的行为和生活方式，消除或减轻影响健康的危险因素，从而达到预防疾病，促进健康和提高生活质量。健康教育给人们提供行为改变所必需的各种知识、技术与服务，使人们在面对促进健康，疾病的预防、治疗、康复等各个方面的问题时，有能力作出正确的行为抉择。健康教育必须是有计划、有组织、有系统的教育过程，才能达到预期的目的。

（二）健康教育的原则

1. 科学性　传播医学知识，首要是立足于正确无误，引用证据要可靠，举例要实事求是，切记哗众取宠，片面绝对。例如：妊娠初期的三个月内感染风疹病毒引起婴儿畸形的可能性约为 25%，危险性最易发生在母亲还不知道已经妊娠的时候。

2. 群众性　健康教育要吸引广大群众的积极参与，争取社会各部门和团体的合作。健康教育的方式方法要便于为群众所接受、通俗易懂、深入浅出，应使用群众喜闻乐见的形式和熟悉的语言。例如：把"吸烟有害健康"的医学科学理论，通过图片、宣传片等健康教育形式，使大众自觉采纳控烟戒烟的行为。

3. 艺术性　健康教育应力求内容更容易被大家接受，形式灵活、多样，从而取得更好的教育效果。

4. 针对性　健康教育的目标对象是整个人群。每个人在不同年龄阶段会有不同的健康问题，不同性别、文化程度和职业的人在认知水平、心理状态及对卫生保健的需求方面也各不相同。因此，对不同人群、不同卫生保健需求者进行健康教育时，应因人施教，有针对性地进行。

🖋 **练一练8-1**

健康教育活动的核心是
A. 进行卫生宣传　　　B. 提高卫生保健知识　　　C. 建立正确的健康观念
D. 行为改变　　　　　E. 改变环境卫生

答案解析

二、健康促进

（一）定义

1995 年世界卫生组织曾经给健康促进做如下定义："健康促进是促进人们维护和提高他们自身健康的过程，是协调人类与他们环境之间的战略，规定个人与社会对健康各自所负的责任。"健康促进的基本内涵包含了个人行为改变和政府行为（社会环境）改变两个方面，并重视发挥个人、家庭、社会的健康潜能。

劳伦斯·格林教授等提出的"健康促进是指一切能促使行为和生活条件向有益于健康改变的教育与生态学支持的综合体。"即健康促进由健康教育和支持环境两部分组成，健康教育不仅促进人们从主观上自愿地采取各种有利于健康的行为,而且还将促进全社会的支持;支持环境包括政府的承诺、政策、法规、组织和其他环境的支持以及群众的参与,它既是促进人们采取各种有益于健康的行为环境,是健康促进的重要组成部分,也是对健康教育强有力的加强。在健康促进规划中特别强调创造支持性环境。

因此,健康促进是一个综合的教育,是调动社会、经济和政府的广泛力量,改善人群健康的活动过程。它不仅包括一些直接增强个体和群体知识技能的健康教育活动,更包括那些直接改变社会、经济和环境条件的活动,以减少它们对个体和大众健康的不利影响,增强健康的有利因素。

(二)健康促进的活动领域

健康促进的目的是积极改变人群不健康行为,改进预防性卫生服务,以及创造良好的自然与社会环境。1986年在首届国际健康促进大会通过的《渥太华宣言》中明确指出健康促进5个主要活动领域,奠定了健康促进的理论基础。

1. 建立促进健康的公共政策 健康促进超出卫生保健的范畴,为让人们更容易地做出有利于健康的抉择,要求各个部门,各级政府和组织的决策者把健康问题提到议事日程上,使他们了解他们的决策对健康的影响并承担责任。明确要求非卫生部门建立和实行健康促进政策,包括政策、法规、财政、税收等。

2. 创造健康支持环境 健康促进必须为大众创造安全的、满意的和愉快的生活和工作环境。要系统地评估环境对健康的影响,以保证社会和自然环境有利于健康的良性发展。

3. 加强社区行动 健康促进强调社区的力量,是社区能力建设确定问题和需求的起点,社区居民有权、有能力决定他们需要什么以及如何实现。所以,提高社区人们生活质量的真正力量是他们自己。充分发动社区力量,使其积极有效地参与卫生保健计划的制定和执行,挖掘社区资源,帮助他们认识自己的健康问题,并提出解决问题的办法。

4. 发展个人技能 通过所提供的健康信息,帮助人们能正确地做出健康选择,来支持个人和社会的发展,使人们能更好地控制自己的行为维护环境。从生活中不断学习健康知识,积累经验,有准备地应对人生各个阶段可能出现的健康问题,并且能很好地预防和应付慢性病和外伤等威胁。家庭、学校、工作单位和社区等都有责任和义务帮助人们做到这一点。

5. 调整卫生服务方向 卫生服务机构要不断改革,以适应广大群众新的要求。健康促进中的卫生服务必须由个人、各种社会团体、卫生专业人员、卫生部门、工商机构和政府等共同分担,共同努力,建立一个有助于健康的卫生保健系统,优化资源配置,避免职能重复。同时,不断调整卫生服务类型和方向,将预防理念和健康促进服务作为提供卫生服务模式的重要组成部分,让广大的人群公平受益。

(三)健康促进的基本策略

对于健康促进的概念和活动领域,《渥太华宣言》中明确指出健康促进的基本策略包括倡导、赋权和协调。联合国儿童基金会(UNCEE)在开展致力于改善妇女、儿童健康状况的实践中提出,健康促进的核心是把社会的健康目标转变为社会的行动。健康促进的核心策略是社会动员。

1. 倡导 健康促进的责任必须由各个部门共同分担,要倡导政策决策的政府部门提供支持,争取获得政治承诺;倡导各个社会团体对健康举措的认同,激发社会对健康的关注和人群的积极参与;倡导卫生及相关部门提供全方位的支持,最大限度地满足群众对健康的愿望和需求。共同创造促进健康的社会氛围与环境。

2. 赋权 开展社区及人群的能力建设,激发社区和个人的潜能,使群众获得控制影响自身健康的决策和行动的能力,有助于保障人人享有卫生保健资源的平等机会,也使社区、每个家庭和个人具备承担起各自的健康责任的能力，并能付之于行动。

3. 协调　健康促进涉及政府、个人、各种社会团体、卫生专业人员、卫生部门、工商机构等各部门。在健康促进活动中，使个体、社区及相关部门等各利益相关者之间相互配合、协作，组成强大的健康联盟和社会支持体系，实现维护和增进全社会健康的共同目标。

练一练8-2

健康促进的基本内涵包括

A. 个人行为改变方面　　　　　　B. 政府行为（社会环境）改变方面

C. 家庭行为改变方面　　　　　　D. 个人行为改变和政府行为（社会环境）改变两个方面

E. 教育行为改变方面

答案解析

（四）健康教育与健康促进的联系和区别

1. 健康促进是指运用行政或组织手段，广泛动员和协调社会各相关部门以及社区、家庭和个人，使其履行各自对健康的责任，共同维护和促进健康的一种社会行动和社会战略。而健康教育要求人们通过自身认知、态度、价值观和技能的改变而自觉采取有益于健康的行为和生活方式，最适合那些有改变自身行为愿望的人群。

2. 健康教育是健康促进的重要组成部分，与健康促进一样，不仅涉及整个人群，而且涉及人们社会生活的各个层面。在疾病三级预防中，健康促进强调一级预防甚至更早阶段，即避免暴露于各种行为、心理、社会环境的危险因素，全面提高健康素质，促进健康。

3. 健康教育是健康促进的核心，健康促进需要健康教育的推动和落实。而健康教育也必须有环境、政策的支持，才能逐步向健康促进发展，否则其作用将受到极大的限制。

4. 与健康教育相比，健康促进融健康教育、行政措施、环境支撑于一体，使客观支持与主观参与相互融合。健康促进不仅涵盖了健康教育信息传播和行为干预的内容，而且还强调行为改变所需的组织、政策、经济等环境支持。健康教育是个人与群体的知识、信念和行为的改变。

第二节　健康相关行为

健康教育主要目的就是改变人们不利于健康的行为，培养、建立和巩固有益于健康的行为和生活方式。人的行为既是健康状况的反应，又能对人的健康产生巨大的影响。大量的流行病学研究证实人类的行为、生活方式与许多慢性非传染性疾病关系极为密切。据 WHO 2002 年估计，全球 1/3 以上的死亡可归因于吸烟、酗酒、不健康饮食等 10 种行为危险因素。采取措施改善行为可以预防这些疾病的发生并有利于疾病的治疗。此外，感染性疾病、意外伤害和职业危害也与人们的行为密切相关。为此，我们需要应用行为科学的理论和方法研究人类个体和群体与健康和疾病有关的行为，为健康教育与健康促进的策略和方法提供科学依据。

人类个体或群体与周围环境互动后产生的行为反应，会直接或间接与个体本身的健康疾病有关，或与他人的健康疾病有关，这些对健康有影响的行为即为健康相关行为。健康相关行为涉及人们生活、工作的各个方面，按行为对行为者自身和他人健康状况的影响，可分为促进健康行为和危害健康行为两大类。

（一）促进健康行为

促进健康行为（health promoted behavior）指个体或群体表现出的客观上有益于自身和他人健康的

一组行为。

1. 促进健康行为的主要特征　这些行为是健康的或被健康结果所强化的，具有以下特征。

（1）有利性　行为有利于个人、他人和整个社会。如积极体育锻炼、安全性行为，开展绿色环境保护活动。

（2）规律性　行为有规律性的发生而不是偶然发生的。如定期预防接种、定期健康体检、规律的起居饮食。

（3）和谐性　个体行为能表现自身固有特性，又能根据整体环境随时调整自身行为，当与环境发生冲突时，能不断调整与其所在的环境和谐相处。

（4）一致性　个体的行为表现与内在的心理活动一致，没有冲突。

（5）适宜性　行为强度适宜有利于健康，有理性控制，能理性控制。

2. 促进健康行为的分类

（1）日常健康行为　日常生活中一系列有益于健康的基本行为。如平衡膳食、合理营养、充足的睡眠及适量运动等。

（2）戒除不良嗜好行为　指的是改变危害健康的行为。不良嗜好指日常生活中对健康有危害的个人偏好，如吸烟、酗酒、赌博等。戒烟、戒酒、戒赌、戒毒等都属于戒除不良嗜好行为。

（3）避开环境危险行为　指以积极或消极的方式主动避开导致健康损伤的环境或事件。广义来讲包括人们在生活或工作中的自然环境或心理社会环境对健康有害的各种因素。如空气严重污染时减少户外活动。积极应对那些引起人们心理紧张、焦虑的生活事件等。

（4）预警行为　指能预防事故发生和事故发生后正确处置的行为。如驾车使用安全带、溺水、车祸、火灾等意外事故发生后的自救和他救行为

（5）合理利用卫生服务　指正确、合理地利用现有卫生保健服务，维护自身身心健康的行为，包括定期体检、预防接种、患病后主动就诊、遵循医嘱、积极配合治疗、康复锻炼等。

（二）危害健康行为

危害健康行为（health – risky behavior）是指个体或群体表现出的行为方式对个人、他人和社会的健康有直接或间接的危害性的行为。

1. 危害健康行为的主要特点

（1）危害性　行为对个体、他人乃至社会的健康有直接或间接的、明显或潜在的危害作用。

（2）稳定性　行为非偶然发生，有一定强度的行为维持需保持相当的时间。

（3）习得性　是在个体后天的生活经历中学会的。

练一练8-3

影响戒烟行为的促成因素为

A. 吸烟危害的知识　　　　　　　　B. 个人的价值观

C. 有关吸烟危害的态度、信念　　　D. 香烟价格便宜

E. 吸烟习惯难改

答案解析

2. 危害健康行为的分类

（1）不良生活方式　日常生活和职业活动中的行为习惯及其特征称为生活方式。不良生活方式是习以为常的、对健康有害的行为习惯。生活方式一旦形成就有其动力定型，即行为者不必消耗过多的心智体力，就会自然而然地去做的日常活动。如吸烟、酗酒、缺乏运动锻炼、饮食过度、高盐高脂饮

食等。不良的生活方式与肥胖、心血管系统疾病、早衰、癌症等的发生关系密切。

（2）致病行为模式 致病行为模式是导致特异性疾病发生的行为模式，国内外研究较多的是 A 型行为模式和 C 型行为模式。①A 型行为模式是一种与冠心病密切相关的行为模式，又称"冠心病易发性行为"。其主要表现是：雄心勃勃，争强好胜，富有竞争性和进取心；对自己要求苛求，工作节奏快，有时间紧迫感；警戒性和敌对意识较强，具有攻击性，勇于接受挑战并主动出击，情绪易激动，生气时易向外界发泄。②C 型行为模式是一种与肿瘤发生有关的行为模式，又称"肿瘤易发性行为"。其行为表现为：情绪过分压抑和自我克制、强行压抑自身的愤怒、悲伤等恶性情绪，不让其发泄，表面善忍而怒火中烧。

（3）不良疾病行为 指个体从感知到自身有病到疾病康复全过程所表现出来的一系列行为，该行为可能发生在上述过程的任何阶段。常见的行为表现形式有疑病、恐惧、讳疾忌医、不及时就诊、不遵从医嘱、迷信乃至自暴自弃等。

（4）违规行为 是指违反社会法律、道德的危害健康行为。这些行为既直接危害行为者个人健康，又严重影响社会健康与正常的社会秩序。如吸毒。

（三）不良行为生活方式影响健康的特点

不良生活方式比其他危险行为对人群整体的健康危害更大，其影响有以下特点。

1. 潜伏期长 不良生活方式一旦形成以后，一般要经过漫长的时间才能对健康产生影响，出现明显的致病作用。这使得人们不易发现，也不理解不良生活方式与疾病的关系，加之行为的习惯性，改变难度更大。但同时这也给了我们充分的时间采取积极的预防措施，阻断其对健康的危害。

2. 特异性差 不良生活方式与疾病之间没有明确的特异性关系，通常表现为一种不良生活方式与多种疾病和健康问题有关，而一种疾病或健康问题又与多种不良生活方式中的因素有关。如吸烟与肺癌、冠心病、高血压等多种疾病有关；高血压又与吸烟、高盐饮食、缺乏锻炼等多种不良生活方式有关。

3. 协同作用强 当多种不良生活方式同时存在时，各因素之间能相互协同、互相加强，最终产生的危害将大于每种因素单独作用之和。

4. 变异性大 不良生活方式对健康的危害大小、发生时间早晚存在着明显的个体差异，即使是同时开始不良生活方式，以同样的量作用同样长时间，其结果也不尽相同。如有的人吸烟会发生肺癌，而有的人却没有发生肺癌。

5. 广泛存在 不良生活方式普遍存在于人们的日常生活中，其对健康的危害是广泛的。

练一练8-4

健康相关行为是指

A. 与疾病相关的行为
B. 与健康相关的行为
C. 与健康和疾病有关的行为
D. 促进健康的行为
E. 自己的认知健康行为

答案解析

第三节 健康相关行为理论

健康教育活动的核心是改善人们的健康的相关行为，促进人类健康，其包括终止危害健康的行为、采取有利于健康行为以及固化已有的健康行为。随着行为科学理论的发展，涉及健康相关行为的发生、发展的动力、转变过程及内外相互影响因素作用机制的理论很多，这些理论从不同视角分析了健康相关行为改变的影响因素、变化规律。本节重点对知－信－行理论和行为转变阶段理论进行介绍。

一、知－信－行模式 🅔 微课

（一）知－信－行模式的基本内容

知－信－行模式（knowledge－attitude－belief－practice，KABP）是知识、信念和行为的简称。"知"是知识与信息；"信"是正确的信念和积极态度；"行"是行动。该理论认为：卫生保健知识和信息是建立积极、正确的信念与态度，进而改变健康相关行为的基础，而信念和态度则是行为的动力。只有当人们了解了有关的健康知识，建立起积极、正确的信念与态度，才可能主动地采用和形成有益于健康的行为，改变危害健康的行为。该模式将人们行为的改变分为获取知识－产生信念－形成行为三个连续过程，即为知－信－行。

行为改变是健康教育目标，为达到行为转变须以知识作为基础，信念和态度作为动力。知识是行为改变的必要条件但不是充分的条件，只有对知识进行积极的思考，对自己的健康有强烈的责任感，才可逐步形成信念，继而付诸行动。树立信念和改变态度是行为改变的两个关键步骤。如吸烟作为个体的危害健康的行为已存在多年，并形成了一定的行为习惯。要改变吸烟行为，使吸烟者戒烟，首先要使吸烟者了解吸烟对健康的危害、戒烟的益处及如何戒烟的相关知识，这些是"知"，是戒烟的基础。具备了戒烟知识，吸烟者会逐步形成吸烟有害健康的信念，对戒烟持积极的态度，相信自己有能力戒烟，这是就"信"，这标志着吸烟者有动力去采取行动。在知识学习、态度转变及信念形成作用下，吸烟者才有可能开始戒烟，这就是"行"，标志着实现危害健康的行为的改变。

（二）知－信－行模式的局限性

行为改变是一个漫长而复杂的过程，有很多因素影响知识到行为的顺利转化，任何一个因素都有可能导致行为改变或形成的失败。知识、信念与态度行为之间存在着因果联系，但并不存在三者间的必然性，有了前者并不一定导致后者。在健康教育行为干预的实践中，常有知识与行为不一致的情况，出现"知而不信""信而不行"的情况。知－信－行模式直观明了，应用广泛，由于难以深入分析对象的行为及其影响因素，缺少行为条件、行为场景及对象需求的考虑，行为干预的作用较为有限。

二、行为转变阶段模式

行为转变阶段模式（stage of change model，SCM）是在 20 世纪 80 年代由 Prochaska 和 DiClemente 提出，最初应用于吸烟行为的干预研究。目前这一理论在国际学术界得到了普遍认可和广泛的应用，并且实践证明具有良好的效果。该理论认为，人的行为变化是一个连续、动态的过程。每个改变行为的人都有不同的心理需要和动机，只有针对其需要提供不同的干预帮助，才能促使干预对象向下一阶段转变，最终采纳有益于健康的行为。随着 SCM 的发展，由于它整合了若干个行为干预模型的基本原则和方法，该模型逐渐演变为跨理论模型（transtheoretical model，TTM）。其由行为变化阶段、决策权衡、自我效能和改变方法和四个构件组成。

✎ **练一练8–5**

心理健康的最终目标是

A. 正常的智力　　　　B. 和谐的人际关系　　　　C. 坚强的意志品质

D. 完整与健康的人格　E. 良好的心态

答案解析

（一）行为改变阶段

在行为改变阶段理论中，将行为改变的心理发展过程可分解为五个阶段，对于成瘾性行为来说还有第六个阶段。

1. 第一阶段（无意向期）　该阶段的人们在未来6个月内没有考虑改变自己的行为，或者有意坚持不改变。处于此阶段的人们不了解自身行为存在的健康问题或感知麻木，或已尝试过改变行为，但最终没有成功而心灰意冷。他们常会提出一些理由来对行为干预进行抵触，更没有考虑改变自己的行为或有意坚持不改变，也不打算参加健康促进或防治项目。如吸烟者没有觉得吸烟对自身的健康造成危害，从未考虑过戒烟或曾经戒烟失败。对于这些人的行为干预要点应该向他们提供有关吸烟危害的知识，提高他们对吸烟危害的认识，通过提供信息使其产生戒烟愿望，唤醒对戒烟必要性的认识。

2. 第二阶段（意向期）　在这一阶段的人们打算改变行为，但却一直无任何行动和准备行动的迹象，测量时通常指在未来6个月。这时候人们已经意识到了问题的存在，考虑对某些特定行为作出改变。但又存在侥幸心理或存在改变行为的障碍，在收益和成本之间权衡，处于一种矛盾心态。也被称为慢性打算或行为拖延的阶段，通常在此阶段停滞的时间可能不会很长。如吸烟者对吸烟的危害将信将疑，对是否戒烟犹豫不决。对于处于该阶段人群，行为干预应需要进一步提高其认知，激发他们改变行为的动机。与第一个阶段合称为准备前阶段。

3. 第三阶段（准备期）　处于这一阶段的人们打算在近期采取行动，测量时通常指在未来30天内。人们对于行为改变已经有积极的态度，承诺做出改变，并且开始有所行动，有的在过去一年里已经开始相应的准备，如购买有关书籍、寻求咨询、制订计划、学习课程等。对于这些人，应注重提供科学的戒烟方法，鼓励尝试戒烟，并建立抵抗社会压力等环境支持。

4. 第四阶段（行动期）　处于这一阶段的人们在过去已经做出了行为改变，测量时通常指在过去6个月内。由于行为是可以观察到的，行为改变往往等同于行动。人们已经开始采纳新的行为，如开始戒烟。对于已经开始行为改变的人，需要鼓励和帮助其克服戒烟的困难，不断给予正向强化，并继续提供环境支持。

5. 第五阶段（维持期）　这一阶段人们的行为已经比较稳定并能坚持满6个月以上，达到了预期的健康目标。如果人们经不住诱惑或没有足够的信心和毅力，他们就可能返回到原来的行为状态，称为复返。此阶段干预的重点是巩固成果防止复返，因此需要继续心理、环境上的支持和强化。

6. 第六阶段（终止在某些行为）　特别是成瘾性行为中可能有这个阶段。在此阶段，人们虽然可能有焦虑、沮丧、无聊或紧张等，但是对行为改变有坚定的信心，能抵住诱惑，确保不再回到原来不健康的习惯上去。

该行为改变模式的不同阶段，不是单向线性的移动模式，而是以螺旋模式来改变。大多数人是由无意向期转变为意向期，再由意向期进入准备期，准备期后再转向行动期和维持期，但是部分人会出现回复到原来的状态后又开始另一个循环。

✍ **练一练8-6**

根据"改变阶段模式"，尼古丁替代疗法常用于

A. 没有戒烟愿望阶段　　　　B. 犹豫不决阶段　　　　C. 准备戒烟阶段

D. 预防复发阶段　　　　　　E. 维持吸烟阶段

答案解析

（二）改变方法

人们在改变行为的过程中处在不同阶段，以及从一个阶段过渡到下一个阶段时，都会有不同的心理变化。为保证行为干预的有效性，健康教育者必须先了解目标人群所处的阶段，确定各阶段的需求，然后采取有针对性措施和方法帮助他们顺利地进入下一阶段。在第一、二阶段，重点是启发他们进行思考，认识危险行为的危害，权衡改变行为带来的利弊，从而产生改变行为的意向；在第三阶段，应促使他们作出自我评价和决定，接受健康行为；在第四、五阶段应通过自我强化和学会信任来支持行为改变，并建立支持环境来消除或减少危险行为的诱惑。如果干预不成功或不理想，目标人群会停留在某一阶段甚至倒退。

行为改变的过程共有 10 个方法和步骤，它们对行为干预有着重要的指导作用。行为转变不同阶段的方法见表 8 - 1。

1. 意识觉醒　提高对特定问题行为原因、结果和治疗的警觉和学习。

2. 情感唤起　唤起并采取行动来降低与不健康行为有关的负面情绪。

3. 自我再评估　从认知与情感方面评价个人不健康行为。

4. 环境再评估　从认知与情感，评估个人不良习惯如何影响社会。

5. 自我解放　在意志力 - 建立改变的信念的基础上作出要改变行为的承诺。

6. 求助关系　在健康行为的形成过程中，向社会支持网络寻求支持。

7. 反思习惯　认识到不健康行为的危害，放弃并选择一种健康行为，学习用健康的行为替代不健康的行为。

8. 增强管理　有效的奖励和惩罚，适时地在行为改变方向上提供结果强化。

9. 刺激控制　消除不健康行为的诱因，增加健康行为的促进。

10. 社会解放　社会规范使人们行为的变化向着有利于健康的方向发展。社会风尚的变化在支持健康行为中起着积极的作用。

表 8 - 1　行为转变不同阶段的方法

	无意向期	意向期	准备期	行动期	维持期
变 化 方 法		意识觉醒 情感唤起 环境再评估 自我再评估		自我解放 社会解放	反思习惯 增强管理 刺激控制 求助关系

（三）决策平衡

决策平衡反映出一个人对于行为改变后的利弊考量。一个人针对行为改变做抉择时，需要对行为改变带来的收益和代价孰轻孰重做出比较分析。在意向期，人们对行为改变的收益认知较高，从打算阶段到准备阶段，收益认知增加而代价认知则无差别。而准备阶段与行动阶段相比，收益认知低代价认知高。在个体采取行动前，收益和代价认知相互交替，如果收益大于代价认知，显示人们在准备行动。这样，在准备前阶段主要针对增加收益认知的干预，而在准备阶段则主要针对减少代价认知的干预。

（四）自我效能

自我效能是个体对自己能否在一定层面上完成某些影响自己健康行为所具备的能力判断与信念。在健康教育整个过程中，增强自我效能贯穿于行为变化的任何阶段，可以通过观察学习、专业人员指导、实践成功经验等得到增强。

（五）局限性

跨理论模型改变传统的单一的行为事件干预模式为分阶段干预模式，并根据行为改变者的需求提供有针对性的行为支持技术，目前在临床和社区行为干预中应用广泛，提供有效策略和方法，但这种模型仍然有其自身的局限。如，对儿童和青少年的行为问题干预的效果并不太满意，可能因为在这个年龄阶段，意识的行为改变才刚刚开始。另外，有些行为很难分为不同的阶段，在这些行为研究中的应用受到限制。如急性抑郁状态、心理压力、赌博等。不同的文化、不同的国家，怎么样取得较好的效果，也是应用中的重要问题。同时，该模型可在个体层面上描述、解释和预测行为的改变，但在面对群体中的个体问题时，需考虑一些问题。

第四节　控制烟草使用

烟草危害是当今世界上最严重的公共卫生问题之一。吸烟可引起吸烟者多部位恶性肿瘤和其他慢性疾病。吸烟不仅危害吸烟者本人，还会危害周围人的健康。调查表明，吸二手烟也可以引起肺癌、冠心病等多种疾病。WHO发布《中国吸烟危害健康报告2020》中显示，我国吸烟人数超过3亿，15岁及以上人群吸烟率为26.6%，其中男性吸烟率高达50.5%。烟草每年使我国100多万人失去生命，如不采取有效行动，预计到2030年将增至每年200万人，到2050年增至每年300万人。吸烟有危害，不仅仅危害人体健康，还会对社会产生不良的影响。

👁 看一看

控制烟草减少危害

《烟草控制框架公约》（WHO FCTC）是由世界卫生组织主持、190多个国家参与制定的限制烟草使用的全球性公约，是针对烟草的第一个世界范围的多边协议，其宗旨是遏制烟草在全世界的蔓延，尤其是在发展中国家的蔓延。中国政府于2003年11月10日在纽约签署该公约，2005年8月28日第十届全国人大常委会第十七次会议正式批准该公约，2006年1月9日，该公约在我国正式生效。为指导各国进行有效的烟草控制工作，WHO发布了《2008年世界卫生组织全球烟草流行报告》，在各国控烟相关研究和实践基础上，结合FCTC条款的要求，从减少烟草需求的角度提出了6项十分重要且有效的人群烟草控制策略，即MPOWER战略，其中字母M（Monitor）代表监测烟草使用与预防政策；P（Protect）代表保护人们免受烟草烟雾危害；O（Offer）代表提供戒烟帮助；W（Warn）代表警示烟草危害；E（Enforce）代表确保禁止烟草广告、促销和赞助；R（Raise）代表提高烟草税。

一、影响因素

引起吸烟成瘾的因素主要有生物学因素、心理学因素和社会环境因素，三个因素之间相互作用、相互影响。

1. 生物学因素 尼古丁是烟草成瘾的主要物质。尼古丁在血液中达到一定浓度时就会反复刺激大脑，让人产生精神兴奋，如愉悦感和被奖赏感，并使各器官产生对尼古丁的依赖性。当吸烟者突然停止使用烟草或者体内尼古丁含量下降时，机体就会暂时出现坐立不安、烦躁、失眠、厌食等一系列的"戒断症状"，此时抽烟，症状立即缓解且精神焕发。

2. 心理因素 吸烟者在产生身体依赖的同时，还会对烟草产生一种心理上的依赖，认为吸烟可以提神、解闷、消除疲劳等，当面对压力、生气或者孤独时，用吸烟来缓解这些不良情绪。这种心理依赖无形中增加了戒烟难度。

3. 社会环境因素 吸烟被认为是社会交往的需要，是维护及拓展人际交往关系的重要方式之一，随着交往程度的加深，递烟在朋友、同事、上下级之间更为频繁。此为，好奇心驱使、家庭其他人吸烟影响及同伴间相互影响等也会是人们吸烟的主要原因。

二、干预策略

1. 开展健康教育提供戒烟信息和技术 以舆论宣传和科普教育开路，引导人们更新吸烟观念，提供给欲戒烟的个体和群体需要的戒烟知识及技能服务，包括吸烟危害健康知识、戒烟门诊、戒烟热线、戒烟药物服务等。

2. 政策支持 积极宣传各种控烟政策，如《烟草控制框架公约》、省市的控制吸烟条例以及室内公共场所全面禁烟等规定。加强多部门多学科合作，从烟草经济、财政税收等传统思路，多角度看待吸烟问题，将控烟政策纳入社会政策范畴。

3. 社会支持策略 吸烟不仅是个人行为，而且是复杂的心理和社会问题。吸烟者戒烟，需要个人的努力，也需要家庭和社会全方位的关心支持和参与，需要创造一个良好的环境。比如，同伴教育、儿童劝阻、榜样效应、无烟单位、无烟学校等的建立。

三、干预方法

1. 简短戒烟方法 简短戒烟干预是指在日常的诊疗服务中，尤其是在日常的寻医问诊中，在患者和卫生专业人员接触的短短3至5分钟之内，卫生专业人员为吸烟者提供的专业戒烟建议和帮助。包括戒烟意愿改变模型、5A戒烟干预模型、5R模型等。

（1）戒烟意愿改变模型 基于行为转，阶段模式，根据吸烟者的戒烟意愿分成尚未准备戒烟期、戒烟思考期、戒烟准备期、戒烟行动期、戒烟维持期5个阶段。专业人员应该根据吸烟者所处的戒烟意愿的不同阶段，给予戒烟者不同的干预内容。①尚未准备戒烟期：此时无戒烟愿望，偏爱吸烟甚至对戒烟反感，他们一般不愿知道吸烟的害处，如果过多的给予吸烟危害劝告会造成逆反心理，因此该阶段不必在干预上花精力，仅让其简要思考吸烟的利弊，并告知他们在需要时可提供进一步的帮助，等待时机，使其做出决定。②戒烟思考期：属犹豫不决阶段，吸烟者知道吸烟的危害打算戒烟，但又担心戒烟带来不良后果。此时需帮助其解决困惑。干预的方法在于和吸烟者讨论吸烟的利弊，启发"自我意识"和"自我评价"，并认真听取吸烟者的意见，以吸烟者为中心，让吸烟者自己做出选择，并开始准备戒烟。③戒烟准备期：又称戒烟准备阶段，此时吸烟者具备坚定的信心和戒烟技巧，但对困难估计不够充分，应为其提供戒烟方法，帮助其克服戒断症状，给予信心与支持。④戒烟行动期：开始戒烟但不足6个月，此时应以表扬鼓励为主，加强环境支持。⑤戒烟维持期：是预防复发阶段，戒烟6个月内复吸率达75%～80%，1年后仍高达40%。此阶段应帮助其认识复吸的危险因素，总结造成复吸的原因，制定长期预防复吸的计划，避免复吸发生。

（2）5A 戒烟干预模型　5A 戒烟法是由 5 种活动所组成，每个都以字母"A"开始，即：Ask 询问吸烟者的吸烟情况及健康状况；Advice 建议吸烟者戒烟；Assess 评估吸烟者的戒烟意愿；Assist 帮助提供戒烟药物或者行为咨询治疗等；Arrange 安排随访。这个方法不仅用于吸烟患者，也可用于任何吸烟者中。

为了方便操作，新西兰戒烟指南把上面的"5A 戒烟法"简化成简单易记"ABC"方案，即 A（Ask）：询问患者是否吸烟；B（Brief advice）：建议吸烟者立即戒烟；C（Cessation support）：为吸烟者提供戒烟支持。

? 想一想

酗酒是引起、诱发、恶化 2 型糖尿病、高血压、血脂异常、痛风等氧化应激类疾病的元凶，同时能使人不同程度地降低或丧失自控能力，甚至实施违法犯罪的行为。试以行为改变理论对酗酒者进行干预。

答案解析

（3）5R 模型　强调健康相关性（relevance）；告知吸烟的危害（risk）；告知戒烟的好处（rewards）；告知可能遇到困难和挫折（roadblocks）；在每次接触中反复重申建议（repetition）。

2. 戒烟门诊　戒烟门诊医生会对吸烟者进行全面评估，包括吸烟情况、成瘾情况和戒烟意愿等，并针对个体情况制定个性化戒烟治疗方案，包括处方戒烟药物、进行行为干预，提供戒烟咨询及随访服务等，从而大大提高戒烟成功率。

3. 戒烟公共咨询服务　是帮助吸烟者戒烟的一种行为支持方式，也是一种有效的沟通方式。目前主要有电话戒烟热线、互联网戒烟服务等。作为行为干预手段，戒烟咨询服务可以作为一种有效的干预方法与其他干预方法相联合使用。

4. 联合戒烟干预　综合性的戒烟干预是最有效的。由于吸烟者对吸烟依赖程度不同，个体差异较大，针对吸烟者的需求和特点。对于成瘾性大者，采取联合戒烟干预可以提高戒烟有效率，防止复吸。综合性策略包括健康教育干预、药物替代疗法、戒烟咨询、社会和家庭支持等。

⚒ 练一练8-7

在青少年吸烟中，促使其吸烟的最主要原因是

A. 好奇　　　　　B. 改变需要　　　　　C. 消愁

D. 成瘾　　　　　E. 身体需要

答案解析

❤ 护爱生命

健康行为指人们为了增强体质和维持身心健康而进行的各种活动，如充足的睡眠、平衡的营养、运动等。健康行为不仅在于能不断增强体质，维持良好的心身健康和预防各种行为、心理因素引起的疾病，而且也在于能帮助人们养成健康习惯。因为多发病、常见病的发生多与行为因素和心理因素有关，而且各种疾病的发生、发展最终都可找到行为、心理因素的相关性，通过改变人的不良行为、不良生活习惯、养成健康习惯来预防疾病的发生。健康行为是保证身心健康、预防疾病的关键所在。健康教育的核心是教育人们树立健康意识、促使人们改变不健康的行为生活方式，养成良好的行为生活方式，以减少或消除影响健康的危险因素。通过健康教育，能帮助人们了解哪些行为是影响健康的，并能自觉地选择有益于健康的行为生活方式。

目标检测

答案解析

一、名词解释

1. 健康教育
2. 健康促进
3. 健康相关行为
4. 知–信–行模式

二、选择题

1. 关于健康教育与健康促进的关系的叙述，正确的是
    A. 健康促进是健康教育的核心内容
    B. 健康教育对健康促进起着维护和推动作用
    C. 健康教育包括了疾病预防和健康促进两大内容
    D. 健康教育是健康促进的深化与发展
    E. 健康促进要以健康教育为先导

2. 健康教育要提供人们行为改变所必需的
    A. 医疗技术
    B. 诊断技术
    C. 救护技术
    D. 生化检测技术
    E. 知识、技术与服务

3. 健康促进的基本内涵包括
    A. 个人行为改变
    B. 集体行为改变
    C. 政府行为改变
    D. 个人及政府行为改变
    E. 某一特征人群的行为改变

4. 健康促进的核心策略为
    A. 环境保护
    B. 社会动员
    C. 健康教育
    D. 疾病控制
    E. 开发资源

5. 下列不是不良生活方式影响健康的特点的是
    A. 潜伏期长
    B. 协同作用强
    C. 特异性强
    D. 个体差异明显
    E. 广泛存在

6. 驾驶摩托车时佩戴安全帽属于促进健康行为中的
    A. 日常促进健康行为
    B. 保健行为
    C. 避免有害环境行为
    D. 预警行为
    E. 基本健康行为

7. "知–信–行"模式是有关行为改变的模式，其间的关系是
    A. 知是基础、信是动力、行是目标
    B. 知是动力信是基础、行是目标
    C. 知是目标、信是动力、行是基础
    D. 知是基础、信是目标、行是动力
    E. 知是目标、信是基础、行是动力

8. 根据健康教育的知信行理论，下列表述中不正确的是
    A. 健康教育的目标是行为改变
    B. 知识是行为改变的基础
    C. 一旦掌握了知识就意味着行为改变
    D. 态度反映了行为的倾向性
    E. 信念是行为改变的动力

9. C型行为模式与下列哪项疾病关系最密切
    A. 冠心病
    B. 恶性肿瘤
    C. 糖尿病

D. 高血压　　　　　　　E. 心理障碍

10. 烟草中对人体产生成瘾作用的有害成分是

A. 尼古丁　　　　　　　B. 一氧化碳　　　　　　C. 焦油

D. 二氧化碳　　　　　　E. 烟尘

（陈嫒玲）

书网融合……

重点回顾　　　　　微课　　　　　习题

第九章　疾病预防与控制

📖 导学情景

情景描述： 1988年1月中旬，上海出现了第1例甲肝患者。之后，开始每天为100～200例患者，接着300～400例，后来是每天1000例左右，到1月底，每天新增的甲肝患者已1万例左右，2月1日那天患者数量达到了19000例。患者大多伴有身体发热、呕吐、乏力，少部分有脸色发黄等典型症状。在随后的短短一个月时间里，上海市区就有30多万人传染上了甲肝，大部分是青壮年，其中11人死亡。一时间，人们"谈肝色变"：上海市卫生局组织的临床调查显示，85%的甲肝患者在病发前曾食用过毛蚶。同时，一个家庭有两个人以上发病的情况很多，发病时间比较集中，由此认定和食用毛蚶有很大的关系。

情景分析： 此次事件是由于食用了被甲肝病毒污染的毛蚶而引起甲型肝炎暴发。做好疾病监测、传染病防控的统筹和应对，是控制疾病暴发的重要前提。

讨论： 针对以上案例，请思考以下问题。①作为医务人员，遇到以上情况，你会做出何种应急处理？②出现这种情况的主要原因是什么？③针对以上情况，该如何做好防控措施？

学前导语： 传染病是指由病原微生物感染人体后产生的有传染性、在一定条件下可造成流行的疾病。传染病之所以能够流行，离不开三个基本条件：传染源、传播途径和易感人群。所以就要从这三方面入手，有效地抑制传染病的流行，关键在于切断传染病的传播链，即控制传染源、切断传播途径、保护易感人群。

在日常工作中，突发公共卫生事件的发生需要及时找到原因，并能采取积极有效的措施进行防控，以保证人群的健康。疾病防控包括传染病和慢性病的过程，不仅需要卫生系统发挥其功能并进行有效统筹，还需要根据疾病的特点有针对性地、及时有效地采取防控措施，才能全面提高人群健康水平。

第一节　卫生系统

一、概述

（一）卫生系统的概念

世界卫生组织（WHO）对卫生系统的定义是：以改善健康为主要目的所有组织、机构和资源的总和。卫生系统需要人员、资金、信息、物资、运输、通讯以及整体指导和方向，所提供的服务必须有针对性和经济上的公平性；同时要尊重人的尊严。

（二）我国卫生系统的组成及职能

我国的卫生系统由卫生服务、医疗保障和卫生执法监督3部分组成。卫生服务是卫生系统使用卫生资源向居民提供预防、保健、医疗、康复等各种活动的总称，其功能包括预防疾病，促进健康、治疗和康复。医疗保障是当发生医疗问题时可以获得报销补偿的保障，主要分社会医疗保障和商业医疗保障两种。卫生执法监督是国家授权卫生行政部门依据国家的卫生法令、条例和标准进行监督和管理，保护人民群众健康及其相关权益，对特定的公民、法人或其他组织进行督促检查，对违反卫生法规并造成危害人体健康的行为追究法律责任的一种卫生行政执法行为。

卫生系统具备疾病预防控制（包括地方病）、妇幼保健与社区卫生、农村卫生、突发公共卫生事件、药物政策与基本药物制度、新型农村合作医疗监督管理、医政与医疗服务监管、食品安全综合协调与卫生监督、爱国卫生等职能。

（三）我国医疗卫生服务体系及功能定位

根据国务院办公厅关于印发《全国医疗卫生服务体系规划纲要（2015—2020年）》：医疗卫生服务体系主要包括医院、基层医疗卫生机构和专业公共卫生机构等（图9-1）。医院分为公立医院和社会办医院。其中，公立医院分为政府办医院（根据功能定位主要划分为县办医院、市办医院、省办医院、部门办医院）和其他公立医院（主要包括军队医院、国有和集体企事业单位等举办的医院）。县级以下为基层医疗卫生机构，分为公立和社会办两类，主要包括乡镇卫生院、社区卫生服务中心（站）、村卫生室、医务室、门诊部（所）和军队基层卫生机构等。专业公共卫生机构分为政府办专业公共卫生机构和其他专业公共卫生机构（主要包括国有和集体企事业单位等举办的专业公共卫生机构），主要包括疾病预防控制机构、综合监督执法机构、妇幼保健计划生育服务机构、急救中心（站）、血站等，原则上由政府举办。根据属地层级的不同，政府办专业公共卫生机构划分为县办、市办、省办及部门办四类。

公立医院是我国医疗服务体系的主体，承担医疗卫生机构人才培养、医学科研、医疗教学等任务，承担法定和政府指定的公共卫生服务、突发事件紧急医疗救援、援外、国防卫生动员、支农、支边和支援社区等任务。

基层医疗卫生机构的主要职责是提供预防、保健、健康教育、计划生育等基本公共卫生服务和常见病、多发病的诊疗服务以及部分疾病的康复、护理服务，向医院转诊超出自身服务能力的常见病、多发病及危急和疑难重症患者。

专业公共卫生机构是向辖区内提供专业公共卫生服务（主要包括疾病预防控制、健康教育、妇幼

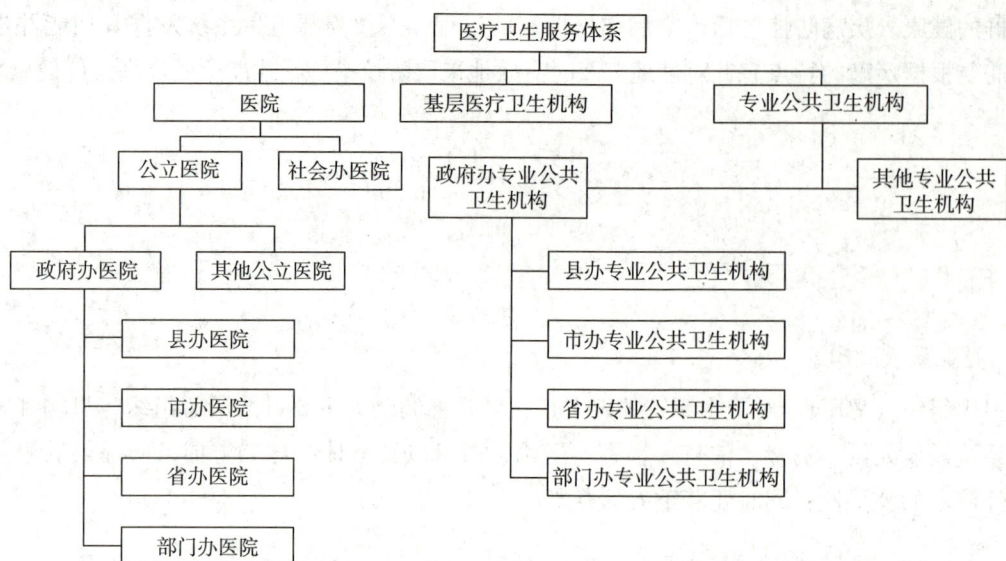

图 9 - 1   我国医疗卫生服务体系机构

保健、精神卫生、急救、采供血、综合监督执法、食品安全风险监测评估与标准管理、计划生育、出生缺陷防治等），并承担相应管理工作的机构。

公立医院、专业公共卫生机构、基层医疗卫生机构以及社会办医院达到之间功能整合及分工协作关系：专业公共卫生机构对公立医院、基层医疗卫生机构和社会办医院开展公共卫生服务加强指导、培训和考核，建立信息共享与互联互通等协作机制。基层首诊、双向转诊、上下联动、急慢分治，不同级别医院之间，医院与基层医疗卫生机构、接续性医疗机构之间的分工协作，逐步实现以形成分级诊疗秩序，为群众提供系统、连续、全方位的医疗卫生服务。

二、公共卫生及其机构网络

（一）我国公共卫生的概念

2003 年 7 月 28 日，时任中国国务院副总理兼卫生部部长的吴仪提出我国比较系统全面的公共卫生定义：公共卫生就是组织社会共同努力，改善环境卫生条件，预防控制传染病和其他疾病流行，培养良好卫生习惯和文明生活方式，提供医疗服务，达到预防疾病，促进人民身体健康的目的。

（二）公共卫生的作用

公共卫生的作用主要体现在六个方面：①预防疾病的发生、传播；②预防意外伤害；③对灾难做出应急反应，并帮助从灾难中恢复；④促进健康，鼓励健康行为；⑤保证卫生服务的有效性和可及性；⑥保护环境不被破坏。美国医学会（1998 年）提出公共卫生的三个核心功能：评价（通过分析社区有关健康问题，进行诊断）、制定政策、保障（确保个人和社区获得必要的卫生服务）。

（三）我国专业公共卫生及其机构网络

1. 我国专业公共机构横向网络　根据国务院《全国医疗卫生服务体系规划纲要（2015—2020 年)》通知精神：我国专业公共卫生机构原则上由政府举办，主要包括疾病预防控制机构、综合监督执法机构、妇幼保健计划生育服务机构、急救中心（站）、血站等（图 9 - 2），向辖区内提供专业公共卫生服务（主要包括疾病预防控制、健康教育、妇幼保健、精神卫生、急救、采供血、综合监督执法、食品安全风险监测评估与标准管理、计划生育、出生缺陷防治等）。

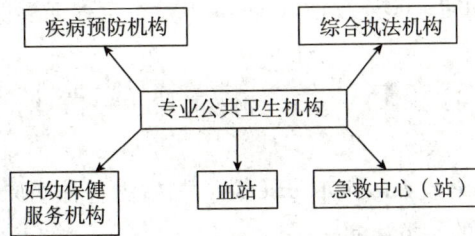

图9-2　专业公共卫生机构横向网络图

2. 我国专业公共卫生机构纵向网络及各机构主要职责　根据属地层级的不同，政府办专业公共卫生机构划分为县办、市办、省办及部门办四类。①部门办专业公共卫生机构：实施全国各专业公共卫生工作规划或计划，建立和管理相关公共卫生信息网络，参与重特大突发事件卫生应急处置；加强对下级专业公共卫生机构的业务管理、技术指导、人员培训和监督考核；开展公共卫生发展规律、策略和应用性科学研究，拟定国家公共卫生相关标准和规范。②省办专业公共卫生机构：完成上级下达的指令性任务，承担辖区内的专业公共卫生任务，开展区域业务规划、科研培训、信息管理、技术支撑以及对下级专业公共卫生机构的业务指导、人员培训、监督考核等。③市办专业公共卫生机构：完成上级下达的指令性任务，承担辖区内的专业公共卫生任务以及相应的信息管理等工作，并对下级专业公共卫生机构开展业务指导、人员培训、监督考核等。④县办专业公共卫生机构：完成上级下达的指令性任务，承担辖区内专业公共卫生任务以及相应的业务管理、信息报送等工作，并对辖区内医疗卫生机构相关公共卫生工作进行技术指导、人员培训、监督考核等。

3. 公共卫生体系　是在一定权限范围内提供必要的公共卫生服务的公共、民营、志愿者组织的总体。以各级政府的公共机构为支柱，建立的社区、企业、学术机构、媒体、医疗卫生服务系统相互作用的组织网络系统（图9-3）。

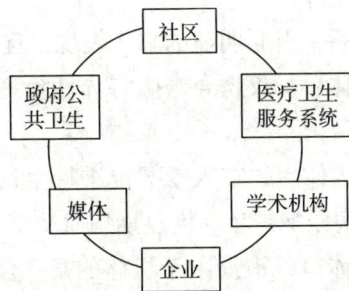

图9-3　公共卫生体系相互关系和作用的组织网络

三、医疗保健体系

医疗保健体系是由向居民提供医疗保健和康复服务的医疗机构和有关保健的机构组成的系统。其功能是：通过为居民提供医疗、保健、康复服务，达到延长寿命、增进个体健康；解释患者及其家庭有关的健康和医学问题；为患者提供有关预后的咨询；为患者及其家庭提供相关的支持和照顾；缓解患者及其家庭因健康问题带来的心理压力。

良好医疗保健体系的基本要求有十项（简称为"7A3C"）。①可供性（availability），医疗保健所能提供的服务；②适量性（adequacy），医务人员、医疗设备能满足需求；③可及性（accessibility），能得到医疗保健；④可接受性（acceptability），能与患者相互沟通，为患者保密；⑤适宜性（appropriateness），医务人员提供服务的场所适宜；⑥可评估性（assessability），开展的工作可被评价；⑦责任性（accountability），公众责任；⑧综合性（comprehensiveness），必须关注该疾病所有医学问题；⑨完整性

（completeness），涵盖所有健康问题；⑩连续性（continuity），全程连续性管理。

第二节 传染病预防与控制

传染病（communicable disease 或 infectious disease）是指由各种病原微生物和寄生虫引起的能在人与动物，或人与人之间相互传播的一类疾病。

人类与传染病的斗争贯穿着整个人类发展历史，天花、鼠疫、霍乱、疟疾、血吸虫病等一系列传染病夺去了无数人的生命。随着科技的进步、疫苗的应用、经济水平的提升、人们生活条件的改善，许多传染病发病率和死亡率明显下降，得到了有效的控制。但是，艾滋病、埃博拉出血热、传染性非典型肺炎、疯牛病、寨卡病毒病等新疾病的出现；全球气候变化，登革热的大流行；流感病毒的不断变异所致疾病等疫情的不断涌现；新型冠状病毒的出现，引起世界性的大流行，均提示我们在面临着旧传染病危害的同时，也面临着新发传染病的威胁，传染病防控工作任重而道远。

一、传染病发生的三个基本条件

1. 病原体 受到病原体的种类、数量、致病性、病原体入侵宿主的门户及定位以及病原体变异等方面的影响。

2. 宿主 即病原微生物寄生的人或动物，传染病的感染情况与宿主的抵抗力和免疫力有关，免疫力强，则病原体无法入侵或入侵后被消除，不易导致感染。

3. 感染过程及表现形式 感染过程是指病原体进入人体后，病原体与机体相互作用、相互斗争的过程，其表现形式主要体现在以下方面。

（1）病原体被清除 机体免疫力强大，病原体侵入人体后被非特异性免疫系统清除，机体不产生任何症状和体征，也不产生特异性免疫力。

（2）显性感染 病原体进入人体后，引起明显的临床表现，且产生特异性免疫应答。

（3）隐性感染 病原体侵入到人体后，仅诱导产生特异性免疫应答，不出现明显的临床症状和体征，是传染病中最常见的表现形式。

（4）病原携带状态 病原体侵入人体后，在入侵部位进行生长和繁殖并能排出病原体，但并不出现任何临床症状和体征。分为潜伏期病原携带者、恢复期病原携带者、健康携带者。

（5）潜伏性感染 病原体侵入人体后，被局限于机体的某个位置，不引起任何临床表现。当机体免疫力下降时，病原体再次活跃进行繁殖，感染机体引起临床表现，并具有传染性，如水痘－带状疱疹病毒在首次感染表现为水痘后，病原体潜伏在神经节，当机体免疫力减弱后，水痘－带状疱疹病毒再次活跃，形成带状疱疹。

✳ 练一练

传染病患者隔离期限的确定依据是

A. 隔离期　　　　　　　B. 传染期　　　　　　　C. 最长潜伏期
D. 最短潜伏期　　　　　E. 平均潜伏期

答案解析

二、传染病流行的三个基本环节 ℮微课

传染病的流行过程发生在人与人之间，它在人群中的流行过程必须同时具备三个基本环节，即传染源、传播途径和易感人群，这三个环节相互联系、互相依赖，缺少任一环节，传染病的流行将不会

发生或被终止。

（一）传染源

传染源是指体内有病原体生长、繁殖、并能排出病原体的人和动物，包括患者、隐性感染者、病原携带者和受感染动物。传染源排出病原体的整个时期称为传染期（communicable period），是决定传染病患者隔离期限的重要依据。

1. 患者 传染病患者是重要传染源。传染病的病程经过一般分为潜伏期、临床症状期和恢复期。各期作为传染源意义不同，主要取决于是否排出病原体以及排出的数量和频度。

（1）潜伏期 指病原体侵入机体至临床症状出现的这段时间。不同传染病潜伏期长短不一，但大多数局限于一定范围。潜伏期在流行病学调查研究中具有重要意义和用途，其意义与用途如下：①根据潜伏期可判断患者受感染时间，以追踪传染源，确定传播途径。②根据潜伏期长短，确定接触者的留验、检疫或医学观察期限。一般以常见潜伏期增加 1~2 天为准，危害严重的传染病可按最长潜伏期予以留验。③可确定接触者免疫接种时间：如被狂犬严重咬伤或接近头部时，必须于 72 小时内注射抗狂犬病血清，效果较佳。而麻疹只有在潜伏期最初 5 天内施行被动免疫才能有效控制感染。④根据潜伏期评价预防措施效果：如实施某项预防措施以后，经过一个潜伏期后发病率下降，可以认为可能与该项预防措施有关。⑤潜伏期长短可影响疾病的流行特征：一般潜伏期短的传染病来势猛，病例成簇出现，常呈现暴发，潜伏期长的传染病流行持续时间可能较长。

（2）临床症状期 为出现该病的特异症状和体征的时期。有些临床症状有利于病原体排出，是传染性最强时期，作为传染源意义最大。

（3）恢复期 是机体遭受的各种损害逐渐恢复到正常状态时期。在这个时期，主要临床症状消失，免疫力开始出现，体内病原体被清除，一般不再起传染源作用。但有些传染病只是临床上痊愈，在恢复期仍可排出病原体，如乙型肝炎、痢疾、伤寒、白喉等。有些传染病排出病原体的时间很长，甚至终身。如部分伤寒患者可成为慢性带菌者。

2. 隐性感染者 流行性脑脊髓膜炎、脊髓灰质炎、手足口等传染病的隐性感染者在病原体被清除前也是重要传染源。

3. 病原携带者 如麻疹、白喉、痢疾和霍乱等潜伏期携带者，伤寒、霍乱、白喉、流行性脑脊髓膜炎、乙型肝炎等恢复期病原携带者，流行性脑脊髓膜炎、脊髓灰质炎、流行性乙型脑炎、乙型肝炎等健康病原携带者为数较多，都是非常重要的传染源。

4. 受感染的动物作为传染源 动物作为传染源的意义，主要取决于人与受感染动物接触的机会和密切程度、受感染动物的种类和数量，以及环境中是否有适宜该疾病传播的条件等。此外，与人们的卫生知识水平和生活习惯等因素也有很大关系。

（二）传播途径

传播途径是指病原体从传染源排出后，侵入宿主之前，在外环境中停留和转移所经历的全过程。病原体停留和转移必须依附于各种生物媒介和非生物媒介物。这种参与传播病原体的媒介物，称为传播媒介或传播因素。传播途径实际上就是传播因素的组合。

传播途径一般概括为以下几种。

1. 经空气传播 包括下列三种方式。

（1）飞沫传播 呼吸道传染病的病原体存在于呼吸道黏膜表面的黏液中或呼吸道黏膜纤毛上皮细胞的碎片里。当患者咳嗽、打喷嚏时可从鼻咽部喷出大量含有病原体的黏液飞沫。飞沫传播是指患者喷出的飞沫直接被他人吸入而引起感染。如脑膜炎双球菌、流行性感冒病毒、百日咳杆菌等引起的疾病，通常经此方式传播。

（2）飞沫核传播　患者排出飞沫，在空气悬浮的过程中由于蒸发失去水分，剩下蛋白质和病原体组成核，这种飞沫核可以在空气中悬浮，吸入带病原体的飞沫核引起感染，称为飞沫核传播。白喉、结核等耐干燥的病原体可以通过飞沫核传播。

（3）尘埃传播　患者排出较大飞沫落在地面上，干燥后随尘埃重新飞扬悬浮于空气中，易感者吸入后即可感染。凡对外界抵抗力较强的病原体，如结核分枝杆菌和炭疽芽孢杆菌，均可通过尘埃传播。

经空气传播的传染病大多有季节性升高的特点，一般多见于冬春季节。在未经免疫预防的人群中，发病可呈现周期性升高。人口密度与居住条件是影响空气传播的主要因素。

2. 经水传播　一些肠道传染病和寄生虫病可经水传播。如伤寒、霍乱、痢疾、甲型肝炎、血吸虫病、钩端螺旋体病等。其传播包括两种方式，一种是饮用水被污染；另一种是与疫水接触感染。

经饮用水传播的疾病常呈暴发流行。其流行特征为：①病例分布与供水范围一致，且有饮用同一水源水的历史；②如水源经常受到污染，病例终年不断，发病呈地方性；③除哺乳婴儿外，发病无年龄、性别、职业差别；④停止使用污染的水源或采取消毒、净化措施后，暴发或流行即可平息。

经接触疫水传播的疾病，病原体主要是通过皮肤黏膜侵入体内。这种传染病的流行特征是：①患者有接触疫水历史，如抢险救灾、游泳、收获等；②呈现地方性或季节性特点，多见于水网地区、雨季和收获季节；③大量易感人群进入流行区，可呈暴发或流行；④对疫水采取措施或加强个人防护可控制其病发生。

3. 经食物传播　肠道传染病、某些寄生虫病及个别呼吸道传染病均可经食物传播。作为传播媒介的食物种类很多。大体可分两类。一类是食物本身存在病原体，如感染绦虫的牛、猪的肉类；患结核或布氏菌病的乳牛所产的奶；毛蚶、蛤贝类等水生动物被污染而携带病原微生物。人类食用未充分加热消毒的上述食品，即可受到感染。另一类是食物被污染。食品在生产、加工、运输、贮存及销售等各个环节均可被病人、病原携带者及鼠类、蝇类的排泄物等污染。

经食物传播的传染病主要有以下流行特征：①患者有进食某一食物的历史，不食者不发病；②如系一次大量污染，在用餐者中可呈现暴发，其潜伏期较短，临床表现往往较重；③当停供污染食物后，暴发即可很快平息。

4. 经接触传播

（1）直接接触传播　是指在没有外界因素参与下，传染源直接与易感者接触的一种传播途径，如性病、某些被动物咬伤而引起的传染病（狂犬病、鼠咬热）。

（2）间接接触传播　又称日常生活接触传播，它是指间接接触了被污染的物品所造成的传播。手在疾病传播中起着重要作用。传染源排出的病原体很容易污染自己的手，手再污染各种物品。易感者在日常生活中由于接触这些被污染物品而受到感染。常见于肠道传染病和一些在外界抵抗力强的病原体所引起的呼吸道传染病。如白喉、结核病等。

日常生活接触传播的传染病一般呈现散发，无明显季节性，个人卫生习惯不良和卫生条件较差地区发病较多，加强对传染源的管理及严格消毒制度后，可减少病例的发生。

5. 虫媒传播　又称经媒介节肢动物传播，可分为以下两种情况。

（1）机械携带　某些节肢动物，如蝇、蟑螂可携带病原体，但病原体在它们的体内或体表并不繁殖或发育，仅在觅食时通过接触、反吐或随粪便排出病原体而污染食物或食具。人们可因食入被污染食物或使用不洁食具而被感染。病原体与节肢动物无生物学上依存关系，仅起到机械传播作用。

（2）生物性传播　是指病原体进入节肢动物机体后，在其肠道或体腔内经过发育、繁殖，才能感染易感者。其传播特点是病原体与节肢动物间存在生物学上依存关系，并具有一定的特异性。病原体在节肢动物体内必须经过一段时间繁殖或完成其生活周期中某一阶段才具有传染性，所需的这段时间称为外潜伏期。经生物性媒介传播的疾病有一定地区性，病例分布与传播该病的节肢动物分布一致，常呈现季节性升高：有明显的职业特点；发病有年龄差别，老疫区发病者多集中在儿童，新迁入疫区的易感者不分老幼均易发病；一般无人与人之间的相互传播。

6. 经土壤传播 易感人群接触了被病原体污染的土壤所致的传播。经土壤传播疾病的意义大小，除与病原体在土壤中存活时间有关外，还与人和土壤接触的机会及个人卫生习惯有关。

7. 医源性传播 指在医疗、预防工作中，由于未能严格执行规章制度和操作规程，而人为地造成某些传染病的传播。其传播大体分为两种类型：一类是易感者在接受治疗、检查或预防措施时由于所用器械、针筒、针头、采血器、导尿管等被污染或消毒不严而引起的传播；另一类是由于输血、生物制品和药物、诊疗装置受污染引起传播。

8. 垂直传播 病原体在人与人之间相互传播统称为水平传播。而病原体通过母体传给子代的传播则称为垂直传播或母婴传播。垂直传播主要包括下列几种方式。

（1）经胎盘传播 受感染的孕妇经胎盘血液将病原体传给胎儿而受感染，如风疹、乙型肝炎、艾滋病、梅毒等病毒均可经胎盘传播引起先天性感染。

（2）上行性传播 病原体从孕妇阴道经子宫颈口到达绒毛膜或胎盘引起胎儿感染，如单纯疱疹病毒、葡萄球菌、大肠埃希菌及白念珠菌等感染均可经此方式传播。

（3）分娩时引起传播 如孕妇产道感染严重，分娩时胎儿可被感染。淋球菌、疱疹病毒的感染均可导致这种方式传播。

👁 **看一看**

母婴阻断

为避免母亲携带的病原体在妊娠、分娩和喂养的过程中传播给胎儿或其婴幼儿，采取一些有效的、适当的干预措施进行干预和阻断，称为母婴阻断。如乙肝孕妇患者在胎儿分娩以后及时的接种乙肝疫苗及乙肝免疫球蛋白，防止胎儿感染乙肝病毒；艾滋病病毒感染妇女从孕 28 周开始使用抗艾滋病病毒的药物，分娩时产科干预进行剖宫产。在新生儿出生后，母亲和孩子继续用药，且采用人工喂养法，可以有效避免产后艾滋病经由母乳传播降低婴儿感染艾滋病的概率。

（三）人群易感性

人群作为一个整体对传染病易感程度称为人群易感性，人群易感性与群体免疫力是一个事物的两个方面。群体免疫水平高，则人群易感性低；人群易感性的高低取决于总人口中易感人口所占比例，也同人群的一般健康状况有关。

1. 影响人群易感性升高的主要因素

（1）新生儿增加 生后 6 个月以上未经人工免疫的婴儿，对许多传染病都是易感的。这是由于他们从母体得到抗体逐渐消失，而获得性免疫尚未形成，缺乏特异性免疫力的缘故。但个别传染病如百日咳，6 个月以下的婴儿也是易感的。

（2）易感人口迁入 久居流行区的居民，因患病或隐性感染而获得免疫力，如一旦大量非流行区居民进入，因他们缺乏相应免疫力，而使流行区人群易感性相对升高。

（3）免疫人口免疫力自然消退 除少数传染病外，一般来说，无论是在病后（包括隐性感染）或是人工免疫，其免疫力都不可能保持终身不变。随时间推移，免疫水平逐渐降低，而成为易感人口，致使人群易感性升高。

（4）免疫人口死亡 在人的一生中，通过人工免疫、病后或隐性感染而获得某些传染病的免疫力。

这些人口死亡，可相对的使人群易感性升高。

2. 影响人群易感性降低的主要因素

（1）计划免疫　按规定免疫程序，有计划地对应免疫人群进行预防接种，提高特异性免疫力，该措施是降低人群易感性的重要措施。

（2）传染病流行　一次传染病流行后，总有相当数量的易感者由于感染而获得免疫力，因而人群免疫水平提高。

（四）疫源地与流行过程

1. 疫源地　传染源及其排出的病原体向周围所能波及的地区称为疫源地。每个传染源可单独形成一个疫源地，但在一个疫源地内也可同时存在一个以上传染源，一般把范围较小的疫源地或单个疫源地称为疫点，经常以有患者的住户或其附近几户作为疫点。较大范围的疫源地或若干疫源地连成片时称为疫区，如一个村或几个村，一个居委会或一条街道。

疫源地范围大小可因病而异，主要受传染源存在的时间和活动范围、传播途径的特点与疫源地条件而决定，如麻疹只能经飞沫传播，疫源地范围就小，仅限于患者的居室。疫源地的消灭必须具备下列条件：①传染源被移走（如隔离、死亡）或已消除排出病原体状态。②传染源散播在外环境中的病原体被彻底清除（消毒、杀虫），传播途径已不存在。③所有易感的接触者，经过该病最长潜伏期未出现新病例或证明未受感染。

2. 流行过程　疫源地是流行过程的基本单位，只有传染源、传播途径和易感人群三个环节相互连接，协同作用，才能发生新疫源地，流行过程才得以延续。

三、影响传染病流行过程的因素

构成流行过程必须具备三个环节，而传染源、传播途径和易感人群往往受自然因素和社会因素的影响和制约。在多数情况下，社会因素作用更为重要。

（一）自然因素对流行过程的影响

自然因素十分复杂，其中对流行过程影响最明显的是气候因素和地理因素。气候、地理因素主要影响动物传染源，特别是野生动物。如野鼠鼠疫的传染源旱獭，栖息在高山、草原。而作为肾综合征出血热传染源的黑线姬鼠，栖息在潮湿、多草地区。同时，动物繁殖与活动同气候因素关系更为密切。如黄鼠有冬眠习性，多在春夏之交繁殖，秋季密度达到高峰，从而决定了黄鼠鼠疫及其引起人间鼠疫流行季节为 4 月 ~10 月。地理、气候条件对传播途径影响更为明显。例如媒介生物的地理分布、季节消长、活动能力以及病原体在媒介昆虫体内的发育、繁殖等均受自然因素制约。

自然因素还能影响人们受感染机会，如夏季气候炎热，人们多食生冷瓜果、凉拌菜等，易发生肠道传染病。冬季寒冷，人们多在室内活动，因而增加飞沫传播机会。

（二）社会因素对流行过程的影响

社会因素包括人类的一切活动，如生活条件、经济水平、居住环境、医疗卫生状况、文化水平、卫生习惯、社会动荡、风俗习惯、宗教信仰等。大的社会动荡，如战争、灾荒可使人们生活卫生条件遭到严重破坏，人口大量流动，防疫措施难以实施，因而传染病极易发生和流行。

社会因素不仅可以扩大传染病的流行，也可以制止传染病的发生、蔓延，以至消灭。如对传染病患者进行隔离、治疗，不仅可防止其传播，并可消除其传染性；通过消毒、杀虫措施，可以切断传播途径；通过预防接种可以提高人群免疫力，以控制传染病的传播和流行，最后消灭传染病。全球通过种痘等措施消灭了天花这一烈性传染病就是一个例证。

四、新发现的传染病和病原体

新发传染病是指人群中新出现的传染病，或过去存在但在发病率或地理分布上在增加的传染性疾病。目前没有明确的时间限制，多数学者认为新发传染病是指近 30 年来由新发现的新病原微生物引起的传染病。我国学者经常将 20 世纪 70 年代以来发现的传染病归为新发传染病。近几十年来，人类已发现和确认了 40 余种新的传染病（表 9 - 1），对人类健康造成极大的伤害。

表 9 - 1　20 世纪 70 年代以来新发现的传染病和病原体

年代	病原体	所致疾病
1972	尊状病毒（calicivirus）	腹泻
1973	轮状病毒（rotavirus）	婴儿腹泻
1975	甲型肝炎病毒（hepatitis A virus）	甲型肝炎
1975	星状病毒（astrovivus）	腹泻
1975	细小病毒 B19（Parvovirus B19）	慢性溶血性贫血，特发性再生障碍性贫血，传染性红斑
1976	埃博拉病毒（Ebola virus）	埃博拉出血热
1977	汉坦病毒（Hantaan virus）	肾病综合征出血热
1977	丁型肝炎病毒（hepatitis D virus, HDV）	丁型肝炎
1977	嗜肺军团菌（legionella peumophila）	军团病
1980	人嗜 T 淋巴细胞病毒 Ⅰ 型（human T lymphotropic virus type Ⅰ, HTLV - Ⅰ）	成人 T 细胞淋巴瘤
1981	产毒素金黄色葡萄球菌（toxin producing strains of staphylococcus aureus）	中毒性休克综合征
1982	人嗜 T 淋巴细胞病毒 Ⅱ 型（human T lymphotropic virus type Ⅱ, HTLV - Ⅱ）	毛细胞白血病
1982	大肠埃希菌 O157：H7（Escherichia coli O157：H7）	出血性结肠炎
1982	伯氏疏螺旋体（Borrelia burgdorferi）	莱姆病
1983	幽门螺杆菌（Helicobacter pylori）	消化性溃疡，慢性胃炎
1983	人类免疫缺陷病毒（human immunodeficiency virus, HIV）	艾滋病
1985	比氏肠细胞内原虫（Enrterocytozoon bieneusus）	顽固性腹泻
1986	卡晏环孢子球虫（Cyclospora cayetanensis）	持续性腹泻
1986	人类疱疹病毒 - 6 型（human herpes virus 6, HHV - 6）	婴儿玫瑰疹
1986	埃里希体（Ehrlichia spp.）	人埃里希体病
1989	丙型肝炎病毒（hepatitis C virus, HCV）	丙型肝炎
1989	戊型肝炎病毒（hepatitis E virus, HEV）	戊型肝炎
1990	人类疱疹病毒 7 型（human herpes virus 7, HHV - 7）	发热、皮疹、CNS 感染
1991	瓜纳里托病毒（Gunarito virus）	委内瑞拉出血热
1991	新脑细胞内原虫（Encephalitozoon hellem）	弥漫性疾病
1992	霍乱弧菌 O139（Vibrio cholera O139）	新型霍乱
1992	巴尔通体（Bartonella henselae）	猫抓病，细菌性血管瘤病
1993	巴贝虫新体（Babesian. sp）	非典型巴贝虫病
1993	创伤弧菌（Vibrio vulnificus）	食源性败血症
1993	大肠杆菌 O12：K1：H7（Escherichia O12：K1：H7）	泌尿道感染，流产，败血，脑膜炎
1993	辛诺柏病毒（Sin Nombre virus）	肺综合征出血热
1994	马麻疹病毒（equine morbillivirus）	间质性肺炎，无菌性脑膜炎
1994	萨比亚病毒（Sabia virus）	巴西出血热
1995	人类疱疹病毒 - 8 型（human herpes virus 8）	卡波西肉瘤

续表

年代	病原体	所致疾病
1995	庚型肝炎病毒（hepatitis G virus，HGV）	庚型肝炎
1996	朊粒（prion）	新型克-雅病
1997	莫哥洛脱盟立克次体（R. mongolotimonae）	蜱传淋巴结病
1998	尼帕病毒（Nipah virus）	脑膜炎
2003	SARS 冠状病毒（SARS - associated corona virus，SARS - CoV）	非典型肺炎
2006	禽流感病毒（avian influenza virus）（H5N1）	人禽流感
2008	嗜吞噬细胞无形体（human granulocytic anaplasmosis）	人粒细胞无形体病
2009	甲型流感病毒［influenza A（H1N1）virus］	甲型流感
2013	中东呼吸综合征冠状病毒（Middle East respiratory syndrome oronavirus，MERS - CoV）	中东呼吸综合征

五、传染病的防制策略

（一）预防为主

新中国成立后，党和政府提出了"预防为主"的卫生工作方针。多年来，我国的传染病预防策略可概括为：以预防为主，群策群力，因地制宜，发展三级保健网，采取综合性防制措施。传染病的预防就是要在疫情尚未出现前，针对可能暴露于病原体并发生传染病的易感人群采取措施。

1. 预防接种（vaccination）　利用人工制备的抗原或抗体通过适宜的途径对机体进行接种，使机体获得对某种传染病的特异免疫力，以提高个体或群体的免疫水平，预防和控制针对传染病的发生和流行。

（1）预防接种种类

1）人工自动免疫（artificial active immunization）：采用人工的方法将疫苗或类毒素等抗原接种到机体，使机体获得特异性免疫，从而预防传染病的措施。人工自动免疫制剂有：①传统疫苗（常规疫苗）：减毒活疫苗、死疫苗、类毒素；②新型疫苗：亚单位疫苗、结合疫苗、合成肽疫苗、基因工程疫苗（重组蛋白疫苗、重组减毒活疫苗）、核酸疫苗、转基因疫苗等。

2）人工被动免疫（artificial passive immunization）：是将含有特异性抗体的血清或制剂接种到机体，使机体被动地获得特异性免疫力，对机体产生保护作用，主要用于紧急预防或治疗。常用制剂有：免疫血清、免疫球蛋白。

3）人工被动自动免疫（artificial passive and active immunization）：指同时给机体接种抗原和抗体，使机体在迅速获得特异性抗体的同时，产生持久的免疫力。通常用于疫情发生时保护婴幼儿或体弱接触者的免疫方法。

（2）免疫规划　免疫规划是指根据国家传染病防治规划，使用有效疫苗对易感人群进行预防接种所制定的规划、计划和策略，按照国家或者省、自治区、直辖市确定的疫苗品种、免疫程序或者接种方案，在人群中有计划地进行预防接种，以预防和控制特定传染病的发生和流行，通过国家免疫规划的实施，提高人群免疫水平，达到预防、控制和消灭相应传染病的目的。1981 年我国正式加入全球开展扩大免疫规划（expanded program immunization，EPI），应用"免疫规划"取代了"计划免疫"一词。

目前我国实施的免疫规划"5 苗防 7 病"5 种疫苗（乙肝疫苗、卡介苗、百白破疫苗、脊髓灰质炎疫苗、麻疹疫苗），预防 7 种传染病（乙型肝炎、结核病、百日咳、白喉、破伤风、脊髓灰质炎、麻疹），儿童接种免疫规划疫苗全部免费。

2007 年，我国扩大国家免疫规划范围，用乙肝疫苗、卡介苗、无细胞百白破疫苗、脊髓灰质炎疫苗、麻疹疫苗、白破疫苗、麻风腮疫苗、流脑 A 群疫苗、流脑 A + C 群疫苗、乙脑减毒活疫苗、甲肝减毒活疫苗、钩端螺旋体疫苗、流行性出血热疫苗、炭疽疫苗，预防乙型肝炎、结核病、百日咳、白喉、破伤风、脊髓灰质炎、麻疹、风疹、腮腺炎、流行性脑脊髓膜炎、流行性乙型脑炎、甲型肝炎、钩端螺旋体病、流行性出血热、炭疽等 15 种传染病。其中，钩端螺旋体疫苗、流行性出血热疫苗、炭疽疫苗等在流行区接种；其他疫苗在全国范围都接种。

为配合《疫苗流通和预防接种管理条例》的贯彻实施，国家卫生计生委组织编写了《国家免疫规划儿童免疫程序及说明（2016 年版）》。国家免疫规划疫苗儿童免疫程序见表 9 - 2。

表 9 - 2　国家免疫规划疫苗儿童免疫程序表（2016 年版）

疫苗种类	预防传染病种类	接种时间	接种剂次
乙肝疫苗	乙型肝炎	0，1，6 月龄	3
卡介苗	结核病	出生时	1
脊髓灰质炎疫苗	脊髓灰质炎	2，3，4 月龄，4 周岁	4
百白破疫苗	百日咳、白喉、破伤风	3，4，5，18 月龄	4
白破疫苗	白喉、破伤风	6 周岁	1
麻风疫苗	麻疹、风疹	8 月龄	1
麻风腮疫苗	麻疹、腮腺炎、风疹	18 月龄	1
乙脑减毒活疫苗	流行性乙型脑炎	8 月龄，2 周岁	2
乙脑灭活疫苗	流行性乙型脑炎	8 月龄接种 2 剂，间隔 7～10 天；2 周岁和 6 周岁各接种 1 剂	4
A 群流脑多糖疫苗	流行性脑脊髓膜炎	6，9 月龄	2
A + C 流脑疫苗	流行性脑脊髓膜炎	3，6 周岁	2
甲肝减毒活疫苗	甲型肝炎	18 月龄	1
甲肝灭活疫苗	甲型肝炎	18，24 月龄	2

（3）常见疑似预防接种异常反应　根据《预防接种工作规范》《全国疑似预防接种异常反应监测方案》。疑似预防接种异常反应（adverse event following immunization，简称 AEFI）是指在预防接种后发生的怀疑与预防接种有关的反应或事件。按发生原因分成以下五种类型。

1）不良反应：合格的疫苗在实施规范接种后，发生的与预防接种目的无关或意外的有害反应，包括一般反应和异常反应。①一般反应：在预防接种后发生的，由疫苗本身所固有的特性引起的，对机体只会造成一过性生理功能障碍的反应，主要有发热和局部红肿，同时可能伴有全身不适、倦怠、食欲不振、乏力等综合症状。一般反应及处理原则见表 9 - 3。②异常反应：合格的疫苗在实施规范接种过程中或者实施规范接种后造成受种者机体组织器官、功能损害，相关各方均无过错的药品不良反应，处理原则见表 9 - 4。

表 9 - 3　一般反应及处理原则

全身反应	发热、头痛、眩晕、恶寒、一般不需任何处理，适当休息，多喝开水，注意乏力和周身不适等保暖，防止继发其他疾病；全身反应严重者可对症处理；必要时送医院观察治疗
局部反应	接种部位的红肿、疼痛、硬结等直径 <15mm（轻度）一般不需任何处理
	直径 15～30mm（中度）用干净毛巾热敷
	直径 > 30mm（重度）及时到医院诊治
	BCG 局部红肿不能热敷
加重反应：全身反应和局部反应的加重治疗同前两种，加强观察，防止并发症	

表9-4 异常反应及处理原则

反应类型	临床主要表现	处理原则
过敏反应	过敏性皮疹、荨麻疹、过敏性紫癜、过敏性休克、血管性水肿、大疱型多形红斑、麻疹/猩红热样皮疹、局部过敏反应	抗过敏药或解毒药治疗；停用可疑、相似疫苗；预防和控制继发感染；对症、支持治疗
热性惊厥	先发热后惊厥，体温一般38℃以上，12小时之内、体温骤升之时	静卧，防咬伤舌头，保持呼吸道通畅；止痉
无菌性脓肿	接种局部红晕、肿胀、疼痛，脓肿形成硬结、流脓甚至溃疡	未破溃可用干热敷，促进脓肿吸收；注射器抽取脓液；脓肿破溃或空腔；切开排脓
脑炎和脑膜炎	发热、头痛、呕吐、烦躁不安、惊厥、嗜睡、昏迷等	抗病毒治疗；对症治疗

2）疫苗质量事故：由于疫苗质量不合格，接种后造成受种者机体组织器官、功能损害。

3）接种事故：由于在预防接种实施过程中违反预防接种工作规范、免疫程序、疫苗使用指导原则、接种方案，造成受种者机体组织器官、功能损害。

4）偶合症：受种者在接种时正处于某种疾病的潜伏期或者前驱期，接种后巧合发病。

5）心因性反应：在预防接种实施过程中或接种后因受种者心理因素发生的个体或者群体的反应。

（4）疫苗的效果评价

1）免疫学效果评价：测定接种后人群抗体阳转率、抗体平均滴度、抗体持续时间。

2）流行病学效果评价：采用随机双盲对照的现场试验结果来计算疫苗保护率和效果指数。

$$疫苗保护率(\%) = \frac{对照组发病率 - 接种组发病率}{对照组发病率} \times 100\%$$

$$疫苗效果指数 = \frac{对照组发病率}{接种组发病率}$$

3）免疫规划管理评价：免疫规划工作质量的考核内容包括组织领导、保障措施及社会动员；机构建设及专业人员培训；国家免疫规划工作的实施与管理；冷链管理及运转；疫苗的使用管理；国家免疫规划疫苗的接种率评价；国家免疫规划疫苗针对传染病的疫情监测及其控制；免疫监测完成情况；疑似预防接种异常反应报告、处理及安全注射管理；开展国家免疫规划工作的经验和存在的问题等。

考核评价的主要指标有：建卡（证）率、卡（证）填写符合率、疫苗合格接种率、国家免疫规划五种疫苗覆盖（全程接种）率（简称"五苗"覆盖率）、报表报告完整率、报表报告及时率、流动人口的接种率、疫苗使用率、免疫成功率、抗体阳性率、卡介苗瘢痕率、乙肝病毒表面抗体阳转率、乙肝病毒表面抗原携带率、发病率、死亡率、年龄别发病率、传染病漏报率等。

2. 加强健康教育 通过健康宣传栏、大众媒体、专题讲座、发放预防传染病相关资料等手段使人群获得有关传染病的预防知识，从而树立健康意识，改变不良卫生习惯和行为生活方式，切断传染病的传播途径。

3. 改善卫生条件 保护水源、提供安全饮用水、加强粪便管理和无害化处理、加强垃圾的管理、改善居民的居住环境、加强食品卫生监督和管理等，消除了外界环境中可能存在的疾病传播因素。

4. 加强国境卫生检疫 国境卫生检疫是指国家国境卫生检疫机关为了防止传染病由国外传入或者由国内传出，通过国家设在国境口岸的卫生检疫机关，依照国境卫生检疫的法律、法规，在国境口岸、关口对出入境人员、交通工具、运输设备以及可能传播传染病的行李、货物、邮包等物品实施卫生检疫查检、疾病监测、卫生监督和卫生处理的卫生行政执法行为。如《国际卫生条例（2005）》专门指定、可能要求旅行者进入某个缔约国前黄热病出示疫苗接种或预防措施证明。我国2016年3月1日国务院颁布的《中华人民共和国国境卫生检疫法实施细则》检疫传染病管理的疾病为：鼠疫、霍乱、黄热病。

（二）控制措施

传染病的预防控制措施包括传染病的全球化控制，传染病监测，针对传染源、传播途径、易感人群采取的多种预防措施。

1. 传染病的全球化控制　传染病的全球化流行趋势凸显出了传染病全球化控制策略的重要性。WHO 宣布全球消灭天花后，陆续启动了全球消灭脊髓灰质炎的行动；"终止结核病""终结艾滋病"、消除疟疾和麻风等全球性策略在世界各国不同程度地开展。全球化预防传染病策略的效果显著。

2. 传染病的监测　传染病监测是指对特定环境、人群进行流行病学、血清学、病原学、临床症状以及其他有关影响因素的调查研究，预测有关传染病的发生、发展和流行。监测目的是及早发现传染病或传染源，并及时采取有效的防止措施，防止传染病的传入传出及发生和流行，保护人们的身体健康。我国先后颁布了《中华人民共和国传染病防治法》《突发公共卫生事件应急条例》《中华人民共和国传染病防治法实施办法》等一系列法规、条例、办法、规范进行疫情管理，防止传染病的蔓延，从而达到控制和消除传染病发生和流行。各级疾病预防控制机构承担传染病监测、预测、流行病学调查、疫情报告以及其他预防、控制工作。

（1）我国法定传染病病种　目前我国法定传染病分为 3 类 40 种，其中甲类 2 种、乙类 27 种、丙类 11 种。

甲类传染病：鼠疫、霍乱。

乙类传染病：新型冠状病毒肺炎、传染性非典型肺炎、艾滋病（艾滋病病毒感染者）、病毒性肝炎、脊髓灰质炎、人感染高致病性禽流感、麻疹、流行性出血热、狂犬病、流行性乙型脑炎、登革热、炭疽、细菌性和阿米巴性痢疾、肺结核、伤寒和副伤寒、流行性脑脊髓膜炎、百日咳、白喉、新生儿破伤风、猩红热、布鲁氏菌病、淋病、梅毒、钩端螺旋体病、血吸虫病、疟疾、人感染 H7N9 禽流感。

丙类传染病：流行性感冒、流行性腮腺炎、风疹、急性出血性结膜炎、麻风病、流行性和地方性斑疹伤寒、黑热病、包虫病、丝虫病，除霍乱、细菌性和阿米巴性痢疾、伤寒和副伤寒以外的感染性腹泻病、手足口病。

（2）传染病信息报告

1）责任报告单位及报告人：各级各类医疗卫生机构为责任报告单位；其执行职务的人员和乡村医生、个体开业医生均为责任疫情报告人。

2）报告病种：①法定传染病（含国家卫健委决定列入乙类、丙类传染病管理的其他传染病和按照甲类管理开展应急监测报告的其他传染病）。②其他传染病，省级人民政府决定按照乙类、丙类管理的其他地方性传染病和其他暴发、流行或原因不明的传染病。③不明原因肺炎病例和不明原因死亡病例等重点监测疾病。

（3）报告程序与方式　传染病报告实行属地化管理，首诊负责制。传染病报告卡由首诊医生或其他执行职务的人员负责填写。现场调查时发现的传染病病例，由属地医疗机构诊断并报告。采供血机构发现阳性病例也应填写报告卡。传染病疫情信息实行网络直报或直接数据交换。

（4）报告时限　责任报告单位和责任疫情报告人发现甲类传染病和乙类传染病中的肺炭疽、传染性非典型肺炎、新型冠状病毒肺炎等按照甲类管理的传染患者或疑似患者时，或发现其他传染病和不明原因疾病暴发时，应于 2 小时内将传染病报告卡通过网络报告。对其他乙、丙类传染病患者、疑似患者和规定报告的传染病病原携带者在诊断后，应于 24 小时内进行网络报告。不具备网络直报条件的医疗机构及时向属地乡镇卫生院、城市社区卫生服务中心或县级疾病预防控制机构报告，并于 24 小时内寄送出传染病报告卡至代报单位。

3. 针对传染源的措施

（1）对患者的措施　做到"五早"，即早发现、早诊断、早报告、早隔离、早治疗。患者一经诊断为传染病或可疑传染病者，按传染病防治法的规定实行分级管理。甲类传染病和甲类管理的乙类传染病（传染性非典型肺炎、炭疽中的肺炭疽和人感染高致病性禽流感），对患者予以隔离治疗，隔离期限根据医学检查结果确定；对疑似患者，确诊前在指定场所单独隔离治疗。乙类或丙类传染病患者根据病情采取必要的治疗和控制传播措施。

（2）对病原携带者的措施　医疗机构发现甲类传染病和甲类管理的乙类传染病时，对病原携带者，予以隔离治疗，隔离期限根据医学检查结果确定。从事服务行业的某些传染病的病原携带者须暂时离开工作岗位。对病原携带者做好登记管理，定期随访至检查3次病原体为阴性才能解除管理。

（3）对接触者的措施　凡与传染源有过接触并可能受感染者都应接受检疫，检疫期限根据传染病潜伏期的长短确定。同时根据病种及接触者的免疫状态，采取应留验、医学观察、应急接种和药物预防等预防措施。

（4）对动物传染源的措施　根据感染动物对人类的危害程度和经济价值采取不同的处理措施，如隔离治疗、捕杀、焚烧、深埋等。

4. 针对传播途径的措施　针对传播途径的措施主要是疫情发生后，对传染源污染的环境，采取有效的措施消除或杀灭病原体。不同传染病因传播途径不同，所采取的措施各异。

（1）消毒　指用化学、物理、生物的方法杀灭或消除环境中的病原微生物。包括预防性消毒和疫源地消毒两大类。

1）预防性消毒：是在没有发现明确传染源时，对可能受到病原微生物污染的场所和物品实行的消毒，属预防性措施，如饮水消毒、餐具消毒、乳制品消毒、医疗器械消毒等。

2）疫源地消毒：是对现有或曾经有传染源存在的场所进行的消毒，属防疫措施，其目的是杀灭传染源排出的病原体。疫源地消毒又分为随时消毒和终末消毒。①随时消毒：是当传染源还存在于疫源地时所进行的消毒，对传染源的排泄物、分泌物或被污染的物品、场所进行的及时消毒。②终末消毒：指当传染源痊愈、死亡或离开后对疫源地所进行的彻底消毒，消除传染源所播散在外环境中的病原体。

（2）杀虫　使用物理、化学和生物杀虫法杀灭有害昆虫，特别是传播病原体的媒介节肢动物。

（3）灭鼠　利用器械、药物、生物方法杀鼠。

5. 针对易感人群的措施

（1）免疫预防　在传染病流行前通过人工自动免疫方法，提高机体免疫水平，有效地预防相应传染病；传染病流行时，为易感人群接种被动免疫制剂获得及时保护的抗体。

（2）药物预防　对某些有特效防治药物的传染病，在传染病流行时或进入疫区前服用药物作为应急预防措施。药物预防作用时间短、效果不巩固，易产生耐药性，因此应用具有较大的局限性。

（3）个人防护　在某些传染病流行的季节，对易感者可采用防护用品（如戴口罩、手套、鞋套、安全套，使用蚊帐等），防止其受到感染。

（三）建立疾病监测系统，加强国际合作

由于国际间交流频繁，人们的观念和行为改变是传染病在国际间迅速传播和流行的重要因素，因此要加强疾病的监测。WHO在强化天花免疫计划实施后的第10年，全球就消灭了天花，这就是防病、灭病国际合作的范例。2009年甲型H1N1流感流行以来，我国政府本着公开透明、依法科学处置等原则，通过"外堵输入、内防扩散"的政策，有效降低了病毒的传播速度；在第一时间公布疫情，依据法律、法规进行防控，充分发挥专家的支撑作用，动员群众做好自我防护，对接受医学观察者加强人文关怀；同时，与国际社会密切沟通，根据国际惯例适时调整防控策略和方法，向一些发展中国家提供力所能及的援助。所有这些都说明，只有加强疾病监测和地区间合作才能有效控制以至根除传染病。

第三节　慢性非传染性疾病预防与控制

一、常见慢性病及其危险因素的流行概况

慢性非传染性疾病（noninfectious chronic disease，NCD），简称慢性病，是指以生活方式、环境危险因素为主引起的，以肿瘤、心血管疾病、糖尿病、慢性阻塞性肺疾病等为代表的一组疾病。此类疾病一般无传染性，但某些 NCD 的发生可能与传染因子的感染有关或者由慢性传染性疾病演变而成。

（一）流行现状

NCD 是丧失劳动力、影响居民生活质量、造成残疾的重要原因，给社会带来沉重的经济负担。无论是发达国家还是发展中国家，NCD 发病都一直呈现上升趋势，已成为全球几乎所有国家成人的最主要死因。根据 WHO 报告，2019 年的前 10 大死因中，有 7 个为慢性非传染性疾病。全球非传染性疾病死亡人数占比从 2000 年的 60.8% 增加到 2019 年的 73.6%。2020 年中国居民营养与慢性病状况报告显示，2019 年我国因慢性病导致的死亡占总死亡的 88.5%，其中心脑血管病、癌症、慢性呼吸系统疾病死亡比例为 80.7%。18 岁及以上居民高血压患病率为 27.5%，糖尿病患病率为 11.9%，高胆固醇血症患病率为 8.2%，40 岁及以上居民慢性阻塞性肺疾病患病率为 13.6%，与 2015 年发布结果相比均有所上升。居民癌症发病率为 293.9/10 万，仍呈上升趋势，肺癌和乳腺癌分别位居男、女性发病首位。此外，城乡各年龄段居民超重肥胖率继续上升，有超过 50% 的成年居民超重肥胖，18 岁及以上居民超重率和肥胖率分别为 34.3% 和 16.4%。6～17 岁、6 岁以下儿童青少年超重肥胖率分别达到 19% 和 10.4%。

（二）危险因素

NCD 的病因十分复杂，具有多因多果的特点。目前认为常见慢性病主要与不合理膳食、吸烟、饮酒、体力活动不足、超重与肥胖、病原体感染、职业暴露、环境污染和精神心理因素等相关。在工业化程度较高的发达国家，NCD 常见的危险因素主要与吸烟、高脂饮食与其他不良生活习惯、职业暴露、环境污染等有关。2002 年，WHO 的年度世界卫生报告中提出导致全球主要疾病负担原因的 10 大危险因素，发达国家全部疾病负担中有 1/3 来自烟草消费、饮酒、高血压、高胆固醇和肥胖。此外，作为世界最大死因的心血管病有 3/4 归因于吸烟、高血压或胆固醇。在发展中国家，除了这些因素外，NCD 常见的危险因素还包括营养不良和病原体感染等。此外，几乎所有 NCD 的发生均与遗传因素有关。许多流行病学研究资料已表明，家族史是癌症、心脑血管疾病、慢性阻塞性肺疾患和精神疾病等的重要危险因素。

二、慢性非传染性疾病的防治策略与措施

WHO 制定的《预防控制非传染性疾病全球行动计划（2013—2020）》中提出了慢性病预防要突出强调生命全过程干预、个人和社区能力提升、普及基本卫生服务、利益冲突控制以及循证支持、尊重人权、公正公平的原则。2017 年《中国防治慢性病中长期规划（2017—2025 年）》提出控制慢性病需采取 8 个策略：①加强健康教育，提升全民健康素质。②实施早诊早治，降低高危人群发病风险。③强化规范诊疗，提高治疗效果。④促进医防协同，实现全流程健康管理。⑤完善保障政策，切实减轻群众就医负担。⑥控制危险因素，营造健康支持性环境。⑦统筹社会资源，创新驱动健康服务业发展。⑧增强科技支撑，促进监测评价和研发创新。

因此慢性病的控制是系统工程，需要全社会参与，实施以第一级预防为主，第一级、第二级、第三级预防并重和医防融合的策略。

1. 生命全程预防策略 研究显示，成年期慢性病的风险始于出生前孕母的部分不良暴露，且从小养成不健康的生活方式后难以改变，故应从孕前、产前、婴幼儿、儿童青少年到成年和老年，每个阶段都要进行慢性病的预防和危险因素的干预。

2. 整合以个体为基础的高危策略和以人群为基础的全人群策略

（1）以人群为基础的全人群策略 目前，针对一般人群，主要是从控制慢性病的共同行为危险因素来开展慢性病防控工作，如控制烟草使用，促进合理膳食和身体活动等。全人群策略对于在人群中流行的危险因素的控制非常重要和有效。

1）控制烟草使用：WHO基于《烟草控制框架公约》提出了六项烟草控制政策。中国政府也签署了WHO《烟草控制框架公约》。2011年，"全面推行公共场所禁烟"被纳入了我国"十二五"规划纲要。但是目前我国的控烟形势依旧严峻，控烟现状与《烟草控制框架公约》要求差距还比较大。

2）促进合理膳食：为了帮助居民形成健康的饮食习惯，中国政府发布《中国居民膳食指南（2016）》和膳食宝塔，来指导居民膳食的摄入。同样，美国政府也出版了修订后的第八版《美国居民膳食指南》（2015—2020年）。遵循指南进行膳食指导，可降低许多慢性疾病的发病率和死亡率。

3）增加身体活动：针对一般人群主要通过创建全民健身体系来开展支持性环境建设。为了促进全民健身活动的开展，提高公民身体素质，2009年我国制定了《全民健身条例》。2016年又下发了《全民健身计划（2016—2020年）》，作为"十三五"时期开展全民健身工作的总体规划和行动指南。

（2）以个体为基础的高危策略 对高危人群及患病人群的慢性病防控策略包括健康教育、慢性病早期发现和慢性病管理三方面。

1）健康教育：对高危人群及患病人群进行健康生活方式和合理膳食的健康教育与健康促进，一方面包含在针对一般人群的健康教育工作中；另一方面主要是通过医疗机构来提供。我国《国家基本公共卫生服务规范》（第三版）中明确规定了城乡基层医疗卫生机构为居民免费提供健康教育服务，具体内容包括宣传普及《中国公民健康素养——基本知识与技能（2015年版）》，配合有关部门开展公民健康素养促进行动以及宣传主要慢性病及其危险因素的防控知识等。

2）慢性病早期发现：即对高危人群进行筛检，早期发现病人。主要包括高血压筛查和部分肿瘤如宫颈癌、乳腺癌、结直肠癌、食管癌、胃癌、肝癌及鼻咽癌等癌症的筛查。

3）慢性病管理：对慢性病病人进行及时有效的治疗，减少并发症和致残，提高其生活质量。现阶段，高血压、糖尿病等慢性病疾病管理已经被纳入国家基本公共卫生服务项目，主要由基层医疗机构，包括社区卫生服务机构、乡镇卫生院和村卫生室来完成。

全人群策略和高危人群策略对于慢性病的预防来说都非常重要，两者也各有优点和局限性。WHO提出应采取"综合"和"整合"的方法。"综合"就是将对整个人群的措施和针对高危个体和病人的措施结合起来，"整合"即针对多种疾病的危险因素采取措施，将针对多种不同疾病的治疗管理整合起来。

3. 政府主导、多部门协作、全社会参与慢性病的防控 慢性病的防控仅靠卫生部门是不够的，需要政府主导，多部门协作，动员全社会参与到慢性病的防控中，才能取得更好的效果。

（二）预防措施

1. 一级预防 主要是针对慢性病的致病因子（或危险因素）采取措施，也是预防疾病的发生和消灭疾病的根本措施。慢性病的一级预防主要有健康教育和健康促进、禁烟限酒、合理膳食、适量运动、控制体重等措施。

2. 二级预防　是对临床前期或亚临床期慢性病所进行的防止或减缓疾病发展的主要措施，主要包括提高社区居民早期发现疾病和及早就诊的意识；提高医护人员诊治技术及早期诊断水平；对高危人群进行普查、筛查、定期健康检查，尽量做到早发现、早诊断、早治疗，以预防慢性病及其并发症的发生和进展。

3. 三级预防　对已确认的慢性病患者进行管理，采取合理的治疗手段，延缓病情发展，预防并发症的发生，提高生命质量。

（三）社区综合防治

慢性病的防治是一项巨大的社会系统工程，需要全社会参与，要坚持预防为主，防治结合。针对多个危险因素开展综合性社区干预是降低慢性病危险因素流行的有效措施。

三、常见慢性病的一级预防

1. 心血管疾病

（1）戒烟　鼓励所有不吸烟者不要开始吸烟；所有吸烟者戒烟，并对他们的努力给予支持；劝告使用其他类型烟草的人员不再使用。

（2）改变饮食　①减少总脂肪和饱和脂肪摄入量，总脂肪摄入量应降至约占总热量的30%，饱和脂肪摄入量应降至占总热量的10%以下；②应尽量减少甚至停止反式脂肪酸的摄入，多数膳食脂肪应为多不饱和脂肪酸（占总热量的10%）或单不饱和脂肪酸（占总热量的10%~15%）；③减少日常盐摄入量三分之一以上，如有可能，应限制在每日<5g或<90mmol；④每日至少食用400g各类水果蔬菜以及全谷食品和豆类食品。

（3）促进身体活动　每天至少有30分钟的中度身体活动（如快步走），可在闲暇时间、日常工作中进行身体活动。

（4）控制体重　鼓励所有超重或肥胖者，通过低能量膳食结合增加身体活动来降低体重。

（5）控制酒精摄入　每日饮酒量超过3单位饮酒量者，减少酒精消费。

（6）合理使用药物　对抗高血压药物、脂药物（他汀类）、抗血小板药物按指南应用，膳食控制后空腹血糖仍持续>6mmol/L的人员应给予二甲双胍，不推荐采用激素替代疗法或维生素B、C、E和叶酸补充剂来降低心血管风险。

2. 糖尿病

（1）开展糖尿病相关的健康教育，提高人群对糖尿病危害的认识。

（2）达到和保持健康的体重。

（3）促进身体活动，经常定期进行至少30分钟强度适中的活动。

（4）保证健康饮食，减少糖和饱和脂肪的摄入量。

（5）避免使用烟草。

3. 慢性呼吸系统疾病（慢性阻塞性肺疾病）

（1）戒烟　控制吸烟是最简单、有效又经济的措施。

（2）防止和治理空气污染　如减少汽车尾气，工厂废气排放。

（3）控制、减少职业性危害　如避免、减少对粉尘的吸入。

4. 癌症

（1）开展健康教育，改变不良行为及生活方式，降低危险因素的暴露。

（2）戒烟限酒。

（3）合理膳食、定期锻炼身体，控制体重，避免肥胖和超重。

（4）控制感染　①接种疫苗：如接种 HPV 疫苗预防宫颈癌，HBV 疫苗预防肝癌。②积极治疗感染性疾病：如治疗幽门螺杆菌的感染降低胃癌的发病率。

（5）保护环境，减少环境污染。

（6）消除和降低职业场所致癌物，防止职业相关肿瘤。

（7）降低电离辐射。

（8）防紫外线辐射，避免直接过度暴露阳光下，使用防晒霜和保护性服装都是有效的预防性措施。

四、主要慢性病的筛检

《中国防治慢性病中长期规划（2017—2025 年）》提出：促进慢性病早期发现。全面实施 35 岁以上人群首诊测血压，发现高血压患者和高危人群，及时提供干预指导。社区卫生服务中心和乡镇卫生院逐步提供血糖血脂检测、口腔预防保健、简易肺功能测定和大便隐血检测等服务。逐步将临床可诊断、治疗有手段、群众可接受、国家能负担的疾病筛检技术列为公共卫生措施。在高发地区和高危人群中逐步开展上消化道癌、宫颈癌等有成熟筛查技术的癌症早诊早治工作。加强健康体检规范化管理，健全学生健康体检制度，推广老年人健康体检，推动癌症、脑卒中、冠心病等慢性病的机会性筛查。将口腔健康检查纳入常规体检内容，将肺功能检查和骨密度检测项目纳入 40 岁以上人群常规体检内容。

根据我国《国家基本公共卫生服务规范（第三版）》，基层医疗卫生机构基本公共卫生服务中主要涉及高血压、糖尿病的筛检，具体如下。

（一）高血压的筛检

1. 对辖区内 35 岁及以上常住居民，每年为其免费测量一次血压（非同日三次测量）。

2. 对第一次发现收缩压≥140mmHg 和（或）舒张压≥90mmHg 的居民在去除可能引起血压升高的因素后预约其复查，非同日 3 次测量血压均高于正常，可初步诊断为高血压。建议转诊到有条件的上级医院确诊并取得治疗方案，2 周内随访转诊结果，对已确诊的原发性高血压患者纳入高血压患者健康管理。对可疑继发性高血压患者，及时转诊。

3. 有以下六项指标中的任一项高危因素，建议每半年至少测量 1 次血压，并接受医务人员的生活方式指导。

（1）血压高值（收缩压 130～139mmHg 和/或舒张压 85～89mmHg）。

（2）超重或肥胖，和（或）腹型肥胖：超重：$28kg/m^2 > BMI \geq 24kg/m^2$；肥胖：$BMI \geq 28kg/m^2$，腰围：男≥90cm，女≥85cm 为腹型肥胖。

（3）高血压家族史（一、二级亲属）。

（4）长期膳食高盐。

（5）长期过量饮酒（每日饮白酒≥100ml）。

（6）年龄≥55 岁。

（二）糖尿病的筛检

对工作中发现的 2 型糖尿病高危人群进行有针对性的健康教育，建议其每年至少测量 1 次空腹血糖，并接受医务人员的健康指导。

五、慢性病自我管理

（一）慢性病自我管理的概念

慢性病自我管理（chronic disease self - management，CDSM）是指在卫生保健专业人员的协助下，个人承担一些预防性或治疗性的卫生保健活动。通过系列健康教育课程教给患者自我管理所需知识、技能、信心以及和医生交流的技巧，来帮助慢性病患者在得到医生更有效的支持下，依靠自己解决慢性病给日常生活带来的各种躯体和情绪方面的问题。慢性病患者长期与疾病作斗争，熟悉疾病的全过程，所以患者自己才是慢性病控制与管理的最佳人选。

（二）慢性病自我管理的内容

慢性病自我管理包括以下四个方面的内容。

1. 患者自我管理　患者在应对慢性疾病的过程中发展起来的一种管理症状、治疗、生理和心理变化以及做出生活方式改变的能力。

（1）自我管理的任务　①所患疾病的医疗和行为管理（如按时服药、改变不良生活方式、自我监测等）。②角色管理，建立和保持在工作、家庭和朋友中的新角色。③情绪管理，处理和应对疾病所带来的各种情绪，如愤怒、恐惧、悲伤和挫败感等

（2）自我管理的基本技能　①解决问题的技能（核心技能）：发现问题提出解决方案、实施方案、评估结果。②决策技能：患者能根据自己的身体状况决定是否就医，选择适合自己的健康生活方式。③获取资源的技能：患者可以通过电话、网络、社区卫生服务等渠道获取他们所需的资源。④建立良好医患关系的技能：患者能与医务人员良好沟通，能准确地报告疾病的发病趋势和频率，和医疗专家一起探讨并妥善选择治疗方案。⑤设定目标，采取行动的技能：患者制定并实施一个现实、可行、完全有把握胜任的短期的行动计划（1～2周）。

2. 社区对患者自我管理的支持　社区持续开展并自我管理健康教育项目，鼓励病友相互帮助，家庭的关爱和支持，提高患者自我管理的基本知识、技能及信心。

3. 医务人员对患者自我管理的支持和随访　医生提供对患者自我管理的支持，包括4个方面：①构建医患交互作用，指导患者建立管理目标和解决问题的策略；②提供自我管理教育，如让同病患者组成会谈小组，讨论该病的自我管理方法；医生与患者个人会谈讨论医疗管理问题；③提供相关资源，如提供相关疾病的网络资源，组织医院内部、社区资源为患者提供持续的自我管理支持；④紧密的随访，如每周护士、每月医生电话追踪随访。

4. 卫生系统对医生支持患者自我管理的支持　卫生系统对医生支持病人自我管理的支持主要包括：①培训支持病人自我管理；②改变服务方式；③循证医疗服务及决策；④提供信息系统支持。

❓ **想一想**

作为医务工作者，如何帮助慢性病患者进行慢性病的自我管理？

答案解析

六、长期照护

2000 年 WHO 提出"长期照护服务是指，由非专业护理人员（家庭、朋友或邻居）和（或）专业护理人员（医疗专业人士）进行的照护系统，以保证生活不能完全自理的人能继续享有较高的生活质量，按照其个人意愿，尽可能获得最大限度的独立、自主、参与、个人满足及人格尊严。"长期照护不同于通常意义上的家庭照料，是在特定的政治、经济、文化、社会背景下，由多个部门构成的一种制度性安排，而不是简单的生活照料。服务的方式包括家庭、社区和机构提供的从饮食起居照料、保健、康复治疗等一系列长期服务，体现了对需求人员照护的连续性。

长期照护服务具有以下特点：①正规化和专业性；②持续时间长；③具有连续性；④生活照料和

保健相结合。正规化和专业性是最显著的特点。

长期照护的主要服务内容大致可分为六种：①医疗护理服务（帮助老人正确用药、实施留置管道的护理、进行居家康复训练、防止误吸和其他必要的康复护理服务）；②个人卫生服务（帮助失能老年人刷牙、洗澡、梳头、刮胡子、更换尿垫等）；③营养服务（准备膳食，帮助失能老年人进食）；④日常活动服务（帮助失能老年人穿脱衣服、上下床、站立、上下楼梯、出行等）；⑤家务服务（帮助失能老年人购物、做饭、清洁和洗衣等）；⑥社会服务。

第四节　突发公共卫生事件的应对与控制策略

一、定义和概念

（一）突发性公共卫生事件概念

突发性公共卫生事件是指突然发生并造成或可能造成社会公众健康严重损害的重大传染病疫情、群体不明原因疾病、重大食物中毒和职业中毒以及其他严重影响公众健康的事件。

（二）突发性公共卫生事件的特点

1. 突发性和意外性　发生突然，难以预测。

2. 群体性或公共性　涉及面广，常常影响整个社会群体。

3. 多元性　种类很多，包括生物病原体所致的疾病、食物中毒、不明原因引起的群体性疾病、有毒有害因素污染造成的群体中毒、急性职业中毒，各种自然灾害，以及生物、化学和核辐射事件（三恐事件）等。

4. 对社会危害严重　由于发生突然、累及面广，不仅严重危害公众的身心健康，造成巨大财产和经济损失；而且常常引起舆论哗然，扰乱社会安定。

5. 处理的综合性和系统性　突发性公共卫生事件的发生和应急已不再仅仅是一个公共卫生问题，而是一个严峻的社会问题。因此，突发性公共卫生事件的应急处理必须由政府统一指挥、综合协调；需要社会各界乃至全社会的通力协作和共同努力，才能妥善处理并将危害降到最低程度。

6. 国际性　随着全球化进程的加速，突发性公共卫生事件的发生呈现出越来越明显的国际互动性。一些重大传染病可以通过旅游、交通运输等方式在国家与国家之间进行远距离传播。例如，SARS 在中国暴发后，在很短时间内就迅速传播到至少 32 个国家和地区。突发性公共卫生事件的影响对象是社会公众。但政府的应对能力、时效和策略反映了政府对公众的关心程度，也关系到政府的国际声誉。

（三）突发性公共卫生事件分类

突发性公共卫生事件的类别有多种，从定义上可分为 4 类。

1. 重大传染病疫情　指某种传染病在短时间内发生，波及范围广泛，出现大量的病人或死亡病例，其发病率远远超过常年的发病水平。有法定传染病的暴发或多例死亡、罕见的或已消灭的传染病、临床及病原学特点与原有疾病特征明显异常的疾病、新出现传染病的疑似病例等均包含其中。

2. 群体性不明原因疾病　指一定时间内（通常是指 2 周内），在某个相对集中的区域（如同一个医疗机构、自然村、社区、建筑工地、学校等集体单位）内同时或者相继出现 3 例及以上相同临床表现，经县级及以上医院组织专家会诊，不能诊断或解释病因，有重症病例或死亡病例发生的疾病。具有临床表现相似性、发病人群聚集性、流行病学关联性、健康损害严重性的特点。这类疾病可能是传染病（包括新发传染病）、中毒或其他未知因素引起的疾病。由于原因不明，在控制上也有很大的难度。

3. 重大食物和职业中毒　指由于食品污染和职业危害的原因，而造成的人数众多或者伤亡较重的中毒事件。如一次食物中毒人数超过100人并出现死亡病例，或出现10例以上死亡病例；一次发生急性职业中毒50人以上，或死亡5人以上。

4. 其他严重影响公众健康的事件　自然灾害、意外事故引起的死亡、重大环境污染、恐怖袭击事件（生物、化学、核辐射）等其他严重影响到公众健康和生命安全的事件。

（四）突发性公共卫生事件的分级

根据事件的性质、危害程度、涉及范围，突发性公共卫生事件划分为四级，即特别重大（Ⅰ级）、重大（Ⅱ级）、较大（Ⅲ级）和一般（Ⅳ级）。

1. 有下列情形之一的为特别重大突发公共卫生事件（Ⅰ级）

（1）肺鼠疫、肺炭疽在大、中城市发生并有扩散趋势，或肺鼠疫、肺炭疽疫情波及2个以上的省份，并有进一步扩散趋势。

（2）发生传染性非典型肺炎、人感染高致病性禽流感病例，并有扩散趋势。

（3）涉及多个省份的群体性不明原因疾病，并有扩散趋势。

（4）发生新传染病或我国尚未发现的传染病发生或传入，并有扩散趋势，或发现我国已消灭的传染病重新流行。

（5）发生烈性病菌株、毒株、致病因子等丢失事件。

（6）周边以及与我国通航的国家和地区发生特大传染病疫情，并出现输入性病例，严重危及我国公共卫生安全的事件。

（7）国务院卫生行政部门认定的其他特别重大突发公共卫生事件。

2. 有下列情形之一的为重大突发公共卫生事件（Ⅱ级）

（1）在一个县（市）行政区域内，一个平均潜伏期内（6天）发生5例以上肺鼠疫、肺炭疽病例，或者相关联的疫情波及2个以上的县（市）。

（2）发生传染性非典型肺炎、人感染高致病性禽流感疑似病例。

（3）腺鼠疫发生流行，在一个市（地）行政区域内，一个平均潜伏期内多点连续发病20例以上，或流行范围波及2个以上市（地）。

（4）霍乱在一个市（地）行政区域内流行，1周内发病30例以上，或波及2个以上市（地），有扩散趋势。

（5）乙类、丙类传染病波及2个以上县（市），1周内发病水平超过前5年同期平均发病水平2倍以上。

（6）我国尚未发现的传染病发生或传入，尚未造成扩散。

（7）发生群体性不明原因疾病，扩散到县（市）以外的地区。

（8）发生重大医源性感染事件。

（9）预防接种或群体性预防性服药出现人员死亡。

（10）一次食物中毒人数超过100人并出现死亡病例，或出现10例以上死亡病例。

（11）一次发生急性职业中毒50人以上，或死亡5人以上。

（12）境内外隐匿运输、邮寄烈性生物病原体、生物毒素造成我境内人员感染或死亡的。

（13）省级以上人民政府卫生行政部门认定的其他重大突发公共卫生事件。

3. 有下列情形之一的为较大突发公共卫生事件（Ⅲ级）

（1）发生肺鼠疫、肺炭疽病例，一个平均潜伏期内病例数未超过5例，流行范围在一个县（市）

行政区域以内。

（2）腺鼠疫发生流行，在一个县（市）行政区域内，一个平均潜伏期内连续发病 10 例以上，或波及 2 个以上县（市）。

（3）霍乱在一个县（市）行政区域内发生，1 周内发病 10~29 例或波及 2 个以上县（市），或市（地）级以上城市的市区首次发生。

（4）一周内在一个县（市）行政区域内，乙、丙类传染病发病水平超过前 5 年同期平均发病水平 1 倍以上。

（5）在一个县（市）行政区域内发现群体性不明原因疾病。

（6）一次食物中毒人数超过 100 人，或出现死亡病例。

（7）预防接种或群体性预防性服药出现群体心因性反应或不良反应。

（8）一次发生急性职业中毒 10~49 人，或死亡 4 人以下。

（9）市（地）级以上人民政府卫生行政部门认定的其他较大突发公共卫生事件。

4. 有下列情形之一的为一般突发公共卫生事件（Ⅳ级）

（1）腺鼠疫在一个县（市）行政区域内发生，一个平均潜伏期内病例数未超过 10 例。

（2）霍乱在一个县（市）行政区域内发生，1 周内发病 9 例以下。

（3）一次食物中毒人数 30~99 人，未出现死亡病例。

（4）一次发生急性职业中毒 9 人以下，未出现死亡病例。

（5）县级以上人民政府卫生行政部门认定的其他一般突发公共卫生事件。

二、突发公共卫生事件的预防策略和措施

突发公共卫生事件预防控制工作，应当遵循预防为主、常备不懈的方针，贯彻统一领导、分级负责、反应及时、措施果断、依靠科学、加强合作的策略，这是减少各类突发公共卫生事件发生的保证，也是有效应对突发事件的前提。

突发公共卫生事件的预防措施是指在没有突发公共卫生事件发生的情况下所采取的预防或应对可能发生的突发公共卫生事件的措施。按照国务院《突发公共卫生事件应急条例》规定，突发公共卫生事件的预防措施主要包括以下几个方面。

（一）建立统一的突发公共卫生事件预防控制体系

该系统的主干包括市、县（区）疾病预防控制中心和乡镇卫生院（或社区卫生服务中心），各级政府应该加强系统的监测、预警能力建设，以防范和及时处置各种突发公共卫生事件。

突发公共卫生事件监测是指连续地、系统地收集、分析、解读某些疾病发生及相关影响因素的资料，并将其发现用于指导应对行动的过程。各级医疗、疾病预防控制、卫生监督和出入境检疫机构负责开展突发公共卫生事件的日常监测工作。省级人民政府卫生行政部门按照统一要求，结合实际，组织开展重点传染病和突发公共卫生事件的主动监测。县级以上地方人民政府应当建立和完善突发事件监测与预警系统。

预警系统在突发公共卫生事件发生之前及发生的早期，综合分析评估监测资料及其他相关信息，对事件风险、发展趋势、可能危及的范围及程度作出判断，并及时向相关部门发布，以提高应对的有效性。按照突发公共事件严重性和紧急程度，预警分为 4 个级别，即Ⅰ级（特别重大事件，红色预警）、Ⅱ级（重大事件，橙色预警）、Ⅲ级（较大事件，黄色预警）、Ⅳ级（一般事件，蓝色预警）。

（二）制定突发公共卫生事件应急预案

国务院卫生行政主管部门按照分类指导、快速反应的要求，制定全国突发事件应急预案，并报请

国务院批准。省、自治区、直辖市人民政府应根据全国突发事件应急预案，结合本地实际情况，制定本行政区域的突发事件应急预案。

突发公共卫生事件应急预案应包括以下主要内容：①突发事件应急处理指挥部的组成和相关部门的职责；②突发事件的监测与预警；③突发事件信息的收集、分析、报告、通报制度；④突发事件应急处理技术和监测机构及其任务；⑤突发事件的分级和应急处理工作方案；⑥突发事件预防、现场控制、应急设施、设备、救治药品和医疗器械以及其他物资和技术的储备与调度；⑦突发事件应急处理专业队伍的建设与培训。

应急预案应根据突发公共卫生事件的变化和实施中发现的问题及时进行修订和补充。

（三）做好人才队伍建设

完善的公共卫生应急系统需要一支精干的专业队伍来运行，各地卫生行政部门据当地卫生应急工作需要，结合实践人才资源状况，按照重大灾害、传染病、中毒和辐射等不同类别医疗卫生救援分别组建。队伍成员分别来自疾病预防控制机构、医疗机构、卫生监督机构、医学高等院校和军队等相关单位的应急管理、现场流行病学调查与处置、医疗救治、实验室检测、卫生监督及相关保障等专业人员以及擅长危机沟通的公关人员。人员的选拔、培训和继续教育要程序化、制度化。对医疗卫生机构及人员应定期开展突发公共卫生事件应急处理相关知识、技能的培训，定期组织医疗卫生机构进行突发事件应急演练，推广最新知识和先进技术。

（四）建立突发事件应急救治系统

设区的市级以上政府应设置与传染病防治工作需要相适应的传染病专科医院，或者指定医疗机构承担传染病防治工作。对于非传染病的突发公共卫生事件的救治体系建设也应受到地方各级政府的重视。

（五）做好突发公共卫生事件应对的物资储备

国务院有关部门和县级以上政府及其有关部门，应根据突发事件应急预案的要求，保证应急设施、设备、救治药品和医疗器械等物资储备。对公众开展突发事件应急知识的专门教育，增强社会对突发事件的防范意识和应对能力。

三、突发公共卫生事件的控制措施

（一）突发事件应急报告

《突发公共卫生事件应急条例》中规定了突发公共卫生事件应急报告制度，且明确规定任何单位和个人对突发公共卫生事件，不得隐瞒、缓报、谎报或者授意他人隐瞒、缓报和谎报。

1. 报告内容　突发事件监测机构、医疗卫生机构和有关单位发现有下列情形之一的，应当在 2 小时内向所在地县级人民政府卫生行政主管部门报告。

（1）发生或者可能发生传染病暴发、流行的。

（2）发生或者发现不明原因的群体性疾病的。

（3）发生传染病菌种、毒种丢失的。

（4）发生或者可能发生重大食物和职业中毒。

2. 报告方法和时限　接到报告的卫生行政主管部门应当在 2 小时内向本级人民政府报告，并同时向上级人民政府卫生行政主管部门和国务院卫生行政主管部门报告。县级人民政府应当在接到报告后 2 小时内向设区的市级人民政府或者上一级人民政府报告；设区的市级人民政府应当在接到报告后 2 小时内向省、自治区、直辖市人民政府报告。省、自治区、直辖市人民政府应当在接到报告 1 小时内，向国务院卫生行政主管部门报告。

3. 报告方式 以事件发生地的县（市、区）为基本报告单位，卫生行政部门为责任报告人。同级疾病预防控制机构使用"国家救灾防病与突发公共卫生事件报告管理信息系统"进行报告。责任报告人还应通过其他方式确认上一级卫生行政部门收到报告信息。救灾防病与突发公共卫生事件的信息报告，原则上以"国家救灾防病与突发公共卫生事件报告管理信息系统"为主，但在紧急情况下或报告系统出现障碍时，可以使用其他方式报告。

（二）启动突发公共卫生事件应急预案

接到突发公共卫生事件发生的报告后，卫生行政主管部门迅速核实信息，组织相关专家对事件进行综合评估，初步判断事件的类型，提出是否启动应急预案的建议。若突发事件涉及全国或跨省（自治区、直辖市）需启动全国突发事件应急预案，由国务院卫生行政主管部门报国务院批准实施。若省、自治区、直辖市启动突发事件应急预案，由省、自治区、直辖市人民政府决定，并向国务院报告。

（三）设立应急处理指挥部

根据突发公共卫生事件的性质、严重程度、涉及的范围等，成立突发公共卫生事件应急处理指挥部。需要全国协调的，国务院设立由国务院、军队有关部门组成的全国突发事件应急处理指挥部，国务院主管领导人担任总指挥。省、自治区、直辖市人民政府成立的地方突发事件应急处理指挥部，由省、自治区、直辖市人民政府主要领导人担任总指挥。县级以下地方人民政府卫生行政主管部门，具体负责组织突发事件的调查、控制和医疗救治工作。

（四）控制突发事件蔓延的紧急措施

在突发事件应急处理指挥部的统一领导下，紧急调集人员、储备的物资、交通工具以及相关设施、设备，根据预案规定，各部门各司其职、通力合作，统一组织实施应急处置。为控制突发公共卫生事件的蔓延或进一步的严重危害，根据突发公共卫生事件应急处理的实际需要，可采取以下紧急控制措施：①封闭食物和水源等控制措施；②对传染源及易感接触者采取隔离并积极治疗患者；③对易感人群和其他易受损害的人群采取应急接种、预防性投药、群体防护等措施；④宣传突发公共卫生事件防治知识，提高公众的应对能力，避免社会恐慌。

（五）开展突发公共卫生事件的科学研究

许多突发公共卫生事件具有突发、新发的特点，为了解事件的成因、制定有效的控制措施只有通过科学研究。因此，在突发公共卫生事件发生的同时，组织各级医疗卫生单位、科研单位和高校联合进行研究，为突发公共卫生事件控制措施的实施提供技术保障和科学依据。

目标检测

答案解析

一、名词解释

1. 卫生系统
2. 疫源地
3. 免疫规划
4. 慢性非传染性疾病
5. 慢性病自我管理
6. 长期照护
7. 突发公共卫生事件

二、选择题

1. 根据属地层次不同，我国政府办专业公共卫生机构不包括

A. 乡办　　　　　　　　　B. 县办　　　　　　　　　C. 市办

D. 省办　　　　　　　　　E. 部办

2. 我国医疗服务体系的主体是

   A. 基层医疗卫生机构　　　B. 疾病预防控制中心　　　C. 公立医院

   D. 社区服务站　　　　　　E. 妇幼保健计划生育服务机构

3. 我国公共卫生机构不包括

   A. 疾病预防控制机构　　　B. 血站　　　　　　　　　C. 急救中心

   D. 医院　　　　　　　　　E. 妇幼保健计划生育服务机构

4. 传染病流行的基本条件是

   A. 病原体、传播途径、感染人群

   B. 病原体数量、自然条件、生活方式

   C. 传染源、社会因素、易感者

   D. 病原体、传播方式、易感人群

   E. 传染源、传播途径、易感人群

5. 可经垂直传播的病原体是

   A. 伤寒沙门菌　　　　　　B. 流感病毒　　　　　　　C. 霍乱弧菌

   D. 风疹病毒　　　　　　　E. 甲肝病毒

6. 不属于新发现的传染病的病原体是

   A. 寨卡病毒　　　　　　　B. 埃博拉病毒　　　　　　C. HIV

   D. HCV　　　　　　　　　E. 朊粒

7. 新生儿出生时需接种的疫苗是

   A. 百白破疫苗　　　　　　B. 甲肝疫苗　　　　　　　C. 卡介苗

   D. 乙脑疫苗　　　　　　　E. 麻风疫苗

8. 乙肝疫苗儿童接种程序是

   A. 出生时，1月，2月　　B. 出生时，1月，3月　　C. 1月，2月，3月

   D. 出生时，3月，6月　　E. 出生时，1月，6月

9. 目前我国法定传染病分为（　　）类（　　）种

   A. 2类，36种　　　　　　B. 2类，37种　　　　　　C. 3类，39种

   D. 3类，39种　　　　　　E. 3类，40种

10. 属于乙类按甲类管理的传染病是

   A. 鼠疫　　　　　　　　　B. 肺炭疽　　　　　　　　C. 登革热

   D. 手足口　　　　　　　　E. 霍乱

11. 2015年WHO报道慢性非传染性疾病中每年死亡人数最多的是

   A. 癌症　　　　　　　　　B. 糖尿病　　　　　　　　C. 心血管疾病

   D. 慢性呼吸系统疾病　　　E. 抑郁症

12. 我国2012年癌症死亡排行第一位的是

   A. 肺癌　　　　　　　　　B. 肝癌　　　　　　　　　C. 胃癌

   D. 食道癌　　　　　　　　E. 结直肠癌

13. 为促进慢性病早期发现，我国提出对（　　）岁以上的人群首诊测血压

   A. 30　　　　　　　　　　B. 35　　　　　　　　　　C. 40

D. 45　　　　　　　　　　　　　E. 50

14. 突发公共卫生事件预警分级下列对的是

A. Ⅰ级（一般事件，黄色预警）

B. Ⅱ级（较大事件，蓝色预警）

C. Ⅲ级（重大事件，橙色预警）

D. Ⅰ级（特别重大事件，红色预警）

E. Ⅱ级（较大事件，绿色预警）

15. 突发事件监测机构、医疗卫生机构和有关单位发现突发公共卫生件事的发生，应当在（　　）小时内向所在卫生行政主管部门报告

A. 1　　　　　　　　　　　　B. 2　　　　　　　　　　　　C. 6

D. 12　　　　　　　　　　　　E. 24

三、简答题

1. 简述公共卫生的作用。

2. 简述引起人群易感性升高、降低的主要因素。

3. 简述我国对慢性非传染性疾病提出的 8 个策略。

4. 简述突发公共卫生事件应急预案的原则。

（陈雪梅）

书网融合……

📋 重点回顾　　　　　ℯ 微课　　　　　📋 习题

第十章 医学统计学方法

知识目标：

1. 掌握 统计学的几个概念；统计资料的类型；统计表的结构及制表要求；统计图的结构及常用统计图的适用条件；集中趋势和离散趋势常用指标及其计算；均数的标准误及其应用；常用相对数；数值变量资料和分类变量资料的参数估计、常用假设检验方法及其应用条件。

2. 熟悉 统计工作的步骤；正态分布特征及其应用；相对数应用、假设检验的注意事项。

3. 了解 t 分布特征；假设检验的基本步骤与两类错误；χ^2 检验的基本思想。

技能目标：

能根据资料类型选用合理的统计指标，绘制正确的统计图表，选择合理的统计方法进行分析，解决医学实际问题。

素质目标：

具有认真、实事求是的治学态度和严谨的统计思维习惯。

导学情景

情景描述：某医师欲研究中药治疗失眠的疗效，随机抽取 200 例失眠患者作为研究对象，用随机方法将研究对象分为实验组和对照组（每组各 100 例），实验组用中药治疗，对照组给予安慰剂，2 个月后，实验组治愈 98 人，治愈率为 96%；对照组治愈 95 人，治愈率为 90%，该医师经比较两组治愈率数值的大小，认为实验组治疗冠心病效果优于对照组。

情景分析：结合资料信息，本研究采用完全随机设计方案，是最常见的一种考察单因素两水平效应的方法，属抽样研究。根据资料类型选择合理的统计分析方法是统计工作的关键。

讨论：由于个体变异的存在，同质的失眠患者服用相同的药物，其疗效也不尽相同，因此在抽样研究中会产生抽样误差。现实验组和对照组治愈率不同是抽样误差所导致还是存在本质差异，需要借助假设检验进行判断。故医师仅凭借比较数值大小来下结论欠妥。

学前导语：医学统计学是运用概率论与数理统计的原理及方法，结合医学实际，研究数字资料的搜集、整理分析与推断的一门学科。医学研究的对象主要是人体以及与人的健康有关的各种因素，科学的任务在于要从看起来错综复杂的偶然性中揭露出潜在的必然性，即事物的客观规律性。这种客观规律性是在大量现象中发现的，如临床要观察某种疗法对某病的疗效时，如果观察的患者很少，便不易正确判断该疗法对某病是否有效；但当观察患者的数量足够多时，就可以得出该疗法在一定程度上有效或无效的结论。所以，医学统计学是医学科学研究的重要工具。

第一节 认识医学统计学

一、医学统计学定义

医学统计学（medical statistics）是运用统计学原理，研究医学相关数据的收集、整理、分析和结果解释的一门应用学科。主要用于辅助决策处理医学中的问题。由于医学研究的对象主要是人，而影响生命、健康的因素有生物、心理、社会因素，且个体间不尽相同，所以生命特征的变异在个体间普遍存在。因此，运用统计思维，通过对一定数量的同类事物重复计量，研究个体变异现象，使人们透过偶然（不确定性）来分析事物发展的内在规律性（必然性），实现事物的估计或预测，并最终将其运用到医学实践中。

二、统计学中几个基本概念

（一）同质和变异

1. 同质（homogeneity） 严格意义上讲，同质是指观察单位间被研究指标的影响因素完全相同。但在人群健康研究中有些影响因素是难以控制的（如遗传、营养、心理），甚至是未知的。因此，实际工作中无法达到绝对的同质，只要影响被研究指标的主要可控因素相同或基本相同即为同质。例如研究某社区 60 岁以上男性血压水平，规定男性、60 岁以上的该社区常住人口即为同质。

2. 变异（variation） 是指同质观察单位（个体）被研究指标的测量值或观察结果间存在差异。如对年龄相同、病情相近的原发性高血压病患者，用同种降压药物治疗后其血压降低值大小不一，疗效存在差别。

变异是生物界随机现象产生的根本原因，因此，变异是绝对的，没有变异就无需统计学。统计学就是在同质的基础上，对个体变异进行分析研究，揭示由变异所掩盖的同质事物内在本质和规律的一门科学。

（二）总体和样本

总体（population）是根据研究目的确定的同质观察单位的全体，或者说，是同质的所有观察单位某项指标观察值（变量值）的集合。例如欲研究某省 2020 年 6 岁健康男孩的身高，那么，观察对象是2020 年该省的 6 岁健康男孩，观察单位是每个 6 岁健康男孩，变量是身高，变量值（观察值）是身高测量值，则该省 2020 年全体 6 岁健康男孩的身高值构成一个总体。它的同质基础是同地区、同年份、同性别、同为健康儿童。总体又分为有限总体和无限总体。有限总体是指在某特定的时间与空间范围内，同质研究对象的所有观察单位数为有限；无限总体是指无时间空间的限制，观察单位数是无限的，如研究某药物治疗 II 型糖尿病的效果，该总体的同质基础是 II 型糖尿病患者，同用某药物治疗；该总体应包括已使用和设想使用该药物的所有 II 型糖尿病患者，无时间和空间范围的限制，因而观察单位数无限，该总体为无限总体。

在实际工作中，医学研究的总体大多为观察单位数目较大的有限总体或无限总体，受人力、物力的限制，实际无法或很难对每个观察单位进行研究，常常从总体中随机抽取一部分观察单位作为样本，对样本的所有观察单位进行研究，然后用样本信息来推断总体特征，此即为抽样研究。因此样本（sample）是按照随机化原则，从总体中抽取、有代表性的部分观察单位变量值的集合。

样本所包含的观察单位数称样本（含）量，常用小写的 n 来表示。为保证样本具有代表性，采用随机抽样的方法，保证总体中每个个体具有相同的机会被抽取。常用的随机抽样方法有单纯随机抽样、系统抽样、分层抽样、整群抽样。

（三）参数（parameter）与统计量（statistic）

总体的统计指标称为参数，如总体均数、标准差，采用希腊字母分别记为 μ、σ。总体参数是事物本身固有的、不变的，但实际工作中，常对总体不做研究，故总体参数往往是未知的。

样本的统计指标称为统计量，如样本均数、标准差，采用拉丁字母分别记为 $\bar{x}$、s。统计量是可知的，其值的大小随抽样样本的不同而异，并有一定的分布规律。

抽样研究的目的之一是用样本统计量估计总体参数。

练一练10-1

统计量是指

A. 是统计总体数据得到的量

B. 反映总体统计特征的量

C. 是根据总体数据计算出的统计指标

D. 是用参数估计出来的量

E. 是由样本数据计算出来的统计指标

答案解析

（四）误差

测量值与真实值的差异称误差（error）。测量值 = 真实值 + 随机误差 + 非随机误差。

1. 非随机误差（non-random error） ①过失误差或粗差（gross error），是人为的粗心大意造成的误差。这种误差的出现没有规律性，但可通过严格培训和提高责任心来避免。②系统误差（systematic error），是指在实际观测过程中，由受试对象、研究者、仪器设备、研究方法、非实验因素等原因造成的有一定倾向性或规律性的误差。如仪器不准、标准试剂未经校正、操作方法不规范等。系统误差可通过周密的研究设计、测量过程中的质量控制措施得以消除或控制。

2. 随机误差 ①随机测量误差（random measurement error），是在资料搜集过程中由于偶然因素的影响，造成同一对象多次测定结果不完全一致。这种误差往往没有固定的倾向。随机测量误差是不可避免的，但可通过提高操作者的熟练程度或多次测量计算其平均值，将该误差控制在一定的范围内。②抽样误差（sampling error），是由随机抽样所引起的样本统计量与总体参数以及各样本统计量之间的差异。由于个体间存在变异，加之样本仅是总体的一部分，因而抽样误差在抽样研究中无法避免，但有一定的规律性，以后讨论和应用这种规律性。

（五）概率与频率

对随机现象进行实验或观察称为随机试验。随机试验的所有可能结果称为随机事件，简称事件。医学研究大多是随机现象，例如用同一治疗方案治疗一批某病患者，治疗转归可为治愈、好转、无效、死亡四种结果。在未治疗前，对于一名患者治疗后究竟发生哪一种结果是不确定的，四种结果均可能发生，发生的每一种结果都是一个随机事件。

在一次随机试验中，某个随机事件可能发生也可能不发生，但在相同条件下重复一定数量试验后，该随机事件的发生是有规律可循的。概率（probability）是描述随机事件发生的可能性大小的数值，常用 P 表示。随机事件概率的大小在 0 与 1 之间，即 $0 \leq P \leq 1$。P 越接近 1，表示某事件发生的可能性越大；P 越接近 0，表示某事件发生的可能性越小。$P = 1$ 表示事件必然发生，$P = 0$ 表示事件不可能发生，它们是确定性的，不是随机事件，但可以把它们看成随机事件的特例。

习惯将 $P \leq 0.05$ 或 $P \leq 0.01$ 的事件称为小概率事件，表示该事件发生的可能性很小。一般认为小概率事件在一次抽样或观察中不会发生，这就是小概率原理。若小概率事件在一次抽样或观察中发生，就有理由怀疑该事件的正确性，或为怀疑该小概率事件前提条件的正确性提供依据。

频率（frequency）也是某随机事件发生可能性大小的度量值，只不过概率是对总体而言，频率是对样本而言。当试验次数足够多时，随机事件 A 发生的频率呈现统计规律性，即稳定的趋向概率 P 值，此时可将频率作为概率的估计值。

三、统计资料的类型

根据研究目的，对研究对象的某个或某些特征进行观测，这些特征称为变量。变量观测结果称为变量值（variable value），又称为资料（data）。资料按其性质一般分为数值变量资料、分类变量资料两种类型。

（一）数值变量资料

数值变量资料（numerical variable data）亦称为定量资料或计量资料，是用定量的方法测定观察单位某项指标所得的资料，表现为数值的大小，一般有度量衡单位，如身高（cm）、体重（kg）、血压（kPa）等。大多数的数值变量为连续型变量，如身高、体重、血压等；而有的数值变量的测定值只能是正整数，如脉搏、白细胞计数等，在医学统计学中把它们也视为连续型变量。

（二）分类变量资料

分类变量资料（categorical variable data）又称为定性资料，将观察单位按某种属性或类别进行分组，然后分别清点各组观察单位的个数所得的资料。根据属性或类别间是否有程度或顺序的差异又可分为两类。

1. 无序分类变量资料（unordered categorical variable data） 观察单位的类别或属性间没有程度或顺序差别的资料，又称为计数资料（enumeration data）。它又分为：①二项分类，是指观察单位的类别或属性结果只有两类且相互对立的资料。如化验结果"阳性"与"阴性"。②多项分类，是指观察单位的类别或属性结果有多类且互不相容的资料。如血型分 A 型、B 型、O 型、AB 型等。

2. 有序分类变量资料（ordered categorical variable data） 亦称等级资料（ranked variable），是将观察单位按属性等级或程度分组，清点各组观察单位数所得的频数资料。其属性间不仅有程度的不同，且有顺序或量的差别，但这种差别又无法精确量化。如尿糖化验结果按 −、±、+、++、+++ 分类；疗效按治愈、显效、好转、无效分类。

资料类型不同，统计分析方法不同。在资料分析过程中，可在相关专业理论的指导下，进行各类资料间的相互转化，以满足不同的研究目的和统计分析方法的要求。例如血红蛋白量（g/L）原属数值变量资料，若按重度贫血、中度贫血、轻度贫血、正常、血红蛋白增高分为五个等级时，可按等级资料分析；若按血红蛋白正常与异常分为两类时，可按二项分类资料分析。有时亦可将分类资料数量化，如可将病人的恶心反应以 0、1、2、3 表示，则可按数值变量资料分析。

🗡 **练一练10-2**

下列指标，其中属于有序分类变量的是

A. 学历　　　　　　B. 民族　　　　　　C. 职业

D. 血型　　　　　　E. 身高

答案解析

四、统计工作的基本步骤

医学统计工作过程可分为以下四个步骤。

（一）统计设计

统计设计（statistical design）分为调查设计和实验设计。围绕专业研究目的，运用统计学原理与方法对收集、整理、分析资料的全过程进行设计。主要涉及确定设计类型和研究总体、观察对象和观察单位，样本含量的估计与抽样方法或实验对象分配方法，拟观察指标与测量方法，质控措施，资料整理汇总与分析指标、统计分析方法，预期分析结果，工作进度和人员、费用核算等。统计设计是关键的环节，是后续工作的依据。

（二）收集资料

收集资料（collection of data）是根据设计的要求，获取及时、准确、完整的原始资料。卫生工作中的统计资料主要来自以下三个方面。①统计报表是根据国家相关规定，由医疗卫生机构定期逐级上报有关居民健康状况和医疗卫生机构工作的报表。如法定传染病报表、职业病报表、医院工作报表等。②经常性工作记录：如健康查体档案、住院病历、医学检查记录、卫生监测记录、基本公共卫生服务档案等。③专题调查或实验。为实现某一特定研究目的，需进行一时性专题调查或实验获取符合要求的资料。

（三）整理资料

整理资料（sorting of data）是将搜集到的原始资料进行核对和检查，去伪存真，分类汇总的过程。目的是使资料系统化、条理化，便于下一步的统计分析。整理资料的过程如下。

1. 核查　检查核对原始数据有无错误、遗漏，研究项目内容是否完整、按要求填写，核准异常值、资料项目间是否存在逻辑矛盾，并根据实际补充、修正。

2. 分组汇总　将原始资料分组整理，以揭示各类事物的规律性。常用分组方法有以下两种。

（1）质量分组　即按观察单位的类别或属性分组，适用于分类变量资料。如按性别、血型、职业等分组。

（2）数量分组　即将观察单位按其数值的大小分组，适用于数值变量资料。如按年龄的大小、药物剂量的大小等分组编制频数表，详见第二节。

❤ **护爱生命**

　　资料整理是对资料进行"去伪存真、去粗取精"，使之系统化、条理化的加工过程。整理时，要核对数据的真实性、完整性、及时性，进行逻辑性核查，科学分组并汇总。在整理的每个细节上要求臻于至善，坚守认真、实事求是的科学态度，这与目前精益求精的"工匠精神"培养一脉相承，对于提高医务工作者的职业能力和职业素养具有重要的实际意义。

分组后的资料要按照设计要求进行汇总，整理成统计表。随着计算机的普及，大数据的产生迫切需要科学研究中由专人负责建立数据库、整理资料。

（四）分析资料 📱微课

分析资料（analysis of data）又称为统计分析，根据研究设计的目的、要求、资料类型和分布特征，选择正确的统计方法进行分析，并结合专业知识作出科学合理的解释。统计分析主要包括统计描述和统计推断两个方面。

1. 统计描述（statistical description）　是指选用恰当的统计指标、合适的统计表和统计图，对数据资料的特征及其分布规律进行简单明了的描述。

2. 统计推断（statistical inference）　是指如何在一定的可信度下由样本信息推断总体特征。包括参数估计（estimation parameter）和假设检验（hypothesis test），参数估计是由样本的统计指标（统计量）来推断总体相应的统计指标（参数），假设检验是由样本信息来推断总体之间是否存在差异。

第二节　统计表和统计图

统计表和统计图是统计描述的重要方法。统计表（statistical table）是用表格的形式来表达统计资料和指标。合理的统计表既可避免冗长的文字叙述，又可使数据条理化、系统化。统计图（statistical graph）是利用点、线、面等几何图形表达统计数据的数量及变化趋势。合理的统计图可形象地表达数据和结果，更直观地反映出事物间的数量关系。实际应用时统计表、统计图常结合使用。

一、统计表

（一）统计表的结构与编制

1. 统计表的结构　统计表由标题、标目、线条和数字构成，必要时可加备注。基本结构如下表所示。

表号　标题		
横标目的总标目	纵标目	纵标目
横标目	×××	×××
横标目	×××	×××
…	…	…
合计	×××	×××

2. 编制原则　重点突出，简单明了，即一张表一般表达一个中心内容，便于分析比较；主谓分明，层次清楚，即符合逻辑，明确被说明部分（主语）与说明部分（谓语）。

3. 编制要求　对统计表各构成部分的具体要求如下。

（1）标题　简要说明表的主要内容，标题应写在表的正上方，必要时注明时间、地点。如资料中有2个及以上表格，则应在标题前标明序号，如表10-1、表10-2等。

（2）标目　分为横标目和纵标目，用以说明表内数字的含义。横标目位于表格左侧，说明表中同一横行数字的含义，一般表示研究对象的主要标志或组成。纵标目位于表格上端，一般表示统计指标，说明表中纵行数字的含义。如标题中未注明度量衡单位，应在标目加注。横纵标目的顺序可按时间先后、数值大小、重要程度等排列。

（3）线条　统计表的线条主要有顶线、底线和标目线，俗称三线表。除可加合计线外，其余线条一律省去。

（4）数字　一律用阿拉伯数字，同一指标数字小数位数要保持一致，小数点要对齐。表中不能留空格，无数字或数字无意义的应用"—"表示，数字暂缺应用"…"表示，数字为零则写"0"。

（5）备注　统计表内不应有文字，如数字需要说明，则先用"＊"号在该数字右上角标出，再在表格下方用文字说明。

（二）统计表的种类

通常按分组标志多少分为简单表与组合表。

1. 简单表　将研究对象只按一种标志或特征分组的统计表称为简单表。如表10-1中研究对象只按学校类别分组。

表 10 - 1　某地区中小学生近视眼患病率

学校类别	调查人数	患病人数	患病率（%）
小学	2980	1012	33.96
初中	3688	2103	57.02
高中	3128	2260	72.25
合计	9796	5375	54.87

2. 复合表　将研究对象按两种或两种以上标志或特征分组的统计表称为复合表。如表 10 - 2 所示按病情和医院两个标志分组，可以反映不同病情、不同医院的某病治疗疗效。

表 10 - 2　甲、乙两所医院治疗某病的疗效

病情	甲院			乙院		
	治疗人数	治愈人数	患病率（%）	治疗人数	治愈人数	患病率（%）
轻	100	65	65.00	1000	550	55.00
中	400	200	50.00	200	80	40.00
重	800	300	37.50	100	30	30.00
合计	1300	565	43.50	1300	660	50.80

二、统计图

统计图可使资料形象、直观。医学领域中常用的统计图有条图、百分条图、圆图、线图、半对数图、直方图、散点图等。

（一）统计图的结构

统计图通常由标题、图域、标目、图例和刻度五个部分组成。

1. 标题　简明扼要地说明图的中心内容，必要时注明时间、地点；图号一般用"图"加阿拉伯数字表示，标题写在图的下方。

2. 图域　即制图空间，除圆图外，一般用直角坐标系第一象限的位置表示图域，或者用长方形的框架表示。

3. 标目　以纵、横轴为坐标绘制的图形应有纵、横标目，表示纵轴和横轴数字刻度的意义，有度量衡单位时需注明。

4. 图例　对图中不同颜色、图案或线条表示的指标进行说明，置于图的下方或右上角。

5. 刻度　即纵轴与横轴上的坐标，刻度可在内侧或外侧，刻度数值按从小到大的顺序，纵轴由下而上，横轴由左向右。绘图时，按照统计指标数值的大小，适当选择坐标原点和刻度的间隔。

（二）制图的基本要求

1. 必须根据资料性质和分析目的选择合适的统计图。

2. 一个图通常只表达一个中心内容和一个主题，即一个统计指标。

（三）常用统计图的适用条件与绘制

1. 直条图　直条图用等宽长条的高度表示分类资料各指标的数值大小，用于表示他们之间的对比关系，一般有单式（图 10 - 1）与复式（图 10 - 2）之分。

制图要求如下。

（1）一般以横轴表示各个类别，纵轴表示其数值大小。

（2）纵轴尺度必须从 0 开始，中间不宜折断。在同一图内尺度单位代表同一数量时，必须相等。

（3）各直条宽度应相等，各直条之间的间隙也应相等，其宽度与直条的宽度相等或为直条宽度的 1/2。

（4）直条的排列通常由高到低，以便比较。

（5）复式条图绘制方法同上，所不同的是复式条图以组为单位，同一组的直条间不留空隙。直条所表示的类别应用图例说明。

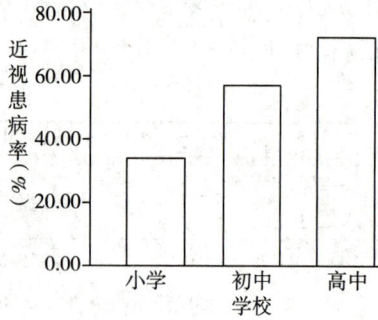

图 10 - 1　某地区中小学生近视眼患病率

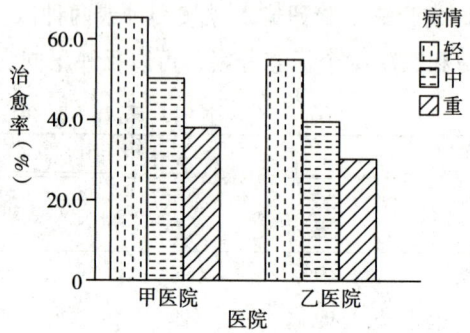

图 10 - 2　甲、乙两所医院治疗某病的疗效

2. 构成图　用面积大小表示各部分构成比的资料。构成图分为圆图和百分条图。绘制方法如下。

（1）圆图　以圆形的总面积代表 100%，把面积按比例分成若干部分，以角度大小表示各部分所占的比重，如将表 10 - 3 的资料绘成圆图，见图 10 - 3。

表 10 - 3　某农村已婚育龄妇女宫颈柱状上皮异位构成比（%）

宫颈柱状上皮异位程度	病例数	百分比（%）
Ⅰ度	569	71.39
Ⅱ度	149	18.70
Ⅲ度	79	9.91
合计	797	100.00

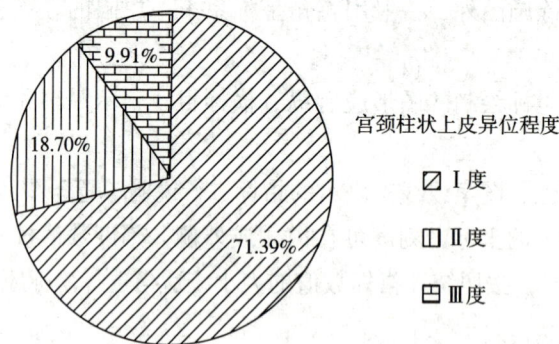

图 10 - 3　某年某地已婚育龄妇女宫颈柱状上皮异位程度构成情况

制图要求：①先绘制大小适当的圆形。由于圆心角为 360 度，因此每 1% 相当于 3.6 度的圆周角，将各部分百分比分别乘以 3.6 度即为各构成部分应占的圆周角度数。②圆形图上各部分自圆的 12 点开始由大到小按顺时针方向依次绘制，其他置最后。各部分的扇形面积即代表某一构成部分。③圆中各部分用线分开，注明简要文字及百分比或用图例说明。

（2）百分条图　以直条总长度作为 100%，直条中各段表示事物各组成部分构成情况，用于多个构成比比较的情形。如将表 10 - 4 的资料绘成百分条图，见图 10 - 4。

表 10 – 4 我国第 5 次和第 6 次全国人口数（亿）普查年龄构成情况

全国人口普查	0 ~ 14 岁		15 ~ 64 岁		65 岁及以上	
	人数	构成比（%）	人数	构成比（%）	人数	构成比（%）
第 5 次	2.9	22.89	8.88	70.15	0.88	6.96
第 6 次	2.22	16.60	9.99	74.53	1.19	8.87

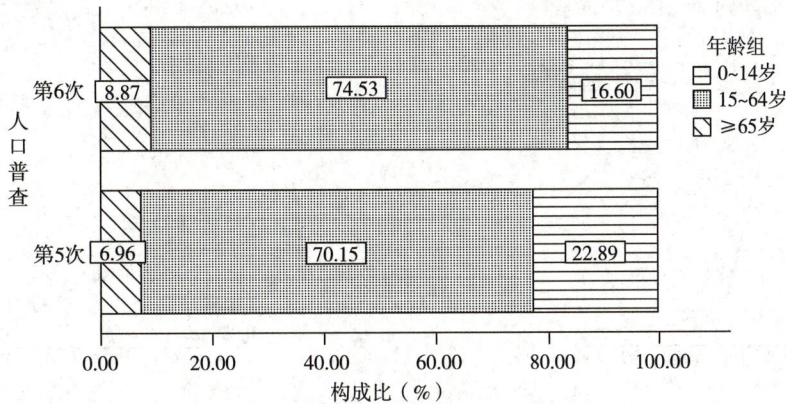

图 10 – 4 两次全国人口数普查年龄构成情况

制图要求：①先绘制一个标尺并分成 5 格或 10 格，每格代表 20% 或 10%，总长度为 100%，绘制在图的下方。②绘一直条，全长等于标尺的 100%，直条宽度任意选择，一直条内相对面积的大小代表构成的百分比。③直条各部分用线分开并注明简要文字及百分比或用图例表示。④资料一般按各构成由大到小，自左至右依次排列，其他置后。

练一练10-3

某医院收集了近期门诊病人的病种构成情况资料，宜绘制的统计图是

A. 直方图　　　　B. 直条图　　　　C. 百分条图
D. 普通线图　　　E. 箱式图

答案解析

3. 线图　线图适用于连续性资料，以线段升降来表示资料的变化，并可表明一事物随另一事物（如时间）而变动的情况。线图分普通线图和半对数线图两种。普通线图表示某事物在时间上的发展变化，半对数线图表示某事物的发展速度。

如将表 10 – 5 的资料绘成普通线图和半对数线图，见图 10 – 5、图 10 – 6。从图 10 – 5 可看出疟疾发病率呈明显下降趋势，流行性脑脊髓膜炎发病率下降缓慢。但纵轴转换对数尺度后，从图 10 – 6 可看出流行性脑脊髓膜炎发病率下降幅度也较大。

表 10 – 5 1980 ~ 2000 年我国疟疾与流行性脑脊髓膜炎发病率

年份	疟疾发病率（1/10 万）	流行性脑脊髓膜炎发病率（1/10 万）
1980	337.83	23.44
1985	54.39	10.73
1990	10.56	0.89
1995	4.19	0.52
2000	2.02	0.19

制图要求如下。

（1）横轴表示某一连续变量（时间或年龄等），为分组标志；纵轴表示统计指标。普通线图的纵、横轴都是算术尺度，可以不从"0"开始。半对数线图的纵轴是对数尺度，横轴是算术尺度。

（2）纵、横轴长度的比例适当，尽量反映实际情况，纵横比例一般为5：7。

（3）数据点划在组段中间，相邻点用直线连接，不能为平滑曲线。

（4）图中只有一条线条称为单式线图；若有两条及以上的线条称为复式线图。复式线图应附图例说明。同一图内以不超过5条线为宜。

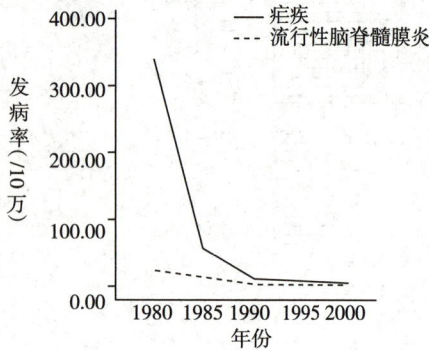

图10-5 1980～2000年我国疟疾与流行性
脑脊髓膜炎发病率线图

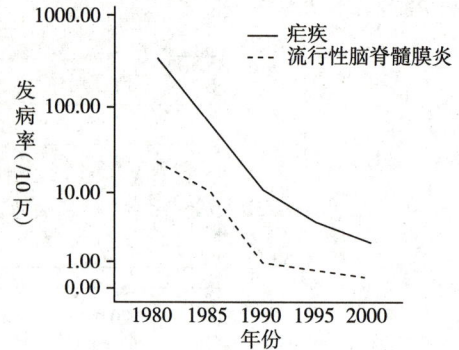

图10-6 1980～2000年我国疟疾与流行性
脑脊髓膜炎发病率半对数线图

4. 直方图 又称频数分布图，用于描述连续型数值变量资料。制图要求如下。

（1）横轴表示连续变量，以各矩形（宽为组距）的面积表示各组段频数（或频率）。纵轴坐标从"0"开始。

（2）直方图的各直条间不留空隙，可用直线分隔。

（3）组距相等的资料可直接作图；组距不等的资料转化为等组距再作图。

如用10-6的资料绘制直方图（图10-7）。从图中可以看出，120名男生的体重资料基本呈对称分布，其中以66～组段人数最多，向两端逐渐减少。

表10-6 某校120名高三男生的体重（kg）频数分布

组段	频数	组段	频数
54～	2	66～	21
56～	4	68～	17
58～	7	70～	13
60～	11	72～	8
62～	14	74～	4
64～	18	76～78	1

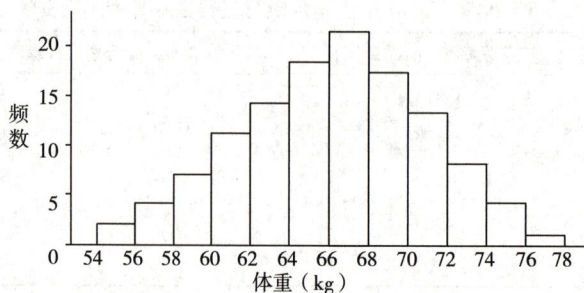

图10-7 某校120名高三男生的体重频数分布

5. 散点图　用点的密集程度和趋势描述两个变量之间的相关关系，适用于连续型数值变量资料。绘制散点图时，横轴一般表示自变量，纵轴表示因变量，横轴和纵轴的起点不必从"0"开始，在图中用点标出每组观察值的位置。如根据表 10 – 7 的资料绘制成图 10 – 8。

表 10 – 7　某班级 14 名女生体重和肺活量情况

编号	体重（kg）	肺活量（L）	编号	体重（kg）	肺活量（L）
1	42	2.2	8	50	3.1
2	46	2.8	9	52	3.5
3	50	3.3	10	47	2.7
4	42	2.5	11	58	3.8
5	46	2.5	12	51	3.0
6	58	3.9	13	52	3.2
7	56	3.4	14	55	3.6

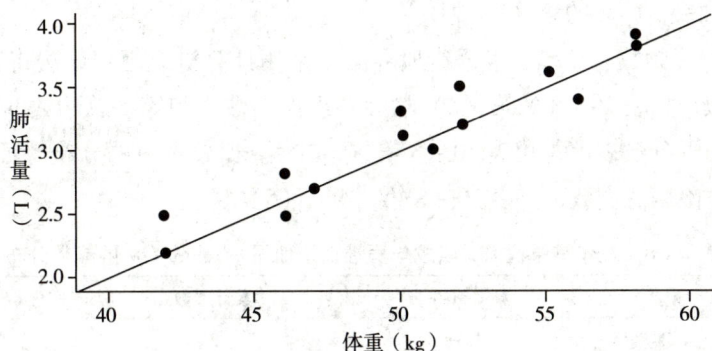

图 10 – 8　某班级 14 名女生体重和肺活量的散点图

从图 10 – 8 可以看出，不考虑其他影响因素时，女大学生的体重越重，其肺活量越大，肺活量有随体重的增加而增加的趋势，两者呈线性正相关。

第三节　数值变量资料的统计分析

统计分析包括统计描述和统计推断。统计描述是应用统计指标、统计图表描述资料的特征及其分布规律。统计推断则是在统计描述的基础上，利用样本信息对所研究总体参数进行估计或是对不同研究总体参数间的差异情况给出判断。

一、数值变量资料的统计描述

（一）频数分布

样本虽来自同质总体，但由于变异的存在，收集到的个体变量值大小不一。当变量值较多时，很难直接从数据得出资料的分布特征。此时可通过对数据分组，编制频数分布表或频数分布图，以帮助了解资料的分布规律。所谓频数就是观察值的个数，频数分布（frequency distribution）即观测值按大小分组，各个组段内观测值个数（频数）的分布。

1. 频数表的编制　现结合例 10 – 1 说明数值变量资料频数表编制方法。例 10 – 1　某年某单位为职工建立职业健康档案，收集 102 名成年男性的血清肌酐（μmol/L）检测结果如下，试编制其频数分布表。

91	<u>58</u>	80	86	83	78	60	81	89	77	82	85	102	98	79	87	95
79	87	78	81	89	74	86	82	80	90	73	82	72	88	74	83	102
85	90	75	87	81	84	104	84	85	93	89	63	66	91	82	96	64
93	84	104	72	87	66	68	75	95	87	91	76	83	94	85	77	89
99	75	82	84	75	85	71	96	76	73	86	77	89	78	80	<u>106</u>	82
90	96	90	69	85	74	68	69	92	72	97	83	93	88	80	99	101

（1）求全距（range） 找出观察值中的最大值与最小值，其差值即为全距（或极差），用 R 表示。本例 $R = 106 - 58 = 48\mu mol/L$。

（2）确定组段和组距 根据样本含量的大小确定"组段"数，一般设 8~15 个组段。常用全距的 1/10 取整做组距，便于汇总和计算。各组段的起点和终点分别称为下限和上限，某组段包含下限，但不包含上限。第一组段应包括观察值中的最小值；最末组段应包括最大值，且同时写出其下限与上限。本例全距 48 的 1/10 为 4.8，取整为 5$\mu mol/L$；第 1 组段的下限为 58，第 2 组段的下限为 63，依次类推，最末 103~108，如表 10-8 的第（1）栏。

（3）列表划记，计算频数、频率 根据组段界限，采用计算机或用划记法将数据汇总，得出各组段的观察例数，即频数，如表 10-8 的第（2）栏。各组段频数之和等于总例数 n。频率描述各组段频数占总例数的比重，用百分数表示，见表 10-8 第（3）栏。比较资料的分布特征时用频率更为方便，累计频率等于累计频数除以总例数，见表 10-8 第（4）、（5）栏。

表 10-8 某年某单位 102 名成年男性血清肌酐（μmol/L）的频数分布

组段	频数	频率（%）	累计频数	累计频率（%）
58~	2	1.96	2	1.96
63~	4	3.92	6	5.88
68~	8	7.84	14	13.72
73~	14	13.73	28	27.45
78~	18	17.65	46	45.10
83~	22	21.57	68	66.67
88~	15	14.71	83	81.38
93~	10	9.80	93	91.18
98~	6	5.88	99	97.06
103~108	3	2.94	102	100.00
合计	102	100.00	−	−

根据频数表 10-8 可以看出数据的分布情况，若绘制成直方图即频数分布图则更直观，如图 10-9 所示。

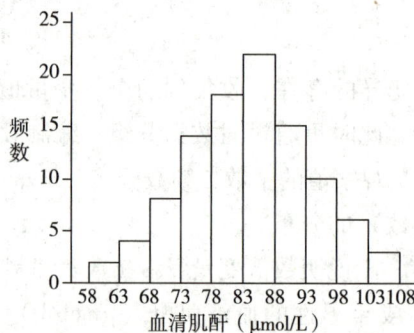

图 10-9 某年某单位 102 名成年男性血清肌酐（μmol/L）的频数分布图

2. 频数表和频数分布图的用途

（1）揭示资料分布类型　频数分布包括对称分布和偏态分布。①对称分布：是指多数频数集中在中央位置，两端的频数分布大致对称（图10 - 9），血清肌酐值以"83 ~"所在组段为中心左右基本对称。正态分布为对称分布的常见类型。②非对称分布或偏态分布是指高峰偏向一侧，频数分布不对称，分为两种类型：正偏态分布又称右偏态分布，其高峰偏向数值小的一侧（左侧），长尾向右延伸，见图10 - 10A；负偏态分布又称左偏态分布，其高峰偏向数值大的一侧（右侧），长尾向左延伸，见图10 - 10B。在统计分析时常需要根据资料的分布形式选择相应的统计分析方法，因此对数据分布形式的判定非常重要。

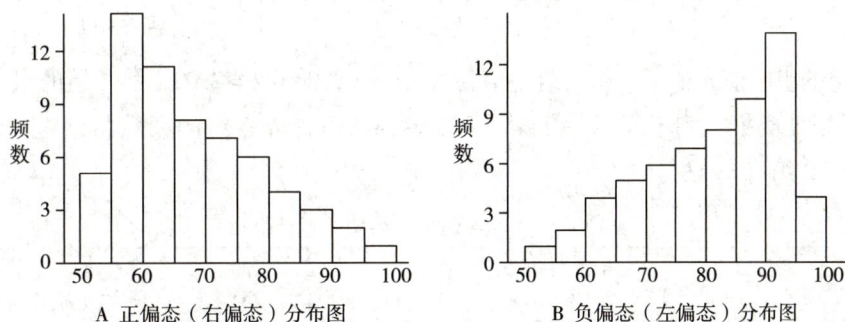

图10 - 10　偏态分布示意图

（2）揭示分布特征　分布特征包括：①集中趋势：从表10 - 8和图10 - 9可以看出，102名男性职工的血清肌酐值向中间高峰处集中，即以"83 ~"这一组段的人数最多。②离散趋势：102个血清肌酐值并未都集中在中间位置，呈现大小不一，有偏离中间位置的趋势。二者结合才可全面描述数值变量资料的分布规律。

（3）便于发现异常值　便于发现资料中特大或特小的异常值或离群值，提示进行必要的检查、核对，以便纠正错误。

（4）用大样本的频率估计概率　如随机抽取1名该单位男性职工，根据表10 - 9中的频率数值，近似估计其血清肌酐值出现在58 ~，63 ~，68 ~等组段的概率分别为1.96%、8.92%、7.84%。

（5）作为陈述资料的形式，便于进一步的统计分析。

（二）集中趋势指标

平均数是描述一组数值变量资料集中趋势或平均水平的统计指标，常用的平均数有算术均数、几何均数、中位数等。

1. 算术均数（arithmetic mean）　简称均数，用于反映一组同质观察值的平均水平，常用于正态或近似正态分布的数值变量资料。$\bar{x}$ 表示样本均数，μ 表示总体均数。其计算方法如下。

（1）直接法　用于样本含量较少（$n < 30$）时，其公式为：

$$\bar{x} = \frac{\sum x}{n} = \frac{x_1 + x_2 + \cdots x_n}{n} \qquad \text{式（10 - 1）}$$

式中，$\sum$（读作 sigma）为求和符号；x_1，x_2，$\cdots x_n$ 为各观察值；n 为样本量。

例10 - 2　某地10名10岁健康男同学身高（cm）分别为116.8，125.6，123.2，119.5，120.5，127.1，120.6，132.5，116.3，130.8，试计算其均数。

代入公式10 - 1得身高均数为：

$$\bar{x} = \frac{x_1 + x_2 + x_3 + \cdots + x_n}{n} = \frac{116.8 + 125.6 + \cdots + 130.8}{10} = \frac{1232.9}{10} = 123.29 \text{（cm）}$$

（2）加权法 对于样本量较大的数据，可以在编制频数表的基础上使用加权法计算均数的近似值。其计算公式如下：

$$\bar{x} = \frac{f_1 x_{01} + f_2 x_{02} + \cdots + f_k x_{0k}}{f_1 + f_2 + \cdots + f_k} = \frac{\sum f x_0}{\sum f} \qquad \text{式（10-2）}$$

式中，k 为组段数，x_{01}，x_{02}，$\cdots$，x_{0k} 与 f_1，f_2，$\cdots$，f_k 分别为各组段的组中值和相应组段的频数。组中值 =（某组下限 + 下组下限）/2。根据式 10-2，这时的频数也称"权数"，即某个组段的频数越多，权数越大，其组中值对均数的影响越大。

例 10-3 将 144 名新生儿体重资料整理成频数表形式，见表 10-9，采用加权法计算 144 名新生儿体重的均数。

首先计算各组的组中值，如第一组的组中值为（2700 + 2900）/2 = 2800，第二组的组中值为（2900 + 3100）/2 = 3000，以此类推，列于表 10-9 第（3）栏，然后计算各组的频数与该组的组中值的乘积，将结果列于表 10-9 第（4）栏。

表 10-9 144 名新生儿平均体重计算表

分组 (1)	频数 f_i (2)	组中值 x_{0i} (3)	$f_i x_{0i}$ (4) = (2) × (3)	$f_i x_{0i}^2$ (5) = (2) × (4)
2700 ~	2	2800	5600	15680000
2900 ~	3	3000	9000	27000000
3100 ~	9	3200	28800	92160000
3300 ~	16	3400	54400	184960000
3500 ~	20	3600	72000	259200000
3700 ~	25	3800	95000	361000000
3900 ~	24	4000	96000	384000000
4100 ~	21	4200	88200	370440000
4300 ~	16	4400	70400	309760000
4500 ~	5	4600	23000	105800000
4700 ~ 4900	3	4800	14400	69120000
合计	144	—	556800	2179120000

将表 10-9 中的 $\sum f$、$\sum f x_0$ 的数据代入式（10-2）得：

$$\bar{x} = \frac{556800}{144} = 3866.67 \text{（g）}$$

2. 几何均数（geometric mean） 几何均数是 n 个变量值乘积的 n 次方根。一般用 G 表示。适用于①对数正态分布，即数据经过对数变换后呈正态分布的资料；②等比关系资料，即观察值之间呈倍数或近似倍数变化的资料。如医学中的抗体滴度、平均效价等。其计算方法有以下几种。

（1）直接法 当观察值的个数不多时，用直接法计算。

$$G = \sqrt[n]{x_1 x_2 \cdots x_n}$$

$$\text{或} \quad G = \lg^{-1}\left(\frac{\lg x_1 + \lg x_2 + \cdots + \lg x_n}{n}\right) = \lg^{-1}\left(\frac{\sum \lg x}{n}\right) \qquad \text{式（10-3）}$$

式中，$\lg$ 表示以 10 为底的对数；$\lg^{-1}$ 表示以 10 为底的反对数。

例 10-4 有 5 份血清的抗体效价为 1：10，1：20，1：40，1：80，1：160。求其平均效价。

为简便计算，可将各抗体效价的倒数代入公式 10-3，得平均效价数的倒数。

$$G = \lg^{-1}\left(\frac{\lg x_1 + \lg x_2 + \cdots + \lg x_n}{n}\right) = \lg^{-1}\left(\frac{\lg 10 + \lg 20 + \cdots + \lg 160}{5}\right) = 40$$

因此，该 5 份血清的平均抗体效价为 1：40。

（2）加权法　当观察值的个数较多或为频数表资料时用加权法，公式如下。

$$G = \lg^{-1}\left(\frac{f_1 \lg x_1 + f_2 \lg x_2 + \cdots + f_k \lg x_k}{f_1 + f_2 + \cdots + f_k}\right) = \lg^{-1}\left(\frac{\sum f_i \lg x_i}{\sum f}\right) \qquad 式（10-4）$$

例 10-5　现有 50 人份的血清抗体效价，其结果分别是：1：10 的 5 人，1：20 的 9 人，1：40 的 20 人，1：80 的 10 人，1：160 的 6 人，求平均效价。

将抗体效价的倒数代入式（10-4），得：

$$G = \lg^{-1}\left(\frac{\sum f_i \lg x_i}{\sum f}\right) = \lg^{-1}\left(\frac{5\lg 10 + 9\lg 20 + \cdots 6\lg 160}{5 + 9 + 10 + 20 + 6}\right) = \lg^{-1}(1.62012) = 41.70$$

即 50 人份血清的抗体平均效价为 1：41.70。

注意：计算几何均数时观察值中不能有 0，因 0 不能取对数；一组观察值中不能同时有正或负值；若全为负值时，先按正值运算，计算出结果后再加负号。

✎ **练—练10-4**

当各观察值呈倍数变化（等比关系）时，宜选用的平均数是

A. 均数　　　　　　　B. 几何均数　　　　　　C. 中位数

D. 相对数　　　　　　E. 四分位数间距

答案解析

3. 中位数（median）　用 M 表示。中位数是一组由小到大按顺序排列的观察值中位次居中的数值。中位数可用于描述：①偏态分布资料；②频数分布的一端或两端无确切数据的资料；③总体分布不明的资料。在全部观察值中，小于和大于中位数的观察值个数相等。对于正态分布的资料，理论上中位数等于均数。

（1）直接法　当观察值的个数不多时，用直接法计算。将观察值由小到大排列，按式（10-5）或式（10-6）计算。

$$n \text{ 为奇数}, M = x_{(\frac{n+1}{2})} \qquad 式（10-5）$$

$$n \text{ 为偶数}, M = \frac{1}{2}\left[x_{\frac{n}{2}} + x_{(\frac{n}{2}+1)}\right] \qquad 式（10-6）$$

式中下标 $\frac{n}{2}$、$\frac{n}{2}+1$、$\frac{n+1}{2}$ 为有序数列的位次。$x_{(\frac{n+1}{2})}$、$x_{(\frac{n}{2})}$、$x_{(\frac{n}{2}+1)}$ 为相应位次的观察值。

例 10-6　现有某病患者 9 名，其发病的潜伏期分别为 5、17、3、8、4、2、7、3、2 天，求潜伏期的中位数。

将该组数据按从小到大顺序排列如下：2，2，3，3，4，5，7，8，17

本例 $n = 9$，为奇数，按公式 10-5 计算，$M = x_{(\frac{n+1}{2})} = x_{\frac{9+1}{2}} = x_5 = 4$（天）

如果上例再加上 1 名患者，其潜伏期 40 天，则应按公式 10-6 计算，得：

$$M = \frac{1}{2}\left[x_{\frac{n}{2}} + x_{(\frac{n}{2}+1)}\right] = \frac{4+5}{2} = 4.5 \text{（天）}$$

（2）频数表法　当观察值个数较多时，先编频数表，分别计算累计频数和累计频率，然后按公式 10-7 计算。

$$M = L + \frac{i}{f_M}\left(\frac{n}{2} - \sum f_L\right) \qquad 式（10-7）$$

式中：L、i、f_M 分别为 M 所在组段的下限、组距和频数；$\sum f_L$ 为小于 L 的各组段的累计频数，n 为总例数。

计算步骤是：①计算 $\frac{n}{2}$ 的大小，并按所分组段由小到大计算累计频数和累计频率，如表 10 – 10 第（3）、（4）栏。②确定 M 所在组段。累计频数中大于 $\frac{n}{2}$ 的最小数值所在的组段即为 M 所在的组段；或累计频率中大于 50% 的最小频率所在的组段即为 M 所在的组段。③按式（10 – 7）求中位数 M。

4. 百分位数（percentile） 是一位置指标，用 P_x 表示。百分位数 P_x 将一组观察值分为两部分，理论上有 $x\%$ 的观察值比它小，有（$100 - x$）% 的观察值比它大。中位数是一个特定的百分位数，即 $M = P_{50}$。多个百分位数结合应用，可描述一组观察值的分布特征；百分位数可用于确定偏态分布资料的医学参考值范围。

百分位数的计算步骤与中位数类似，计算公式为：

$$Px = L + \frac{i}{f_x}(n \cdot x\% - \sum f_L) \qquad \text{式（10 – 8）}$$

式中，L、i、f_x 分别为 P_x 所在组段的下限、组距和频数；$\sum f_L$ 为小于 L 的各组段的累计频数。

例 10 – 7 某地 199 名食物中毒患者潜伏期（小时）频数分布资料见表 10 – 10 第（1）、（2）栏，试平均潜伏期及 P_{25}、P_{75}。

表 10 – 10 199 名食物中毒患者潜伏期的 M 和 P_X 的计算

潜伏期 （1）	人数 f （2）	累计频数 $\sum f$ （3）	累计频率（%） （4）=（3）/n
0 ~	30	30	15. 1
12 ~	71	101	50. 8
24 ~	49	150	75. 4
36 ~	28	178	89. 4
48 ~	14	192	96. 5
60 ~	6	198	99. 5
72 ~ 84	1	199	100
合计	199	–	–

由表 10 – 10 频数分布表可知，疾病潜伏期资料呈正偏态分布，宜计算中位数描述其平均水平，即求 P_{50}。本例 $n = 199$，根据表 10 – 10 第（2）栏数据，自上而下计算累计频数及累计频率，见第（3）、（4）栏。$\frac{n}{2} = 99.5$，由第（3）栏知，101 是累计频数中大于 99.5 的最小值，或由第（4）栏知 50.8% 是大于 50% 的最小的累计频率，故 M 在 "12 ~" 组段内，将相应的 L、i、f_{50}、$\sum f_L$ 代入（10 – 7），求得 M。

$$M = P_{50} = L + \frac{i}{f_{50}}(n \cdot 50\% - \sum f_L) = 12 + 12/71(199 \times 50\% - 30) = 23.75 \text{（小时）}$$

同样步骤，按式 10 – 8 计算 P_{25}、P_{75} 得：

$$P_{25} = 12 + 12/71 (199 \times 25\% - 30) = 15.34 \text{（小时）}$$

$$P_{75} = 24 + 12/49 (199 \times 75\% - 101) = 35.82 \text{（小时）}$$

（三）离散趋势指标

离散趋势指标又称变异指标，用以描述一组同质观察值之间变异程度的大小。数据越分散，变异程度越高。描述一组观测值要把集中趋势和离散趋势指标结合应用，才能全面地反映资料的分布特征。表示变异程度指标有全距、四分位数间距、方差、标准差及变异系数等，最常用的是标准差和变异系数。

1. 全距（range） 亦称极差，是一组同质观察值中最大值与最小值之差，用 R 表示。它反映了个体差异的范围，全距大，说明变异度大；反之，全距小，说明变异度小。

用全距描述数值变量资料的变异度大小，计算简单，适用于任何分布类型的资料，但不足之处有：①只考虑最大值与最小值之差异，不能反映组内其他观察值的变异程度；②样本含量越大，抽到较大或较小观察值的可能性越大，则全距可能越大。因此样本含量相差悬殊时全距不稳定，不宜用于比较。

2. 四分位数间距（quartile interval） 简记为 Q。四分位数（quartile）是指把全部观测值分为四部分的 3 个百分位数，即下四分位数 P_{25}（Q_L）、中位数 M、上四分位数 P_{75}（Q_U）。四分位数间距即为上四分位数 Q_U 与下四分位数 Q_L 之差。即 $Q = P_{75} - P_{25} = Q_U - Q_L$。因此四分位数间距可看成是中间 50% 观察值的极差，其数值越大，变异度越大，反之，变异度越小。如例 10 – 7 中，已求得 $Q_U = P_{75} = 35.82$（小时），$Q_L = P_{25} = 15.34$（小时），则四分位数间距 $Q = Q_U - Q_L = 35.82 - 15.34 = 20.48$（小时）。

由于四分位数间距不受两端个别极大值或极小值的影响，因而四分位数间距较全距稳定，但仍未考虑全部观察值的变异度，常用于描述偏态分布以及分布的一端或两端无确切数值资料的离散程度。

3. 方差（variance） 为了全面考虑观察值的变异情况，可计算总体中每个观察值 X 与总体均数 μ 的差值 $(x - \mu)$，称之为离均差。由于对称分布资料离均差有正有负，离均差总和为 0，即 $\sum (x - \mu) = 0$，不能反映变异度的大小。因此通常将离均差平方后再求和，用 $\sum (x - \mu)^2$ 表示，称为离均差平方和。为考虑观察值个数 N 的影响，故将离均差平方和除以观察例数，该指标即为方差。故总体方差 σ^2 计算公式为：

$$\sigma^2 = \frac{\sum (x - \mu)^2}{N} \qquad 式（10 – 9）$$

在实际工作中，总体均数 μ 往往是未知的，所以只能用样本均数 $\bar{x}$ 作为总体均数 μ 的估计值，即用 $\sum (x - \bar{x})^2$ 代替 $\sum (x - \mu)^2$，用样本例数 n 代替 N，但再按式（10 – 9）计算的结果总是比实际 σ^2 小。英国统计学家提出用 $n – 1$ 代替 n 来校正，这就是样本方差 s^2 其公式为：

$$s^2 = \frac{\sum (x - \bar{x})^2}{n - 1} \qquad 式（10 – 10）$$

式中的 $n – 1$ 称为自由度（degree of freedom）。

由公式（10 – 10）可知，方差愈小说明观察值的变异程度愈小；方差愈大，说明变异程度愈大。

4. 标准差（standard deviation） 方差的度量衡单位是原单位的平方，不利于进一步统计处理和解释，为此常用方差的正的平方根来替代方差，称为标准差。标准差大，表示观察值的变异度大；反之，标准差小，表示观察值的变异度小。标准差适用于对称分布，尤其适用于正态分布。计算见式（10 – 11）和式（10 – 12）。

$$\sigma = \sqrt{\frac{\sum (x - \mu)^2}{N}} \qquad 式（10 – 11）$$

$$s = \sqrt{\frac{\sum (x - \bar{x})^2}{n - 1}} \qquad 式（10 – 12）$$

离均差平方和 $\sum (x - \bar{x})^2$ 常用 SS 或 l_{xx} 表示。数学上可以证明：$SS = l_{xx} = \sum (x - \bar{x})^2 = \sum x^2 -$

$\dfrac{\left(\sum x\right)^2}{N}$，所以，样本标准差的计算公式可写成：

直接法：$s = \sqrt{\dfrac{\sum x^2 - \dfrac{\left(\sum x\right)^2}{n}}{n-1}}$ 式（10－13）

加权法：$s = \sqrt{\dfrac{\sum fx_0^2 - \dfrac{\left(\sum fx_0\right)^2}{\sum f}}{\sum f - 1}}$ 式（10－14）

例10－8 试用加权法计算144名新生儿出生体重的样本标准差（表10－9）。

表10－9中第（4）为组中值与频数的乘积，第（5）栏为组中值的平方与频数的乘积。将表中的合计栏数据代入式（10－14）得：

$$s = \sqrt{\dfrac{2179120000 - \dfrac{(556800)^2}{144}}{144-1}} = 427.71 \;(g)$$

标准差的应用有：

（1）描述正态分布或近似正态分布资料的变异程度。

（2）衡量均数的代表性：在多组（含两组）资料计量单位相同，均数相近条件下，标准差大，表示变量值离均数较远，均数代表性差；标准差小，表示变量值密集于均数两侧，均数代表性好。

（3）结合样本均数描述频数分布特征：标准差与均数共同描述正态分布的特征，并对频数分布做出概率估计，可用于确定医学参考值范围。

（4）计算标准误和变异系数。

5. 变异系数（coefficient of variation） 简记为 CV，为标准差与均数的比值。变异系数没有单位，常用百分数表示。变异系数越大，表示离散程度也越大。其计算公式为：

$$CV = \dfrac{s}{\bar{x}} \times 100\%$$ 式（10－15）

变异系数适用于两种情况。

（1）比较度量衡单位不同的多组资料的变异度

例10－9 某地调查20岁的男子100名，其身高均数为166.50cm，标准差为4.97cm；其体重均数为65.50kg，标准差为5.06kg，欲比较两者变异度何者为大？

由于两组资料的单位不同，不能直接进行比较，应计算变异系数再进行对比。

身高 $CV = 4.97/166.50 \times 100\% = 2.98\%$

体重 $CV = 5.06/65.50 \times 100\% = 7.73\%$

由此可见，该地100名20岁男子体重的变异程度大于身高的变异程度，说明身高这个指标相对稳定，而体重变化比较大。

（2）比较均数相差悬殊的多组资料的变异程度

例10－10 某地7岁女孩身高均数为120.25cm，标准差为4.42cm；胸围均数为56.63cm，标准差2.91cm，试比较身高与胸围的变异程度。

身高 $CV = \dfrac{4.42}{120.25} \times 100\% = 3.68\%$

胸围 $CV = \dfrac{2.91}{56.63} \times 100\% = 5.14\%$

说明该地 7 岁女孩胸围的变异程度比身高的变异程度大。

？ 想一想10-1

表示一组变量值的变异程度的指标有哪几个？各自的适用范围有何异同？

答案解析

👁 看一看

数值变量资料分布特征的指标描述

对于数值变量资料分布特征的描述，需同时使用集中趋势和离散程度的指标，其中对于符合正态分布的资料在进行统计描述时往往使用均数和标准差，一般写成"$\bar{x} \pm s$"的格式来表述；而偏态分布类型的资料则使用中位数和四分位数间距，表述格式为"$M（P_{25} \sim P_{75}）$"。

（四）正态分布和医学参考值范围

1. 正态分布

（1）正态分布的概念　正态分布（normal distribution）是一种连续型分布，是自然界中最常见的分布类型，也是许多统计方法的基础。由表 10-8 的频数表资料绘制直方图，从图 10-9 可以看出，高峰位于中部"83～"所在组段，左右两侧频数渐少且大致对称。

为估计各组段观测值出现的概率，我们以直方图各直条面积代表各组段的频率，直条的高度等于频率除以组距。可以设想，观察例数逐渐增多，组段不断分细，直条的宽度变窄，直方图顶端的连线会逐渐接近于一条光滑曲线，见图 10-11C。这条中间高、左右对称、两头低、呈钟形的频率曲线，在统计学上称正态分布曲线。由于频率的总和为 100% 或 1，故该曲线下横轴上的面积为 100% 或 1。

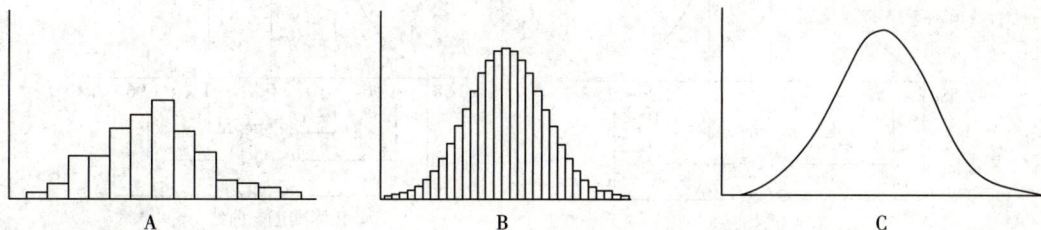

图 10-11　频数分布逐渐接近正态分布示意图

（2）正态分布的特征

1）正态曲线在横轴上方均数处最高。

2）正态分布以均数为中心，左右对称。

3）正态分布有两个参数，即均数 μ 和标准差 σ。μ 是位置参数，当 σ 固定不变时，μ 越大，曲线沿横轴越向右移动；反之，μ 越小，则曲线沿横轴越向左移动。σ 是形状参数，当 μ 固定不变时，σ 越大，曲线越平阔；σ 越小，曲线越尖峭。见图 10-12。

均数为 μ，方差为 σ^2 的正态分布可以记为 $N(\mu, \sigma^2)$。任何一个正态分布，都可通过变量变换：

$$u = \frac{x - \mu}{\sigma}$$

式（10-16）

将一般的正态分布转化为 $\mu = 0$，$\sigma = 1$ 的标准正态分布 $N(0, 1)$。

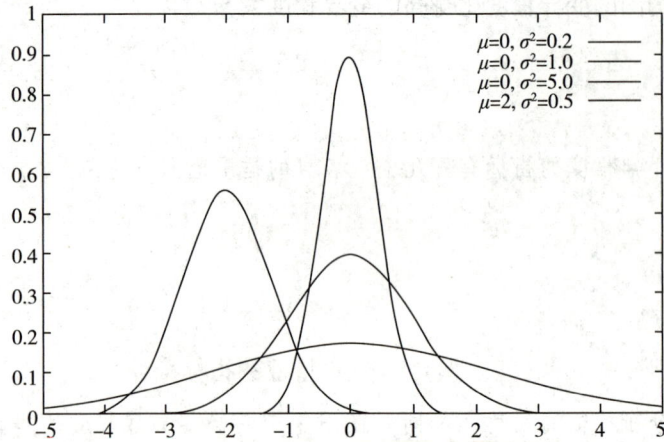

图 10-12　正态分布位置与形态参数变化示意图

4）正态曲线下面积的分布有一定规律。由于正态曲线下与横轴所夹的面积为 1 或 100%，μ 表示总体均数，σ 表示总体标准差，则正态曲线下面积有以下规律，见表 10-11、图 10-13。

表 10-11　正态分布和标准正态曲线下面积分布规律

正态分布	标准正态分布	面积或概率（%）
$\mu - 1\sigma \sim \mu + 1\sigma$	$-1 \sim 1$	68.27
$\mu - 1.96\sigma \sim \mu + 1.96\sigma$	$-1.96 \sim 1.96$	95.00
$\mu - 2.58\sigma \sim \mu + 2.58\sigma$	$-2.58 \sim 2.58$	99.00

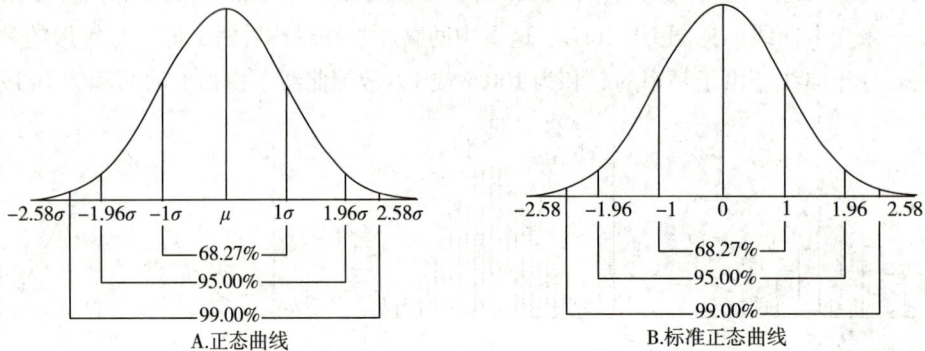

图 10-13　正态曲线与标准正态曲线的面积分布

为了方便使用，统计学家编制了标准正态分布曲线下面积分布表（附表 1），因为正态分布两边对称，故表中只给出 u 取负值的情况，即表内所列数据表示 u 取不同值时 u 值左侧标准正态曲线下面积。

例 10-11　若已求得某省 230 名临床医生生理职能得分均数 $\bar{x} = 75.22$，标准差 $s = 36.64$，试估计该省临床医生生理职能得分介于 60~80 分的比例及人数。

由于该研究样本量为 230 例，为大样本资料，可认为该分布近似服从 $N(75.22, 36.64^2)$，故可用样本均数 $\bar{x}$ 代替总体均数 μ，用样本标准差 S 代替总体标准差 σ。估计一般正态分布介于某两个 x 值间的比例，首先将该值进行标准变换。

将测量值分别带入公式 10-16 得：

$$u_1 = \frac{x_1 - \mu}{\sigma} = \frac{60 - 75.22}{36.64} = -0.42 , \quad u_2 = \frac{x_2 - \mu}{\sigma} = \frac{80 - 75.22}{36.64} = 0.13$$

查附表 1 得，$\Phi(-0.42) = 0.3409$，$\Phi(-0.13) = 0.4483$

于是，P（60 < x < 80）= 1 – Φ（– 0.13）– Φ（– 0.42）= 1 – 0.4483 – 0.3409 = 0.2108。

故该省临床医生生理职能得分介于 60 ~ 80 分的比例为 21.08%，介于该比例的人数为 230 × 21.08% ≈ 48（人）。

（3）正态分布的应用

1）估计医学参考值范围：某些医学指标，如健康成人的身高、红细胞数、胆固醇等呈正态分布。即可利用正态分布面积分布规律估计医学参考值范围。

2）质量控制：实验中的测量误差一般是服从正态分布的，利用这一点，以 $\bar{X} \pm 2s$ 作为上下警戒限，以 $\bar{X} \pm 3s$ 作为上下控制限，可以准确地进行误差分析和检测的质量控制。

3）正态分布是许多统计方法的理论基础。

2. 医学参考值范围

（1）概念　医学参考值范围（medical reference range）指包括绝大多数正常人的解剖、生理、生化等各项指标观察值的波动范围。由于这些指标因人、因时存在差异，必须确定一个取值范围。医学中常采用医学参考值范围作为判定指标正常与异常的依据。

（2）制定方法　制定参考值范围时，首先要确定一批样本含量足够大的"正常人"，所谓"正常人"不是指"健康人"，而是指排除了影响所研究指标的疾病和有关因素的同质人群；其次需根据研究目的和使用要求选定适当的百分界值，如 95% 和 99%，常用 95%；根据指标的实际用途确定单侧或双侧界值，如红细胞计数过高过低皆属不正常须确定双侧界值，又如尿铅过高属不正常须确定单侧上界，肺活量过低属不正常须确定单侧下界。另外，还要根据资料的分布特点，选用正态分布法或百分位数法进行估计，见表 10 – 12。

表 10 – 12　两种方法制定常用参考值范围

百分比（%）	正态分布法			百分位数法		
	双侧	单侧		双侧	单侧	
		只设下限	只设上限		只设下限	只设上限
90	$\bar{x} \pm 1.64s$	$\bar{x} - 1.282s$	$\bar{x} + 1.282s$	$P_5 \sim P_{95}$	P_{10}	P_{90}
95	$\bar{x} \pm 1.96s$	$\bar{x} - 1.645s$	$\bar{x} + 1.645s$	$P_{2.5} \sim P_{97.5}$	P_5	P_{95}
99	$\bar{x} \pm 2.58s$	$\bar{x} - 2.326s$	$\bar{x} + 2.326s$	$P_{0.5} \sim P_{99.5}$	P_1	P_{99}

例 10 – 12　某医生在某地随机抽取 120 名 12 岁健康男孩并测量身高资料，得均数为 142.9cm，标准差为 5.67cm，试估计该地 12 岁健康男孩身高的 95% 参考值范围。

根据常识，身高频数分布属正态分布，须选用正态分布法；因身高过高或过低均属异常，故应估计双侧 95% 的参考值范围。代入公式 $\bar{x} \pm 1.96s$ 中得：

下限为：$\bar{x} - 1.96s$ = 142.9 – 1.96 × 5.67 = 131.79（cm）

上限为：$\bar{x} + 1.96s$ = 142.9 + 1.96 × 5.67 = 154.01（cm）

即该地 12 岁健康男孩身高的 95% 参考值范围为 131.79cm ~ 154.01cm。

二、数值变量资料的统计推断

统计推断，是通过收集样本信息来推论样本所属总体的特征，即用样本推论总体。包括参数估计和假设检验两个方面。

（一）均数的抽样误差与标准误

1. 均数的抽样误差　由于个体间存在变异，且随机抽取的样本仅是总体中的一部分，故样本均数 $\bar{x}$

不一定恰好等于总体均数 μ；若从总体中随机抽取多个样本含量为 n 的样本，所得各样本均数（$\bar{x}_1$、$\bar{x}_2$ …）也往往各不相等。这种因个体变异存在，由于随机抽样而引起的样本均数与总体均数之间的差异，以及各样本均数之间的差异称为均数的抽样误差。例如，欲了解某地健康成年男子的脉搏均数，从该地随机抽取了 36 名健康成年男子，测得脉搏均数为 74.2 次/分，若再从该地随机抽取 36 名健康成年男子，其脉搏均数不一定恰好等于 74.2 次/分。

2. 均数的标准误　从同一正态总体 $N(\mu, \sigma^2)$ 中随机抽取样本含量 n 相等的多个样本，由于抽样误差的存在，所得各样本均数有大有小，但这些样本均数的分布仍呈以总体均数 μ 为中心的正态分布；或者虽然总体非正态分布，但样本含量足够大时（如 $n > 50$），样本均数的分布仍近似正态分布（中心极限定理）。若以样本均数作为变量值，则可求得样本均数的标准差，我们把样本均数的标准差称为均数的标准误，简称为标准误（standard error），用 $\sigma_{\bar{x}}$ 来表示。$\sigma_{\bar{x}}$ 表示样本均数的离散程度，用以反映样本均数抽样误差的大小。

数理统计可以证明，均数标准误的计算公式为：

$$\sigma_{\bar{x}} = \sigma / \sqrt{n} \qquad\qquad 式（10-17）$$

式中 $\sigma_{\bar{x}}$ 为均数标准误的理论值，σ 为总体标准差，n 为样本含量。

由于在抽样研究中 σ 往往是未知，通常用样本的标准差（s）来估计，故得均数标准误的估计值（$s_{\bar{x}}$），其计算公式为：

$$s_{\bar{x}} = s / \sqrt{n} \qquad\qquad 式（10-18）$$

由式（10-17）或（10-18）可见，均数标准误与标准差成正比、与 $\sqrt{n}$ 成反比。因此，在实际工作中，可通过适当增加样本含量和减少观察值的离散程度（如选择同质性较好的总体）来减少抽样误差。

练一练10-5

要减小抽样误差，最切实可行的方法是

A. 增加样本含量　　　　B. 控制个体变异　　　　C. 遵循随机化原则
D. 严格挑选观察对象　　E. 以上都不对

答案解析

例 10-13　根据例 10-3、10-8 的 144 名新生儿体重资料可知，其体重均数为 3866.67g，标准差为 427.71g，计算其标准误。

将已知条件代入式（10-18），其标准误的估计值为：

$$s_{\bar{x}} = \frac{427.71}{\sqrt{144}} = 35.6425 （g）$$

3. 均数标准误的用途

（1）衡量样本均数的可靠性　均数标准误越小，均数的抽样误差也越小，样本均数估计总体均数可靠性大；均数标准误越大，均数的抽样误差也越大，样本均数估计总体均数可靠性小。

（2）估计总体均数的可信区间　结合样本均数 $\bar{x}$ 对总体均数 μ 做区间估计。

（3）用于均数的假设检验。

（二）t 分布（t - distribution）

在抽样研究中，为了应用方便，常将一般的正态分布 $N(\mu, \sigma^2)$ 通过 u 变换 $[u = x - \mu / \sigma]$ 转化成标准正态分布 N（0，1）。即

$$X \sim N(\mu, \sigma^2) \xrightarrow[\text{标准正态变换}]{u = \dfrac{x - \mu}{\sigma}} u \sim N(0, 1)$$

根据中心极限定理，正态分布总体中以固定 n 抽取若干个样本时，样本均数的分布仍服从正态分布，即 $\bar{x} \sim N(\mu, \sigma_{\bar{X}}^2)$。所以，对 $\bar{x}$ 进行 u 变换 $[u = \bar{x} - \mu / \sigma_{\bar{x}}]$，也可变换为标准正态分布。即

$$\overline{X} \sim N(\mu, \sigma_{\bar{X}}^2) \xrightarrow[\text{标准正态变换}]{u = \dfrac{\overline{X} - \mu}{\sigma_{\bar{x}}}} u \sim N(0, 1)$$

由于在实际工作中，往往 σ 是未知的，常用 s 作为 σ 的估计值，为了与 u 变换区别，称为 t 变换，即

$$t = \frac{|\overline{X} - \mu_0|}{S_{\bar{X}}} = \frac{|\overline{X} - \mu_0|}{S / \sqrt{n}} \qquad \text{式（10 - 19）}$$

此时统计量 t 值不服从标准正态分布而服从 t 分布。t 分布曲线的形状与自由度有关。见图 10 - 14。

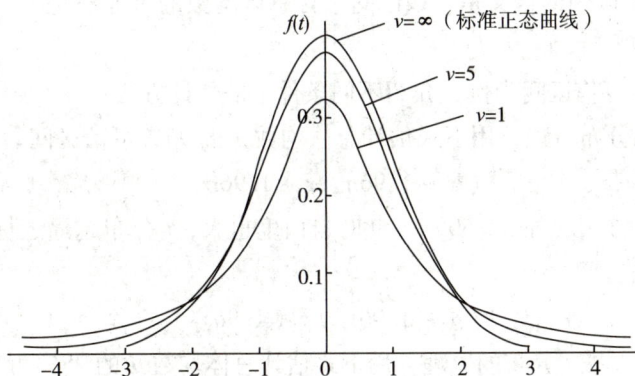

图 10 - 14　不同自由度下的 t 分布曲线

由图 10 - 14 可见，与标准正态分布相比，两者相同之处是都为单峰分布，以 0 为中心，左右对称。不同之处在于 t 分布的峰部较矮而尾部较高，且 t 分布曲线与自由度有关。自由度不同，t 分布曲线也不同，自由度越小峰部越矮而尾部越高。当自由度 v 趋向于无穷大时，t 分布成为标准正态分布。

为使用方便，统计学家编制了不同自由度下 t 值与相应概率关系的 t 界值表（附表2）。t 界值表中，横标目为自由度 ν，纵标目为概率 P，表中数字表示当自由度为 ν，P 为 α（单侧或双侧概率）时，t 的界值，单侧常记为 $t_{\alpha, v}$，双侧常记为 $t_{\alpha/2, v}$（见图 10 - 15）。单侧 $t_{\alpha, v}$ = 双侧 $t_{2\alpha/2, v}$。如当 $\nu = 20$，取单侧 $\alpha = 0.05$ 时，查表得 $t_{0.05, 20} = 1.725$，表示按 t 分布规律，当 $\nu = 20$ 时，$t \leqslant -1.725$ 或 $t \geqslant 1.725$ 的概率分别等于 0.05；当 $\nu = 20$，取双侧 $\alpha = 0.05$ 时，查表得 $t_{0.05/2, 20} = 2.086$，表示按 t 分布规律，当 $\nu = 20$ 时，$t \leqslant -2.086$ 及 $t \geqslant 2.086$ 的概率之和等于 0.05。

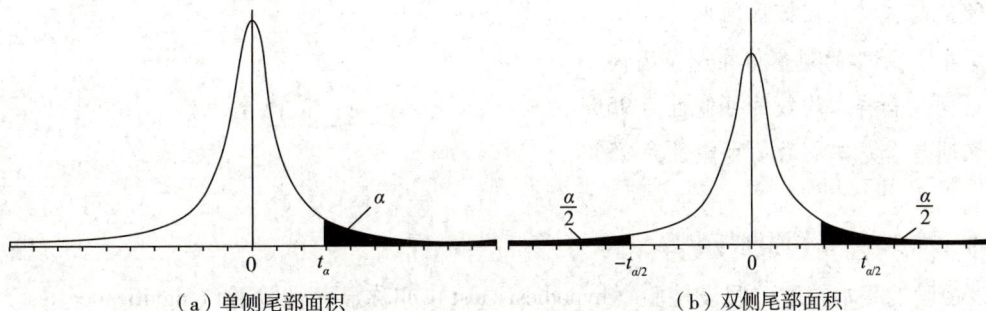

（a）单侧尾部面积　　　　　　　　　　（b）双侧尾部面积

图 10 - 15　自由度为 1 时的 t 分布尾部面积示意图

181

由于 t 分布是以 0 为中心的对称分布，t 界值表只列出正值，故查表时，不管 t 值正负只用绝对值。当 $\nu = \infty$ 时，则 $t_{\alpha,\infty} = u_\alpha$，故查 $\nu = \infty$ 的 t 界值即为 u 界值。

（三）总体均数的估计

总体均数的估计属于参数估计，所谓参数估计是指用样本指标（统计量）来估计总体指标（参数）。参数估计有点值估计和区间估计两种。

1. 点值估计（point estimation） 用样本均数作为总体均数的估计值。该方法简单易行，但未考虑抽样误差。如随机抽取获得 79 名 10 岁健康女孩的平均身高为 140.9cm，若用点值估计，则该地 10 岁健康女孩的平均身高即为 140.9cm。而抽样误差在抽样研究中又是客观存在的、不可避免的，会随不同的样本对总体均数作出不同的点值估计。

2. 区间估计（interval estimation） 即按预先给定的概率 $1-\alpha$（可信度）估计未知的总体参数可能所在的范围（或称可信区间）的估计方法。$1-\alpha$ 称为可信度或置信度，常取 $1-\alpha$ 为 95% 和 99%，即总体均数的 95% 可信区间和 99% 可信区间。

$1-\alpha$（如 95%）可信区间的含义是：该区间包含总体均数的可能性是 $1-\alpha$（95%），不包含的可能性为 α（5%）。

现以总体均数 95% 的可信区间为例，介绍不同条件下的估计方法。

（1）σ 已知 按正态分布原理，用下式估计总体均数 μ 的 95% 可信区间。

$$(\bar{x} - 1.96\sigma_{\bar{x}}, \bar{x} + 1.96\sigma_{\bar{x}}) \qquad \text{式（10-20）}$$

（2）σ 未知，但 n 足够大（如 $n > 50$） 此时自由度也大，t 分布越逼近标准正态分布，用下式估计总体均数 μ 的 95% 可信区间。

$$(\bar{x} - 1.96 s_{\bar{x}}, \bar{x} + 1.96 s_{\bar{x}}) \qquad \text{式（10-21）}$$

（3）σ 未知且 n 小时 按 t 分布的原理，用下式估计总体均数 μ 的 95% 可信区间。

$$(\bar{x} + t_{0.05/2,v} s_{\bar{x}}, \bar{x} - t_{0.05/2,v} s_{\bar{x}}) \qquad \text{式（10-22）}$$

例 10-14 某医师从某医院刚出生的女婴中，随机抽取 10 名女婴，其平均体重为 3.017kg，标准差为 0.1472kg，则该地某医院出生女婴平均体重 95% 的可信区间是多少？

该例总体标准差未知，且 $n = 10 < 50$，故用 t 分布方法。按自由度 $\nu = 10 - 1 = 9$，查 t 值表得：$t_{0.05(9)} = 2.262$（双侧），则 95% 的可信区间为：

$$3.017 \pm 2.262 \times 0.1472 / \sqrt{10} = (2.91, 3.12)$$

即该医院刚出生的女婴体重总体均数有 95% 的可能在 2.91 ~ 3.12kg 之间。

练一练10-6

根据样本资料算得健康男大学生身高的 95% 可信区间，其含义是

A. 估计总体中有 95% 的观察值在此范围内

B. 95% 的总体均数在该区间内

C. 样本中有 95% 的观察值在此范围内

D. 该区间包含样本均数的可能性为 95%

E. 该区间包含总体均数的可能性为 95%

答案解析

（四）假设检验的基本原理与步骤

1. 假设检验的基本原理 假设检验（hypothesis test）亦称显著性检验（significance test），是用小概率原理和反证法的原理，来判断样本统计量与总体参数之间的差异，以及各样本统计量之间的差异，

是由抽样误差引起，还是本质不同所造成的一种统计学方法。它是统计推断的又一重要内容。其原理和步骤可用例 10 - 15 进行说明。

例 10 - 15　医生在某山区随机测量了 25 名健康成年男子的脉搏，其均数为 74.2 次/分，标准差为 5.2 次/分，根据医学常识，一般男子的平均脉搏次数为 72 次/分，问该山区男子脉搏数与一般男子是否不同？

对例 10 - 15 可做如下分析：样本均数 74.2 次/分和已知总体均数 72 次/分不等原因有两个方面。第一，两个总体均数一致，即山区健康成年男性的脉搏均数与一般健康成年男性的脉搏均数相同，都是 72 次/分，现在样本均数与总体均数之间的差异是由抽样误差引起，称作差异无统计学意义。第二，由于受地区环境条件的影响，山区健康成年男性的脉搏均数与一般健康成年男性的脉搏均数不同，两个总体均数确有本质上的差异，称作差异有统计学意义。为了确定哪种原因导致的不等，需通过假设检验来作出科学的推断。

2. 假设检验的一般步骤　以例 10 - 15 为例，说明假设检验的一般步骤。

（1）建立检验假设，确定检验水准　检验假设需要建立两个。

一是无效假设（null hypothesis），亦称零假设，用符号 H_0 表示，假设样本均数所代表的未知总体均数与已知总体均数相等，$\bar{x}$ 和 μ_0 现有的差别仅仅由抽样误差所致。本例 H_0 为该山区健康成年男子脉搏总体均数（μ）与一般健康成年男子的脉搏总体均数（μ_0）相同，即 H_0：$\mu = \mu_0$。

二是备择假设（alternative hypothesis），用符号 H_1 表示。假设样本均数所代表的未知总体均数与已知总体均数不等，$\bar{x}$ 和 μ_0 现有的差别不是抽样误差引起而是存在本质差异。本例 H_1 为该山区健康成年男子脉搏总体均数（μ）与一般健康成年男子的脉搏总体均数（μ_0）不同，即 H_1：$\mu \neq \mu_0$。

H_0 和 H_1 是根据推断目的提出的对总体特征的假设。在建立假设时，应根据研究目的和专业知识确定选择单侧检验（one - sided test）或双侧检验（two - sided test）。

建立检验假设的同时，还应确定检验水准。检验水准又称显著性水准，记作 α，它是判断差异有无统计学意义的概率水准，其大小应根据分析的要求事先确定。通常取 $\alpha = 0.05$ 或 0.01。

（2）选择检验方法和计算检验统计量　根据资料类型及研究目的选用适当的检验方法。如配对设计的两样本均数比较，选用配对 t 检验；完全随机设计的两样本均数比较，选用 u 检验（大样本时）或 t 检验（小样本时）等。

不同的检验方法有不同的公式。根据公式计算现有样本统计量，如 t 值、u 值、χ^2 值等。例 10 - 15 选用单样本的 t 检验，计算检验统计量 t 值。

（3）确定 P 值，做出统计推断　P 值是指在 H_0 所规定的总体中做随机抽样，获得等于及大于（或等于及小于）现有统计量的概率。当求得统计量后，一般可根据有关统计用表查得 P 值。将 P 值与事先规定的检验水准 α 进行比较，即可做出推断结论。如 t 检验，$t \geq t_{\alpha/2,\nu}$，则 $P \leq \alpha$，结论为按所取检验水准拒绝 H_0，接受 H_1，差异有统计学意义；若 $t < t_{\alpha/2,\nu}$，则 $P > \alpha$，结论为按所取检验水准不拒绝 H_0，差异无统计学意义。统计结论只能说明差异有或无统计学意义，不能说明专业上有或无差异。因此，统计学结论应和专业结论有机地结合，才能得出恰当的、符合客观实际的最终结论。

（五）均数的 t 检验与 u 检验

t 检验（t - test）和 u 检验是数值变量资料中最常用的假设检验方法，主要用以检验两组数据所代表的总体均数的差别。

t 检验应用条件：适用于样本含量较小（如 $n \leq 50$），样本来自正态分布的总体，在做两个样本均数比较时，还要求两样本相应的总体方差相等。

u 检验应用条件：适用于总体标准差已知，或总体标准差未知但样本含量较大的情况。

1. 单样本 *t* 检验（one-sample *t* test） 适用于样本均数与总体均数的比较，目的是推断样本均数所代表的未知总体均数 μ 与已知的总体均数 μ_0 是否相等。已知的总体均数 μ_0 一般为理论值、标准值或经大量观察所得的稳定值等。检验统计量 *t* 值计算公式应用式 10-19：$t = \dfrac{|\overline{X} - \mu_0|}{S_{\overline{X}}} = \dfrac{|\overline{X} - \mu_0|}{S/\sqrt{n}}$，$\nu = n - 1$。

例 10-15 的假设检验具体步骤如下。

（1）建立假设，确定检验水准

H_0：该山区男子脉搏数与一般地区男子相等，即 $\mu = \mu_0$

H_1：该山区男子脉搏数与一般地区男子不等，即 $\mu \neq \mu_0$

$\alpha = 0.05$

（2）选择检验方法，计算检验统计量

$$t = \frac{\overline{x} - \mu_0}{s/\sqrt{n}} = \frac{74.2 - 72}{5.2/\sqrt{25}} = 2.115$$

自由度 $\nu = n - 1 = 25 - 1 = 24$

（3）确定 *P* 值，作出推断结论

以 $\nu = 24$ 查 *t* 界值表得，$t_{0.05/2,24} = 2.064$，现 $t = 2.115 > t_{0.05/2,24}$，因此 $P < 0.05$，按 $\alpha = 0.05$ 水准，拒绝 H_0，接受 H_1，差异有统计学意义，可认为该山区男子的脉搏数与一般地区的男子不同，山区男子的较高。

2. 配对设计资料两样本均数比较的 *t* 检验 又称配对 *t* 检验（paired *t*-test），适用于配对设计的数值变量资料。在医学研究中，为控制混杂因素对研究结果的影响，常将研究对象按某些特征相同或相近的原则配成对子，每对研究对象随机接受不同的处理，以提高统计检验效率。配对设计主要有以下情形：①两匹配对象分别接受两种不同的处理；②同一受试对象分别接受两种不同的处理；③同一受试对象处理前后的比较。

分析时先求出各对子差值 *d* 的均值 $\overline{d}$，若两种处理的效应无差别，理论上差值 *d* 的总体均数 μ_d 应为 0。所以这类资料的比较可看作是差值的样本均数 $\overline{d}$ 所代表的未知总体均数 μ_d 与已知总体均数 0 的比较。

配对 *t* 检验要求差值 *d* 的总体分布为正态分布。计算统计量的公式为

$$t = \frac{|\overline{d} - \mu_d|}{S_{\overline{d}}} = \frac{|\overline{d} - 0|}{S_d/\sqrt{n}} = \frac{|\overline{d}|}{S_d/\sqrt{n}}, \quad \nu = n - 1 \qquad \text{式（10-23）}$$

式中 $\overline{d}$ 为差值的均数；s_d 为差值的标准差；n 为对子数。

例 10-16　7 名肺结核患者用某药治疗后红细胞沉降率（mm/h）资料见表 10-13，检验患者用药前后，红细胞沉降率有无差别？

表 10-13　7 名肺结核患者用某药治疗前后红细胞沉降率（mm/h）比较

患者编号	治疗前	治疗后	差值 *d*	d^2
1	22	17	5	25
2	20	16	4	16
3	28	21	7	49
4	24	19	5	25
5	21	15	6	36

续表

患者编号	治疗前	治疗后	差值 d	d^2
6	18	21	-3	9
7	27	20	7	49
合计	—	—	31	209

此资料为同一受试对象接受某处理前后的比较，即配对数值变量资料的比较。目的是推断处理前后结果是否相同。假设检验的步骤如下。

（1）建立检验假设，确定检验水准

H_0：$\mu_d = 0$，即用药前后红细胞沉降率无变化

H_1：$\mu_d \neq 0$，即用药前后红细胞沉降率有变化

$\alpha = 0.05$

（2）选择检验方法，计算检验统计量

根据表 10-13，本例 $n = 7$，$\sum d = 31$，$\sum d^2 = 209$，则

$$\bar{d} = \frac{\sum d}{n} = \frac{31}{7} = 4.429$$

$$s_d = \sqrt{\frac{\sum d^2 - (\sum d)^2/n}{n-1}} = \sqrt{\frac{209 - (31)^2/7}{7-1}} = 3.457$$

$$t = \frac{\bar{d} - 0}{s_{\bar{d}}} = \frac{\bar{d}}{s_d/\sqrt{n}} = \frac{4.429}{3.457/\sqrt{7}} = 3.389$$

（3）确定 P 值，作出推断结论　按 $\nu = n - 1 = 7 - 1 = 6$ 查 t 界值表得 $t_{0.05/2,6} = 2.447$。本例 $t = 3.389$ $> t_{0.05/2,6}$，因此 $P < 0.05$，按 $\alpha = 0.05$ 检验水准，拒绝 H_0，接受 H_1，差异有统计学意义。可认为肺结核患者用药前后，红细胞沉降率有差别，治疗后红细胞沉降率降低。

3. 两独立样本均数比较的 t 检验或 u 检验　适用于完全随机设计两样本均数的比较，比较的目的是推断它们各自所代表的总体均数是否相等。完全随机设计是把受试对象完全随机分为两组，分别给予不同处理，然后比较独立的处理效应是否有差别。

（1）两样本均数比较的 t 检验　适用于完全随机设计两样本均数的比较，样本含量较小时（n_1 和 n_2 均小于 50），又称成组 t 检验，具体应用要求两样本来自的总体分别符合正态分布，同时两总体方差齐同，即 $\sigma_1^2 = \sigma_2^2$。

检验统计量 t 值的计算公式为：

$$t = \frac{|\bar{X}_1 - \bar{X}_2|}{S_{\bar{x}_1-\bar{x}_2}}, \qquad \nu = n_1 + n_2 - 2 \qquad \text{式（10-24）}$$

式中 $\bar{x}_1$ 和 $\bar{x}_2$ 分别为两样本的均数；$s_{\bar{x}_1-\bar{x}_2}$ 为两样本均数之差的标准误，其计算公式为：

$$s_{\bar{x}_1-\bar{x}_2} = \sqrt{s_c^2\left(\frac{1}{n_1} + \frac{1}{n_2}\right)} \qquad \text{式（10-25）}$$

公式（10-25）中 s_c^2 为合并方差，n_1，n_2 为两样本容量。合并方差 s_c^2 按式（10-26）计算：

$$s_c^2 = \frac{\sum(x_1 - \bar{x}_1)^2 + \sum(x_2 - \bar{x}_2)^2}{(n_1 - 1) + (n_2 - 1)}$$

$$= \frac{\left[\sum x_1^2 - \frac{(\sum x_1)^2}{n_1}\right] + \left[\sum x_2^2 - \frac{(\sum x_2)^2}{n_2}\right]}{(n_1 - 1) + (n_2 - 1)} \qquad \text{式（10-26）}$$

如已计算出已计算出两样本标准差 S_1 和 S_2 时，可用公式 10 - 27 计算 s_c^2

$$s_c^2 = \frac{(n_1 - 1) \times s_1^2 + (n_2 - 1) \times s_2^2}{n_1 + n_2 - 2}$$ 式（10 - 27）

例 10 - 17　某学校测得经常长跑锻炼后的 20 岁大学生的晨脉（次/分），在同校测得未经常长跑锻炼的同龄人的晨脉，资料见表 10 - 14。问两组大学生晨脉数是否有差别？

表 10 - 14　两组大学生晨脉资料

编号	长跑组		未长跑组	
	x_1	x_1^2	x_2	x_2^2
1	48	2304	60	3600
2	54	2916	67	4489
3	60	3600	68	4624
4	64	4906	69	4761
5	48	2304	60	3600
6	55	3025	60	3600
7	54	2916	67	4489
8	45	2025	65	4225
9	48	2304	70	4900
10	51	2601	60	3600
11	56	3136	57	3249
12	50	2500	57	3240
13	60	3600	60	3600
14	64	4096	60	3600
15	48	2304	60	3600
16			56	3136
17			60	3600
18			70	4900
19			63	3969
合计	805	44537	1189	74782
	$\sum x_1$	$\sum x_1^2$	$\sum x_2$	$\sum x_2^2$

本例为完全随机设计的两样本均数比较，且 $n_1 = 15$，$n_2 = 19$ 均小于 50，假定方差相等。具体假设检验步骤如下。

1）建立检验假设，确定检验水准

H_0：$\mu_1 = \mu_2$，即经常长跑的大学生与未经常长跑的大学生晨脉数无差异。

H_1：$\mu_1 \neq \mu_2$，即经常长跑的大学生与未经常长跑的大学生晨脉数有差异。

$\alpha = 0.05$

2）选择检验方法，计算检验统计量

本例 $\sum x_1 = 805$，$\sum x_1^2 = 44537$，$n_1 = 15$；$\sum x_2 = 1189$，$\sum x_2^2 = 74782$，$n_2 = 19$

则：$\bar{x}_1 = \frac{\sum x_1}{n_1} = \frac{805}{15} = 53.67$，$\bar{x}_2 = \frac{\sum x_2}{n_2} = \frac{1189}{19} = 62.58$

代入公式 10 - 26，得

$$s_c^2 = \frac{\left[\sum x_1^2 - \frac{(\sum x_1)^2}{n_1}\right] + \left[\sum x_2^2 - \frac{(\sum x_2)^2}{n_2}\right]}{(n_1 - 1) + (n_2 - 1)}$$

$$= \frac{\left[44537 - \frac{(805)^2}{15}\right] + \left[74782 - \frac{(1189)^2}{19}\right]}{(15 - 1) + (19 - 1)} = \frac{482.92 + 384.63}{32} = 27.11$$

按公式 10 - 25

$$s_{\bar{x}_1 - \bar{x}_2} = \sqrt{s_c^2\left(\frac{1}{n_1} + \frac{1}{n_2}\right)} = \sqrt{27.11 \times \left(\frac{15 + 19}{15 \times 19}\right)} = 1.80$$

按公式 10 - 24

$$t = \frac{|\bar{x}_1 - \bar{x}_2|}{x_{\bar{x} - \bar{x}_2}} = \frac{|53.27 - 62.58|}{1.80} = 5.17$$

3）确定 P 值，作出推断结论

按 $\nu = n_1 + n_2 - 2 = 15 + 19 - 2 = 32$，查 t 界值表 $t_{0.05/2,32} = 2.037$，本例 $t = 5.17 > t_{0.05/2,32}$，则 $P < 0.05$，按 $\alpha = 0.05$ 的水准拒绝 H_0，接受 H_1，差异有统计学意义。可以认为经常长跑的大学生与未经常长跑的大学生晨脉数有差异，经常长跑的大学生晨脉数低。

（2）两样本均数比较的 u 检验　当样本含量较大时，独立样本 t 检验计算出的统计量 t 值近似等于 u 值，即接近正态分布。因此在实际工作中当样本含量 $n_1 \geq 50$，$n_2 \geq 50$ 时，我们经常选用两样本均数比较的 u 检验。此时，检验统计量 u 值计算公式如下：

$$u = \frac{|\bar{x}_1 - \bar{x}_2|}{\sqrt{\frac{s_1^2}{n_1} + \frac{s_2^2}{n_2}}} = \frac{|\bar{x}_1 - \bar{x}_2|}{s_{\bar{x}_1 - \bar{x}_2}} \qquad 式（10 - 28）$$

式（10 - 28）中分母为两样本均数之差的标准误，s_1^2，s_2^2 分别为两样本方差，n_1，n_2 为两样本的样本量。

例 10 - 18　某地抽样调查了部分健康成年人的红细胞数，其中男性 360 人，均数为 $4.660 \times 10^{12}/\text{L}$，标准差为 $0.575 \times 10^{12}/\text{L}$；女性 255 人，均数为 $4.178 \times 10^{12}/\text{L}$，标准差为 $0.291 \times 10^{12}/\text{L}$，试问该地男、女红细胞数的均数有无差别？

由于 $n_1 = 360$，$n_2 = 255$，为完全随机设计的两样本均数 u 检验。具体假设检验步骤如下：

1）建立检验假设，确定检验水准

H_0：$\mu_1 = \mu_2$，即该地男女红细胞的均数无差别

H_1：$\mu_1 \neq \mu_2$，即该地男女红细胞的均数有差别

$\alpha = 0.05$

2）选择检验方法，计算检验统计量

本例　$n_1 = 360$，$\bar{x}_1 = 4.660$，$s_1 = 0.575$，$n_2 = 255$，$\bar{x}_2 = 4.178$，$s_2 = 0.291$。代入公式 10 - 27，得

$$u = \frac{\bar{x}_1 - \bar{x}_2}{\sqrt{\frac{s_1^2}{n_1} + \frac{s_2^2}{n_2}}} = \frac{4.660 - 4.178}{\sqrt{\frac{0.575^2}{360} + \frac{0.291^2}{255}}} = 13.63$$

3）确定 P 值，作出推断结论

查附表2，t 界值表（$\nu = \infty$），得 $u_{0.05/2} = 1.96$，现 $u = 13.63 > u_{0.05/2}$，则 $P < 0.05$。按 $\alpha = 0.05$ 检验水准，拒绝 H_0，接受 H_1，差异有统计学意义。可以认为该地男女红细胞数的均数不同，男性高于女性。

? **想一想10-2**

某医生随机抽取一批研究对象并采集其头发，用 A、B 两种方法测定其中金属锰的含量（mg/L），结果见下表，能否据此认为两种方法所测头发金属锰的含量有差别？

答案解析

样品号	1	2	3	4	5	6	7	8
A法（mg/L）	2.3	3.4	7.1	4.0	5.5	8.1	1.1	1.8
B法（mg/L）	2.8	4.0	8.0	4.9	5.4	8.9	1.3	2.1

（六）假设检验的两型错误和注意事项

1. 假设检验的两型错误　假设检验是利用小概率原理和反证法原理做出的推断结论，无论是拒绝或不拒绝 H_0 都有可能犯错误，即 Ⅰ 型错误和 Ⅱ 型错误。具体见表 10-15。

表 10-15　假设检验的两型错误

客观实际	假设检验的结果	
	拒绝 H_0	不拒绝 H_0
H_0 成立	Ⅰ型错误（α）	推断正确（$1-\alpha$）
H_0 不成立	推断正确（$1-\beta$）	Ⅱ型错误（β）

（1）**Ⅰ型错误（type Ⅰ error）**　又称第一类错误，即拒绝了实际上成立的 H_0，为"弃真"的错误，又称假阳性错误，其概率通常用 α（检验水准）表示。

（2）**Ⅱ型错误（type Ⅱ error）**　又称第二类错误，即不拒绝实际上不成立的 H_0，为"存伪"的错误，其概率通常用 β 表示。β 只取单侧，假设检验时 β 值一般不知道，在一定情况下可以测算出，如已知两总体的差值 δ（如 $\mu_1 - \mu_2$）、样本含量 n 和检验水准 α。

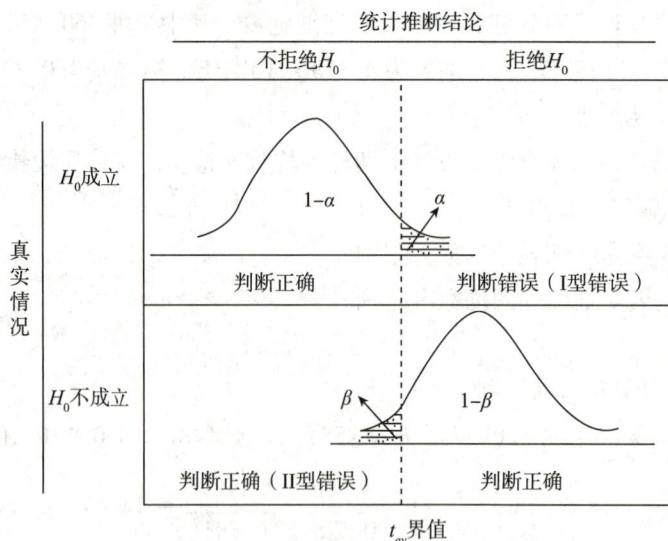

图 10-16　Ⅰ型错误与Ⅱ型错误示意图（以单侧 t 检验为例）

图 10-16 中的 $1-\beta$ 称为检验效能（power of test）或把握度，其意义是两总体确有差别，按 α 水准能发现它们有差别的能力。由图中可以看出样本含量确定时，α 愈小，β 愈大；反之 α 愈大，β 愈小。增加样本含量可同时减少 α 及 β。

2. 假设检验时应注意的事项

（1）要有严密的抽样研究设计　这是假设检验结论正确的前提。样本必须是从同质总体中随机抽取的，保证组间的均衡性和资料的可比性。

（2）不同的资料应选用相应的假设检验方法　根据研究目的、资料性质、设计类型、样本量大小等选用适当的检验方法，同时也要考虑检验方法的前提条件。

（3）正确理解 P 值的含义　P 值是在零假设成立的前提下，从所规定的总体中随机抽取样本，得到当前的检验统计量和比当前的检验统计量更大值（或更小值）的可能性。不能根据 P 值的大小判断总体间实际差别的大小，P 值越小，拒绝零假设的理由越充分、结论更可靠，而不是总体参数间差异越大。

（4）假设检验的结论不能绝对化　因为统计结论具有概率性质，不管拒绝 H_0 或不拒绝 H_0，都有可能发生推断错误，所以假设检验的结论不能绝对化。

（5）假设检验的单侧检验与双侧检验的选择　在研究设计时，单侧或双侧检验应根据专业知识和问题的要求作出规定，而不能在计算出检验统计量后确定。对同一份资料，单侧检验比双侧检验更易得到差别有统计学意义的结论。因此，在报告结论时，应列出检验方法、检验统计量的值、检验水准和 P 值的确切范围，还应注明采用的是单侧检验或双侧检验。

第四节　分类变量资料的统计分析

一、分类变量资料的统计描述

（一）相对数（relative number）的概念

相对数是分类变量资料的统计描述指标。分类变量资料整理后所得到的数据，称为绝对数。例如：某年甲、乙两地麻疹流行，甲地总人口数 10000 人、乙地总人口数 5000 人；甲地发病 500 人，乙地发病 400 人。发病人数是绝对数，它说明两地麻疹实际发生的绝对水平。仅使用绝对数不能对两地疾病发生的严重程度进行深入的分析比较。若要比较两地发病的严重程度，需要考虑两地的总人口数。

甲地麻疹发病率 $=500/10000 \times 100\% = 5\%$

乙地麻疹发病率 $=400/5000 \times 100\% = 8\%$

可见，乙地麻疹发病比甲地严重，这就使我们对两地发病情况有了更深入地了解。这种由发病数与易感人口数计算出来的发病率就是相对数。相对数是两个有联系的指标之比。

（二）常用相对数

常用的相对数指标有率、构成比、相对比等。

1. 率（rate）　率是一频度指标，用以反映某现象发生的频度或强度。计算公式为：

$$率 = \frac{某时期实际发生某现象的例数}{同时期可能发生该现象的总例数} \times K \qquad 式（10-29）$$

公式中的 K 为比例基数，常以百分率（%）、千分率（‰）、万分率（1/万）、十万分率（1/10万）表示，选择原则是：①根据实际工作中的习惯用法；②使计算结果至少保留 1~2 位整数。

总体率用 π 表示，样本率用 p 表示。需要指出的是计算率时常需对时间范围进行界定。如发病率、死亡率、病死率等，通常是指在 1 年时间内发生的频率。

例 10-19　某年某地三所小学学生的腮腺炎发病情况如表 10-16，试计算各学校的腮腺炎发病率及三所学校平均发病率。

表 10 – 16　某年某市三所小学学生的腮腺炎发病率

学校 (1)	学生数 (2)	发病例数 (3)	发病率（%） (4)
甲	1650	24	1.45
乙	1876	26	1.39
丙	1724	30	1.74
合计	5250	80	1.52

根据式 10 – 29 计算得：

甲学校腮腺炎发病率 $= \dfrac{24}{1650} \times 100\% = 1.45\%$，其余两组发病率类推，结果见表 10 – 16 第（4）栏。

三所学校腮腺炎的合计发病率即平均发病率的计算，应以总发病人数除以总人数。即平均发病率 $= \dfrac{80}{5250} \times 100\% = 1.52\%$

2. 构成比（constituent ratio）　说明某事物内部各组成部分所占的比重或比例。常以百分数表示，故又称百分比。构成比可用来表示疾病或死亡的顺位、位次或所占比重。其计算公式为：

$$构成比 = \frac{某组成部分的观察单位数}{同一事物内部的观察单位总数} \times 100\% \qquad 式（10 – 30）$$

例 10 – 20　某地某年 5 类传染病的患病情况如表 10 – 17，试计算其构成比。

表 10 – 17　某地某年 5 类传染病的发病情况

疾病	病例数	构成比（%）
痢疾	3685	48.62
肝炎	2111	27.85
流脑	850	11.22
麻疹	522	6.89
其他	411	5.42
合计	7579	100.00

根据式 10 – 30 计算得：

肝炎所占构成为：$\dfrac{2111}{7579} \times 100\% = 27.85\%$，余类推，结果见表 10 – 17。

这里我们可看到构成比有两个特点。

（1）各组成部分的构成比之和为 100% 或 1。

（2）事物内部某一部分的构成比发生变化，其他部分的构成比也相应地发生变化。

3. 相对比（relative ratio）　比较两个指标时用以反映两个有关指标间数量上的比值，通常用倍数或分数表示。计算公式为：

$$相对比 = \frac{甲指标}{乙指标}（或 \times 100\%） \qquad 式（10 – 31）$$

式中甲、乙两个指标性质可以相同也可以不同，可以是绝对数、相对数或平均数。习惯上，甲指标大于乙指标时结果用倍数表示，甲指标小于乙指标时结果用百分数表示。

例 10 – 21　我国 2020 年第七次人口普查结果为：中国大陆人口数共 141178 万人，其中男性人口数为 72334 万人，女性人口数为 68844 人，男女性别比是多少？

根据式 10 – 31 计算得：

$$\frac{72334}{68844} = 1.057$$

（三）应用相对数时应注意的事项

1. 计算相对数时分母不宜过小 观察例数过小时抽样误差较大，计算的相对数往往不稳定，可靠性差。如当用某药治疗某病患者，5 例中有 4 例治愈，即报道治愈率为 80%，显然这个治愈率很不稳定，此时最好用绝对数表示。

2. 不能以构成比代替率 率与构成比是性质、意义完全不同的 2 个统计指标。构成比说明事物内部各构成部分所占比重，属于结构指标；而率则是说明某种现象发生的频率或强度，属于强度指标。但在实际中经常会出现以构成比代替率的错误，混淆了两者的概念与应用。

3. 正确计算平均率 平均率也称总率或合计率。计算观察单位数不等的几个率的平均率，不能将各个率直接相加求平均数，而应将各个率的分子、分母分别相加后，然后按率的公式计算平均率。

4. 相对数的比较应注意资料的可比性 资料的可比性（即各组之间除对比因素外，其他影响观察指标的所有因素应尽可能相同或相近）是相对数进行比较的前提。一般应注意以下几点。

（1）研究对象要同质 研究方法、观察时间、判定标准、居住地区、民族、种族、风俗习惯和经济条件等客观环境和条件要一致或相近。

（2）研究对象在各组的内部构成要相同 如比较两地的某病总死亡率时，如果两组研究对象的年龄、性别等因素构成不同，只能分别比较两地各年龄组各性别死亡率，若要对总死亡率比较，则应先标准化再作比较。

（3）在比较同一地区不同时间的资料时，应注意客观条件的有无变化。例如，在不同时间比较同种疾病的发病率时，应注意诊断技术、疾病的登记报告制度等变化。

5. 样本资料的率或构成比进行比较时应作假设检验 由于抽样误差的存在，对样本率或构成比进行比较时，不能仅凭样本指标大小得出结论，应进行参数估计和假设检验。

二、分类变量资料的统计推断

（一）率的抽样误差和率的标准误

1. 率的抽样误差（sampling error of rate） 指在同一个总体中随机抽取观察单位数相等的多个样本，样本率与总体率或各个样本率之间的差异。

2. 率的标准误（standard error of rate） 指样本率的标准差，常用来衡量率的抽样误差大小。率的标准误越小，率的抽样误差越小，样本率与总体率越接近，用样本率估计总体率的可靠性越大；反之，率的标准误越大，率的抽样误差越大，样本率与总体率差异越大，用样本率估计总体率的可靠性越小。

率的标准误的计算公式为：

$$\sigma_p = \sqrt{\frac{\pi(1-\pi)}{n}} \qquad \qquad 式（10-32）$$

式中 σ_p 为率的标准误理论值，π 为总体率，n 为样本量。

实际工作中，总体率 π 往往是未知的，常用样本率 p 作 π 的估计值，则率的标准误的估计值计算公式为：

$$S_p = \sqrt{\frac{p(1-p)}{n}} \qquad \qquad 式（10-33）$$

式中 s_p 为率的标准误的估计值，p 为样本率，n 为样本量。

例10-21　随机抽取某地700名成人进行血压检测，高血压患病人数138名，患病率19.71%，试估计其标准误。

本例，$n=700$，$p=19.71\%$，代入公式10-33得：

$$s_p = \sqrt{\frac{0.1971(1-0.1971)}{700}} = 0.0150 = 1.50\%$$

率的标准误的用途是：①衡量样本率的抽样误差的大小；②估计总体率的可信区间；③率比较的假设检验。

（二）总体率的区间估计

同总体均数估计一样，总体率的估计也包括点估计和区间估计。区间估计就是按照一定的概率$(1-\alpha)$估计总体率 π 可能存在的范围。可根据样本含量 n 和样本率 p 的大小选用查表法或正态近似法估计其总体率 π 的 $(1-\alpha)$ 可信区间。

1. 查表法　当样本含量 n 较小，如 $n\leqslant50$，特别是 p 很接近于0或1时，可以样本含量 n 为行，样本阳性结局观察例数 x 为列，查附表3，得到总体率的可信区间。

例10-22　某医师用某药治疗22例胃溃疡患者，其中10人有效。问该药有效率的95%与99%可信区间各为多少？

本例，$n=22$，$x=10$，查附表3，得该药有效率的95%可信区间为24%～68%，99%可信区间为20%～73%。

应当注意的是，附表3中 x 值只列出了 $x\leqslant\dfrac{n}{2}$ 部分，当 $x>\dfrac{n}{2}$ 时，应以 $n-x$ 代替 x 值查表，后用100减去查得的数值，即为所求总体率可信区间。

例10-23　实验用大白鼠10只，注射某一剂量药物后有8只死亡。问该剂量药物引起大白鼠死亡率的95%可信区间为多少？

本例 $n=10$，$x>\dfrac{n}{2}$，故以 $x=10-8=2$ 查附表3，得3～56，再以 $100-3=97$，$100-56=44$，即该剂量药物引起大白鼠死亡率的95%可信区间为（44%，97%）。

2. 正态分布法　当样本含量 n 较大（如 $n>50$），且样本率 p 和 $1-p$ 均不太小，如 np 和 $n(1-p)$ 都大于5时，可根据正态分布的规律对总体率的可信区间作估计。公式如下：

$$\text{总体率的95\%可信区间}(p-1.96S_p, p+1.96S_p) \qquad \text{式（10-34）}$$
$$\text{总体率的99\%可信区间}(p-2.58S_p, p+2.58S_p) \qquad \text{式（10-35）}$$

例10-24　根据例10-21，试估计该地成人高血压患病率的95%可信区间。

本例 n 比较大，$np=138$ 和 $n(1-p)=562$ 均大于5，可用式（10-34）近似估计总体检出率的95%可信区间。

下限：$p-1.96S_p = 0.1971 - 1.96 \times 0.015 = 0.1677$

上限：$p+1.96S_p = 0.1971 + 1.96 \times 0.015 = 0.2265$

即该地成人高血压患病率的95%可信区间为（16.77%，22.65%）。

（三）χ^2 检验

χ^2 检验（chi-square test）也称卡方检验，它以 χ^2 分布为理论依据，是一种用途广泛的假设检验方法，实际工作中常用于检验两个或多个样本率及构成比之间差别有无统计学意义，两种属性或特征之间是否有关系以及拟合优度检验等。本部分仅介绍两个或多个样本率及构成比比较的 χ^2 检验。

1. 四格表资料的 χ^2 检验

例 10-25　某医师为比较中药和西药治疗轻中度抑郁症的疗效，随机抽取 75 例轻中度抑郁症患者分成中药组和西药组，资料结果见表 10-18。试分析中西药治疗轻中度抑郁症的疗效是否有差别？

表 10-18　中西药治疗轻中度抑郁症有效率的比较

处理组	有效	无效	合计	有效率（%）
中药组	32（a）	8（b）	40（a+b）	80.0
西药组	23（c）	12（d）	35（c+d）	65.7
合计	55（a+c）	20（b+d）	75（n）	73.3

表 10-18 中，a、b、c、d 四个格子对应的 32、8、23、12 是整个表的基本数据，合计数、有效率都是从这四个基本数据推算出来的，这种资料称为四格表（fourfold table）资料或 2×2 列表（2×2 contingency table）资料。

（1）χ^2 检验的基本思想　χ^2 检验的统计量是 χ^2 值，其计算公式为：

$$\chi^2 = \sum \frac{(A-T)^2}{T} \qquad\qquad 式（10-36）$$

式中 A 为实际频数（actual frequency），如例 10-25 中两种疗法治疗有效、无效的例数，即四格表的 4 个基本数据；T 为理论频数（theoretical frequency），是根据无效假设推算出来的。例 10-25 的检验假设 H_0：$\pi_1 = \pi_2$，即两种治疗方法的总体有效率相同，等于两样本合计有效率 73.3%，即 H_0：$\pi_1 = \pi_2 = 73.3\%$。若 H_0 成立，则中药组理论有效人数应为 $40 \times 73.3\% = 29.3$（人），西药组理论有效人数应为 $35 \times 73.3\% = 25.7$（人），余仿此算得两组的理论无效人数分别为 10.7 人和 9.3 人。

实际计算中，理论频数 T 可用公式（10-37）来计算：

$$T_{RC} = \frac{n_R \cdot n_C}{n} \qquad\qquad 式（10-37）$$

式中 T_{RC} 为第 R 行（row）第 C 列（column）的理论频数，n_R 为相应行的合计，n_C 为相应列的合计，n 为总例数。

例如表 10-18 第一行第一列格子的理论频数为：$T_{11} = \dfrac{40 \times 55}{75} = 29.3$

由于四格表每行每列的合计都是固定的，四个理论频数中其中一个用公式（10-37）求出后，其余三个理论频数可用行合计或列合计数相减而求得。如

$T_{12} = 40 - 29.3 = 10.7$

$T_{21} = 55 - 29.3 = 25.7$

$T_{22} = 35 - 25.7 = 9.3$

将实际频数和理论频数代入式 10-36，即可计算出统计量 χ^2 值。由公式（10-37）可以看出：χ^2 值反映了实际频数与理论频数的吻合程度。若检验假设 H_0 成立，实际频数与理论频数的差值会小，则 χ^2 值也会小；反之，若检验假设 H_0 不成立，实际频数与理论频数的差值会大，则 χ^2 值也会大。χ^2 值的大小还取决于 $\dfrac{(A-T)^2}{T}$ 个数的多少（严格地说是自由度 ν 的大小）。由于各 $\dfrac{(A-T)^2}{T}$ 皆是正值，故自由度 ν 愈大，χ^2 值也会愈大；所以只有考虑了自由度 ν 的影响，χ^2 值才能正确地反映实际频数 A 和理论频数 T 的吻合程度。实际频数与理论频数的差异等于两样本率的差异，实际频数与理论频数的差值的假设检验等价于两样本率的差值的假设检验。

χ^2 检验的自由度为：

$$\nu = (行数 - 1)(列数 - 1) \qquad\qquad 式（10-38）$$

四格表有 2 行 2 列，所以自由度 $\nu = (2-1)(2-1) = 1$。

χ^2 检验时，要根据自由度 ν 查 χ^2 界值表（附表4），确定概率 P 值，作出推断结论。在同一自由度下，χ^2 值越大，相应的概率 P 越小；χ^2 值越小，相应的概率 P 越大。即若 $\chi^2 \geq \chi^2_{\alpha,\nu}$ 时，则 $P \leq \alpha$，拒绝 H_0，接受 H_1，差异有统计学意义；$\chi^2 < \chi^2_{\alpha,\nu}$ 时，$P > \alpha$，不拒绝 H_0，差异无统计学意义。

（2）χ^2 检验的基本步骤

1）建立检验假设，确定检验水准

H_0：$\pi_1 = \pi_2$，即中药组和西药组的有效率相同

H_1：$\pi_1 \neq \pi_2$，即中药组和西药组的有效率不同

$\alpha = 0.05$

2）计算检验统计量 χ^2 值

根据公式（10-37）计算出各格子的理论频数，$T_{11} = 29.3$，$T_{12} = 10.7$，$T_{21} = 25.7$，$T_{22} = 9.3$。代入公式（10-35）得

$$\chi^2 = \sum \frac{(A-T)^2}{T} = \frac{(32-29.3)^2}{29.3} + \frac{(8-10.7)^2}{10.7} + \frac{(23-25.7)^2}{25.7} + \frac{(12-9.3)^2}{9.3} = 1.948$$

3）确定 P 值，作出推断结论

按 $\nu = (2-1) \times (2-1) = 1$，查附表4 χ^2 界值表，得 $\chi^2_{0.10,1} = 2.71$，现 $\chi^2 < \chi^2_{0.10,1}$，故 $P > 0.10$，在 $\alpha = 0.05$ 水准上，不拒绝 H_0，差异无统计学意义，尚不能认为中西药治疗轻中度抑郁症的有效率不同。

（3）四格表资料 χ^2 检验的专用公式 对于四格表资料，可选用四格表资料专用公式计算 χ^2 值，省去计算理论频数的步骤，简化了计算，其专用公式为：

$$\chi^2 = \frac{(ad-bc)^2 n}{(a+b)(c+d)(a+c)(b+d)} \qquad 式（10-39）$$

仍以例 10-25 为例用式 10-39 计算 χ^2 值：

$$\chi^2 = \frac{(ad-bc)^2 n}{(a+b)(c+d)(a+c)(b+d)} = \frac{(32\times12-8\times23)^2 75}{40\times35\times55\times20} = 1.948$$

两个公式计算结果完全相同。

（4）四格表资料 χ^2 检验的校正公式 χ^2 界值表是根据 χ^2 分布计算出来的，是一种连续性分布，而分类变量资料是非连续性分布，由此计算出的仅是近似 χ^2 值。在 n 较大，各个格子的理论频数均大于5时，这种近似较好。但在 n 较小或理论频数均小于5时，计算得 χ^2 值偏大，所得概率偏低，此时应对 χ^2 值做连续性校正。校正公式分别为：

$$\chi^2 = \sum \frac{(|A-T|-0.5)^2}{T} \qquad 式（10-40）$$

$$\chi^2 = \frac{(|ad-bc|-n/2)^2 n}{(a+b)(c+d)(a+c)(b+d)} \qquad 式（10-41）$$

例 10-26 用两种方法治疗淋巴肿瘤，结果见表 10-19。分析两种疗法的缓解率有无差别？

表 10-19 单纯化疗和复合化疗治疗淋巴系肿瘤患者缓解率比较

疗法	缓解	未缓解	合计	缓解率（%）
单纯化疗	2	26	28	7.14
复合化疗	5	9	14	35.71
合计	7	35	42	16.67

检验步骤如下：

1）建立检验假设，确定检验水准

H_0：$\pi_1 = \pi_2$，即单纯化疗和复合化疗治疗淋巴系肿瘤患者缓解率相同。

H_1：$\pi_1 \neq \pi_2$，即单纯化疗和复合化疗治疗淋巴系肿瘤患者缓解率不同。

$\alpha = 0.05$

2）计算统计量 χ^2 值

最小理论值 $T_{21} = 2.33 < 5$，故用校正公式计算 χ^2 值。代入式 10–41 得：

$$\chi^2 = \frac{(|ad - bc| - n/2)^2 n}{(a+b)(c+d)(a+c)(b+d)} = \frac{(|2 \times 9 - 26 \times 5| - 42/2)^2 \times 42}{28 \times 14 \times 7 \times 35} = 3.62$$

3）确定 P 值，作出推断结论

$\nu = 1$，查 χ^2 界值表（附表4），得 $\chi^2_{0.05,1} = 3.84$，今 $\chi^2 = 3.62 < \chi^2_{0.05,1}$，$P > 0.05$。按 $\alpha = 0.05$ 水准，不拒绝 H_0，差异无统计学意义。尚不能认为单纯化疗和复合化疗治疗淋巴系肿瘤患者缓解率不同。本资料若不校正时，$\chi^2 = 5.49 > \chi^2_{0.05,1}$，$P < 0.05$，结论相反。

（5）四格表资料 χ^2 检验的计算公式应用条件　在实际工作中，对于四格表资料，通常规定如下。

1）当 $n \geqslant 40$ 且所有的 $T \geqslant 5$ 时，用 χ^2 检验的基本公式或专用公式；

2）当 $n \geqslant 40$ 但有 $1 \leqslant T < 5$ 时，用四格表资料 χ^2 检验的校正公式；

3）当 $n < 40$，或有 $T < 1$ 时，用 Fisher 确切概率法直接计算概率（请参阅有关统计学专业书籍）。

？ 想一想10-3

某医师用 A、B 两种疗法治疗十二指肠溃疡，将 120 例十二指肠溃疡患者随机分成两组，A 法治疗 70 例，有效 56 例，B 法治疗 50 例，有效 35 例，问 A、B 两种疗法治疗十二指肠溃疡的有效率有无差别？

答案解析

2. 配对四格表资料的 χ^2 检验　配对设计计数资料其结果经常以频数形式表达，当结果变量为二分类时构成配对四格表资料，其差异的假设检验，采用配对设计四格表的 χ^2 检验。

例 10–27　现有 28 份白喉患者咽喉涂抹标本，每份标本分别用甲、乙两种培养基培养白喉杆菌，观察结果如表 10–20，分析两种培养上的培养效果是否相同？

表 10–20　两种白喉杆菌培养基的培养效果

甲培养基	乙培养基		合计
	阳性	阴性	
阳性	11 (a)	9 (b)	20
阴性	1 (c)	7 (d)	8
合计	12	16	28

表 10–20 中培养结果有四种情况：a、d 是培养基结果一致的情况；b、c 是培养基结果不一致的情况。判断两种方法阳性率有无差别，仅考虑培养基结果不一致部分的差异即可。若两种培养基培养效果无差别，则总体的 $B = C$，但是由于抽样误差的影响，可能样本的 $b \neq c$，为此需进行假设检验。

配对四格表资料的 χ^2 检验，若 $b + c \geqslant 40$ 时，计算公式如下：

$$\chi^2 = \frac{(b - c)^2}{b + c}, \quad \nu = 1 \qquad （式 10–42）$$

若 $b + c < 40$ 时，则采用配对四格表资料 χ^2 检验的校正公式：

$$\chi^2 = \frac{(|b - c| - 1)^2}{b + c}, \quad \nu = 1 \qquad （式 10–43）$$

本例假设检验的基本步骤如下。

（1）建立检验假设，确定检验水准

H_0：$B = C$，即两种白喉杆菌培养基的培养效果相同

H_1：$B \neq C$，即两种白喉杆菌培养基的培养效果不同

$\alpha = 0.05$

（2）选择检验方法，计算统计量 χ^2 值

本例 $b + c < 40$，用校正公式计算：

$$\chi^2 = \frac{(|b - c| - 1)^2}{b + c} = \frac{(|9 - 1| - 1)^2}{9 + 1} = 4.90$$

（3）确定概率 P 值，作出推断结论

本例 $\nu =$（行数 -1）（列数 -1）$=$（$2-1$）（$2-1$）$=1$，查 χ^2 界值表，得 $\chi^2_{0.05,1} = 3.84$，$\chi^2 = 4.90 > 3.84$，则 $P < 0.05$。按 $\alpha = 0.05$ 的检验水准，拒绝 H_0，接受 H_1，差异有统计学意义。可以认为甲、乙两种白喉杆菌培养基的培养效果不同，甲培养基培养效果优于乙培养基。

3. 行×列表资料的 χ^2 检验　前面介绍的两样本率比较的 χ^2 检验，基本数据 2 行 2 列。当行和（或）列大于 2 时，统称行×列表或 $R \times C$ 表。行×列表资料的 χ^2 检验主要用于多个样本率的比较或构成比的比较。

行×列表资料的 χ^2 检验可用式（10-36）计算检验统计量 χ^2 值。为简化计算，可将计算理论频数的公式（10-37）代入公式（10-36），化简后得行×列表资料 χ^2 检验的通用公式：

$$\chi^2 = n\left(\sum \frac{A^2}{n_R n_C} - 1\right), \quad \nu = （行数-1）（列数-1） \qquad 式（10-44）$$

式中 n 为总例数，A 为每格子的实际频数，n_R、n_C 分别为与某格子实际频数（A）同行、同列的合计数。

（1）多个样本率比较的 χ^2 检验

例 10-28　某省观察三个地区的花生污染黄曲霉毒素 B_1 的情况，结果下表 10-21，问三个地区花生的黄曲霉毒素 B_1 污染率有无差别？

表 10-21　某省三个地区花生黄曲霉毒素 B_1 污染率比较

地区	检验的样品数		合计	污染率（%）
	未污染	污染		
甲	6（15.19）	23（13.81）	29	79.3
乙	30（23.05）	14（20.95）	44	31.8
丙	8（5.76）	3（5.24）	11	27.3
合计	44	40	84	47.6

该资料是三个独立样本率的比较，行数 $R = 3$，列数 $C = 2$，称为 3×2 列表。假设检验步骤如下。

1）建立检验假设，确定检验水准

H_0：$\pi_1 = \pi_2 = \pi_3$，即某省三个地区花生黄曲霉毒素 B_1 的污染率相等。

H_1：π_1，π_2，π_3 不等或不全相等，即某省三个地区花生黄曲霉毒素 B_1 的污染率不等或不全相等。

$\alpha = 0.05$

2）选择检验方法，计算统计量 χ^2 值

$$\chi^2 = 84\left(\frac{6^2}{29 \times 44} + \frac{23^2}{29 \times 40} + \frac{30^2}{44 \times 44} + \frac{14^2}{40 \times 44} + \frac{8^2}{11 \times 44} + \frac{3^2}{11 \times 40} - 1\right) = 17.907$$

3）确定概率 P 值，作出推断结论

按 $\nu = (R-1)(C-1) = (3-1)(2-1) = 2$，查 χ^2 界值表得 $\chi^2_{0.001,2} = 13.81$，现 $\chi^2 = 17.907 > \chi^2_{0.001,2} = 13.81$，则 $P < 0.001$。按 $\alpha = 0.05$ 的检验水准，拒绝 H_0，接受 H_1，差异有统计学意义，故可以认为三个地区花生黄曲霉毒素 B_1 的污染率不相等或不全相等。

（2）构成比的行×列表 χ^2 检验

例 10-29　某医院研究急性白血病与慢性白血病患者的血型构成情况，资料如下表，问两组血型总体构成是否不同？

表 10-22　某院急性白血病与慢性白血病患者血型构成情况

组别	血型				合计
	A 型	B 型	O 型	AB 型	
急性组	58	49	59	18	184
慢性组	43	27	33	8	111
合计	101	76	92	26	295

该资料是独立两组四分类资料，目的是分析急性白血病与慢性白血病患者血型总体内部构成有无差别。应采用行×列表资料的 χ^2 检验进行假设检验。具体检验步骤如下。

1）建立检验假设，确定检验水准

H_0：急性白血病与慢性白血病患者血型总体构成相同

H_1：急性白血病与慢性白血病患者血型构成不同

$\alpha = 0.05$。

2）选择检验方法，计算统计量 χ^2 值

$$\chi^2 = n\left(\sum \frac{A^2}{n_R n_C} - 1\right) = 295 \times \left(\frac{58^2}{184 \times 101} + \frac{49^2}{184 \times 76} + \frac{59^2}{184 \times 92} + \frac{18^2}{184 \times 26} + \cdots + \frac{8^2}{111 \times 26} - 1\right) = 1.84$$

3）确定概率 P 值，作出推断结论：

按 $\nu = (R-1)(C-1) = (2-1)(4-1) = 3$，查 χ^2 界值表，得 $\chi^2_{0.05,3} = 7.81$。本例 $\chi^2 = 1.84 < \chi^2_{0.05,3}$，则 $P > 0.05$，按 $\alpha = 0.05$ 的水准不拒绝 H_0，差异无统计学意义。尚不能认为两组之间的血型构成情况不同。

（3）行×列表资料 χ^2 检验的注意事项

1）行×列表资料 χ^2 检验理论频数不宜太小，不应有 T<1，且 1≤T<5 的格子数超过格子总数的 1/5。若资料不满足要求解决方法包括：①最好增加样本含量以增大理论频数。②删去理论频数太小的行和列；将理论频数较小的行或列与邻行或邻列合并以增大理论频数。这两种方法可能会损失信息且损害样本的随机性，一般不推荐使用。③使用确切概率法（请参阅有关统计学专业书籍）。

2）当多个样本率比较的 χ^2 检验。结论为拒绝 H_0，接受 H_1，只能认为各总体率之间总的来说有差别，但不能推论为它们之间都有差别，或者某两者之间有差别。若要比较彼此间是否有差别，则需要进一步做多组间的两两比较（请参阅有关统计学专业书籍）。

3）行×列表单向有序资料组间比较的 χ^2 检验只说明各处理组的效应在构成比上有无差异，欲说明组间整体效应的差异宜选用秩和检验。

目标检测

答案解析

一、选择题

1. 编制频数分布表时组数一般为
   A. 5 ~ 10　　　　　B. 8 ~ 15　　　　　C. 15 ~ 20
   D. 20 ~ 25　　　　　E. 25 ~ 30

2. 某医学数据大的一端没有确定数值，描述其集中趋势适用的统计指标是
   A. 均数　　　　　B. 几何均数　　　　　C. 中位数
   D. 相对数　　　　　E. 变异系数

3. 比较身高和体重两组数据变异度大小宜采用
   A. 方差　　　　　B. 标准差　　　　　C. 极差
   D. 变异系数　　　　　E. 四分位数间距

4. 正态分布曲线，当均数恒定时，标准差越大
   A. 曲线沿横轴越向左移动
   B. 观察值变异程度越小，曲线越陡峭
   C. 观察值变异程度越大，曲线越平缓
   D. 曲线沿横轴越向右移动
   E. 曲线位置和形状不变

5. 描述某市近十年麻疹的病死率变化趋势，宜用
   A. 直方图　　　　　B. 直条图　　　　　C. 百分直条图
   D. 普通线图　　　　　E. 箱式图

6. 两样本均数比较时，以下检验水准中Ⅱ型错误最小的是
   A. 0.05　　　　　B. 0.06　　　　　C. 0.15
   D. 0.20　　　　　E. 0.30

7. 关于构成比的叙述，正确的是
   A. 反映某现象发生的强度
   B. 表示两个同类指标的比
   C. 反映某事物内部各部分占全部构成的比重
   D. 既反映某事物发生的强度，也反映某事物内部各部分占全部构成的比重
   E. 表示某一现象在时间顺序的排列

8. 两样本均数比较的 t 检验，差别有统计学意义时，P 值越小，说明
   A. 两样本均数的差别越大
   B. 两总体均数的差别越大
   C. 两总体均数的差别越小
   D. 两样本均数的差别越小
   E. 越有理由认为两总体均数不同

9. 横轴上，正态曲线下从 $\mu - 1.96\sigma$ 到 μ 的面积为
   A. 95%　　　　　B. 97.5%　　　　　C. 49.5%

D. 47.5%　　　　　　　　E. 45%

10. 在正态分布条件下表示变量值变异情况的指标最常用的是

　　A. 标准差　　　　　　　B. 标准误　　　　　　　C. 变异系数

　　D. 极差　　　　　　　　E. 百分位数

11. 配对四格表资料 χ^2 检验的连续性校正条件是

　　A. $T < 5$　　　　　　　B. $T < 1$ 或 $n < 40$　　　C. $T < 1$ 且 $n < 40$

　　D. $b + c = > 40$　　　　E. $b + c < 40$

12. 利用 χ^2 检验不适合解决的实际问题是

　　A. 比较两种药物的有效率

　　B. 检验某种疾病与基因多态性的关系

　　C. 有序试验结果的药物疗效

　　D. 药物三种不同剂量显效率有无差别

　　E. 两组病情"轻、中、重"的构成比例

二、简答题

1. 假设检验注意事项有哪些？

2. 四格表资料 χ^2 检验的计算公式应用条件是什么？

三、计算题

1. 已知成年健康男子血红蛋白的均数为140g/L，某医生随机抽取25名成年男性铅作业工人并测量其血红蛋白含量，算得均数为130.86g/L，标准差为25.65g/L。能否据此认为成年男性铅作业工人血红蛋白含量是否低于成年健康男性？

2. 某医院147例大肠埃希菌标本分别在A、B两种培养基上培养，然后进行检验，结果见下表。试分析两种培养基的检验效果是否不同 $\left[\chi^2_{0.05(1)} = 3.84\right]$。

A培养基	B培养基		合计
	+	−	
+	59	36	95
−	15	37	52
合计	74	73	147

（苗　颂　杨　亮）

书网融合……

　　　📄 重点回顾　　　ℯ 微课　　　📊 习题

附　表

附表1　标准正态分布曲线下面积，$\Phi(u)$ 值（$u \leqslant 0$）

u	0.00	0.01	0.02	0.03	0.04	0.05	0.06	0.07	0.08	0.09
−3.0	0.0013	0.0013	0.0013	0.0012	0.0012	0.0011	0.0011	0.0011	0.0010	0.0010
−2.9	0.0019	0.0018	0.0018	0.0017	0.0016	0.0016	0.0015	0.0015	0.0014	0.0014
−2.8	0.0026	0.0025	0.0024	0.0023	0.0023	0.0022	0.0021	0.0021	0.0020	0.0019
−2.7	0.0035	0.0034	0.0033	0.0032	0.0031	0.0030	0.0029	0.0028	0.0027	0.0026
−2.6	0.0047	0.0045	0.0044	0.0043	0.0041	0.0040	0.0039	0.0038	0.0037	0.0036
−2.5	0.0062	0.0060	0.0059	0.0057	0.0055	0.0054	0.0052	0.0051	0.0049	0.0048
−2.4	0.0082	0.0080	0.0078	0.0075	0.0073	0.0071	0.0069	0.0068	0.0066	0.0064
−2.3	0.0107	0.0104	0.0102	0.0099	0.0096	0.0094	0.0091	0.0089	0.0087	0.0084
−2.2	0.0139	0.0136	0.0132	0.0129	0.0125	0.0122	0.0119	0.0116	0.0113	0.0110
−2.1	0.0179	0.0174	0.0170	0.0166	0.0162	0.0158	0.0154	0.0150	0.0146	0.0143
−2.0	0.0228	0.0222	0.0217	0.0212	0.0207	0.0202	0.0197	0.0192	0.0188	0.0183
−1.9	0.0287	0.0281	0.0274	0.0268	0.0262	0.0256	0.0250	0.0244	0.0239	0.0233
−1.8	0.0359	0.0351	0.0344	0.0336	0.0329	0.0322	0.0314	0.0307	0.0301	0.0294
−1.7	0.0446	0.0436	0.0427	0.0418	0.0409	0.0401	0.0392	0.0384	0.0375	0.0367
−1.6	0.0548	0.0537	0.0526	0.0516	0.0505	0.0495	0.0485	0.0475	0.0465	0.0455
−1.5	0.0668	0.0655	0.0643	0.0630	0.0618	0.0606	0.0594	0.0582	0.0571	0.0559
−1.4	0.0808	0.0793	0.0778	0.0764	0.0749	0.0735	0.0721	0.0708	0.0694	0.0681
−1.3	0.0968	0.0951	0.0934	0.0918	0.0901	0.0885	0.0869	0.0853	0.0838	0.0823
−1.2	0.1151	0.1131	0.1112	0.1093	0.1075	0.1056	0.1038	0.1020	0.1003	0.0985
−1.1	0.1357	0.1335	0.1314	0.1292	0.1271	0.1251	0.1230	0.1210	0.1190	0.1170
−1.0	0.1587	0.1562	0.1539	0.1515	0.1492	0.1469	0.1446	0.1423	0.1401	0.1379
−0.9	0.1841	0.1814	0.1788	0.1762	0.1736	0.1711	0.1685	0.1660	0.1635	0.1611
−0.8	0.2119	0.2090	0.2061	0.2033	0.2005	0.1977	0.1949	0.1922	0.1894	0.1867
−0.7	0.2420	0.2389	0.2358	0.2327	0.2296	0.2266	0.2236	0.2206	0.2177	0.2148
−0.6	0.2743	0.2709	0.2676	0.2643	0.2611	0.2578	0.2546	0.2514	0.2483	0.2451
−0.5	0.3085	0.3050	0.3015	0.2981	0.2946	0.2912	0.2877	0.2843	0.2810	0.2776
−0.4	0.3446	0.3409	0.3372	0.3336	0.3300	0.3264	0.3228	0.3192	0.3156	0.3121
−0.3	0.3821	0.3783	0.3745	0.3707	0.3669	0.3632	0.3594	0.3557	0.3520	0.3483
−0.2	0.4207	0.4186	0.4129	0.4090	0.4052	0.4013	0.3974	0.3936	0.3897	0.3859
−0.1	0.4602	0.4562	0.4522	0.4483	0.4443	0.4404	0.4364	0.4325	0.4286	0.4247
0.0	0.5000	0.4960	0.4920	0.4880	0.4840	0.4801	0.4761	0.4721	0.4681	0.4641

注：$\Phi(u) = 1 - \Phi(-u)$，$u > 0$。

附表2 t 分布界值表

自由度 ν		概率（P 值）								
	双侧	0.50	0.20	0.10	0.05	0.02	0.01	0.005	0.002	0.001
	单侧	0.25	0.10	0.05	0.025	0.01	0.005	0.0025	0.001	0.0005
1		1.000	3.078	6.314	12.706	31.821	63.657	127.321	318.309	636.619
2		0.816	1.886	2.920	4.303	6.965	9.925	14.089	22.327	31.599
3		0.765	1.638	2.353	3.182	4.541	5.841	7.453	10.215	12.924
4		0.741	1.533	2.132	2.776	3.747	4.604	5.598	7.173	8.610
5		0.727	1.476	2.015	2.571	3.365	4.032	4.773	5.893	6.869
6		0.718	1.440	1.943	2.447	3.143	3.707	4.317	5.208	5.959
7		0.711	1.415	1.895	2.365	2.998	3.499	4.029	4.785	5.408
8		0.706	1.397	1.86	2.306	2.896	3.355	3.833	4.501	5.041
9		0.703	1.383	1.833	2.262	2.821	3.250	3.690	4.297	4.781
10		0.700	1.372	1.812	2.228	2.764	3.169	3.581	4.144	4.587
11		0.697	1.363	1.796	2.201	2.718	3.106	3.497	4.025	4.437
12		0.695	1.356	1.782	2.179	2.681	3.055	3.428	3.930	4.318
13		0.694	1.350	1.771	2.160	2.650	3.012	3.372	3.852	4.221
14		0.692	1.345	1.761	2.145	2.624	2.977	3.326	3.787	4.140
15		0.691	1.341	1.753	2.131	2.602	2.947	3.286	3.733	4.073
16		0.690	1.337	1.746	2.120	2.583	2.921	3.252	3.686	4.015
17		0.689	1.333	1.740	2.110	2.567	2.898	3.222	3.646	3.965
18		0.688	1.330	1.734	2.101	2.552	2.878	3.197	3.610	3.922
19		0.688	1.328	1.729	2.093	2.539	2.861	3.174	3.579	3.883
20		0.687	1.325	1.725	2.086	2.528	2.845	3.153	3.552	3.850
21		0.686	1.323	1.721	2.080	2.518	2.831	3.135	3.527	3.819
22		0.686	1.321	1.717	2.074	2.508	2.819	3.119	3.505	3.792
23		0.685	1.319	1.714	2.069	2.500	2.807	3.104	3.485	3.768
24		0.685	1.318	1.711	2.064	2.492	2.797	3.091	3.467	3.745
25		0.684	1.316	1.708	2.060	2.485	2.787	3.078	3.450	3.725
26		0.684	1.315	1.706	2.056	2.479	2.779	3.067	3.435	3.707
27		0.684	1.314	1.703	2.052	2.473	2.771	3.057	3.421	3.690
28		0.683	1.313	1.701	2.048	2.467	2.763	3.047	3.408	3.674
29		0.683	1.311	1.699	2.045	2.462	2.756	3.038	3.396	3.659
30		0.683	1.310	1.697	2.042	2.457	2.750	3.030	3.385	3.646
31		0.682	1.309	1.696	2.040	2.453	2.744	3.022	3.375	3.633
32		0.682	1.309	1.694	2.037	2.449	2.738	3.015	3.365	3.622
33		0.682	1.308	1.692	2.035	2.445	2.733	3.008	3.356	3.611
34		0.682	1.307	1.091	2.032	2.441	2.728	3.002	3.348	3.601
35		0.682	1.306	1.690	2.030	2.438	2.724	2.996	3.340	3.591
36		0.681	1.306	1.688	2.028	2.434	2.719	2.990	3.333	3.582
37		0.681	1.305	1.687	2.026	2.431	2.715	2.985	3.326	3.574
38		0.681	1.304	1.686	2.024	2.429	2.712	2.980	3.319	3.566
39		0.681	1.304	1.685	2.023	2.426	2.708	2.976	3.313	3.558
40		0.681	1.303	1.684	2.021	2.423	2.704	2.971	3.307	3.551
50		0.679	1.299	1.676	2.009	2.403	2.678	2.937	3.261	3.496

自由度 ν		概率（P 值）								
	双侧	0.50	0.20	0.10	0.05	0.02	0.01	0.005	0.002	0.001
	单侧	0.25	0.10	0.05	0.025	0.01	0.005	0.0025	0.001	0.0005
60		0.679	1.296	1.671	2.000	2.390	2.660	2.915	3.232	3.460
70		0.678	1.294	1.667	1.994	2.381	2.648	2.899	3.211	3.436
80		0.678	1.292	1.664	1.990	2.374	2.639	2.887	3.195	3.416
90		0.677	1.291	1.662	1.987	2.368	2.632	2.878	3.183	3.402
100		0.677	1.290	1.660	1.984	2.364	2.626	2.871	3.174	3.390
200		0.676	1.286	1.653	1.972	2.345	2.601	2.839	3.131	3.340
500		0.675	1.283	1.648	1.965	2.334	2.586	2.820	3.107	3.310
1000		0.675	1.282	1.646	1.962	2.33	2.581	2.813	3.098	3.300
∞		0.6745	1.2816	1.6449	1.9600	2.3263	2.5758	2.8070	3.0902	3.2905

附表 3　百分率的可信区间

上行: 95%可信区间　下行: 99%可信区间

χ

n	0	1	2	3	4	5	6	7	8	9	10	11	12	13	14	15	16	17	18	19	20	21	22	23	24	25
1	0~98	3~100																								
	0~100	1~100																								
2	0~84	1~99																								
	0~93	0~100																								
3	0~71	1~91	9~99																							
	0~83	0~96	4~100																							
4	0~60	1~81	7~93																							
	0~73	0~89	3~97																							
5	0~52	1~72	5~85	15~95																						
	0~65	0~81	2~92	8~98																						
6	0~46	0~64	4~78	12~88																						
	0~59	0~75	2~86	7~93																						
7	0~41	0~58	4~71	10~82	18~90																					
	0~53	0~68	2~80	6~88	12~94																					
8	0~37	0~53	3~65	9~76	16~84																					
	0~48	0~63	1~74	5~83	10~90																					
9	0~34	0~48	3~60	7~70	14~79	21~86																				
	0~45	0~59	1~69	4~78	9~85	15~91																				
10	0~31	0~45	3~56	7~65	12~74	19~81																				
	0~41	0~54	1~65	4~74	8~81	13~87																				
11	0~28	0~41	2~52	6~61	11~69	17~77	23~83																			
	0~38	0~51	1~61	3~69	7~77	11~83	17~89																			
12	0~26	0~38	2~48	6~57	10~65	15~72	21~79																			
	0~36	0~48	1~57	3~66	6~73	10~79	15~85																			
13	0~25	0~36	2~45	5~54	9~61	14~68	19~75	25~81																		
	0~34	0~45	1~54	3~62	6~69	9~76	14~81	19~86																		
14	0~23	0~34	2~43	5~51	8~58	13~65	18~71	23~77																		
	0~32	0~42	1~51	3~59	5~66	9~72	13~78	17~83																		

续表

n	0	1	2	3	4	5	6	7	8	9	10	11	12	13	14	15	16	17	18	19	20	21	22	23	24	25
15	0~22	0~32	2~41	4~48	8~55	12~62	16~68	21~73	27~79																	
	0~30	0~40	1~49	2~56	5~63	8~69	12~74	16~79	21~84																	
16	0~21	0~30	2~38	4~46	7~52	11~59	15~65	20~70	25~75																	
	0~28	0~38	1~46	2~53	5~60	8~66	11~71	15~76	19~81																	
17	0~20	0~29	2~36	4~43	7~50	10~56	14~62	18~67	23~72	28~77																
	0~27	0~36	1~44	2~51	4~57	7~63	10~69	14~74	18~78	22~82																
18	0~19	0~27	1~35	4~41	6~48	10~54	13~59	17~64	22~69	26~74																
	0~26	0~35	1~42	2~49	4~55	7~61	10~66	13~71	17~75	21~79																
19	0~18	0~26	1~33	3~40	6~46	9~51	13~57	16~62	20~67	24~71	29~76															
	0~24	0~33	1~40	2~47	4~53	6~58	9~63	12~68	16~73	19~77	23~81															
20	0~17	0~25	1~32	3~38	6~44	9~49	12~54	15~59	19~64	23~69	27~73															
	0~23	0~32	1~39	2~45	4~51	6~56	9~61	11~66	15~70	18~74	22~78															
21	0~16	0~24	1~30	3~36	5~42	8~47	11~52	15~57	18~62	21~66	26~70	30~74														
	0~22	0~30	1~37	2~43	3~49	6~54	8~59	11~63	14~68	17~71	21~76	24~80														
22	0~15	0~23	1~29	3~35	5~40	8~45	11~50	14~55	17~59	21~64	24~68	28~72														
	0~21	0~29	1~36	2~42	3~47	5~52	8~57	10~61	13~66	16~70	20~73	23~77														
23	0~15	0~22	1~28	3~34	5~39	8~44	10~48	13~53	16~57	20~62	23~66	27~69	31~73													
	0~21	0~28	1~35	2~40	3~45	5~50	7~55	10~59	13~63	16~67	19~71	22~75	25~78													
24	0~14	0~21	1~27	3~32	5~37	7~42	10~47	13~51	15~55	19~59	22~63	26~67	29~71													
	0~20	0~27	1~33	2~39	3~44	5~49	7~53	9~57	12~61	15~65	18~69	21~73	24~76													
25	0~14	0~20	1~26	3~31	5~36	7~41	9~45	12~49	15~54	18~58	21~61	24~65	28~69	31~72												
	0~19	0~26	1~32	1~37	3~42	5~47	7~51	9~56	11~60	14~63	17~67	20~71	23~74	26~77												
26	0~13	0~20	1~25	2~30	4~35	7~39	9~44	12~48	14~52	17~56	20~60	23~63	27~67	30~70												
	0~18	0~25	0~31	1~36	3~41	4~46	6~50	9~54	11~58	13~62	16~65	19~69	22~72	25~75												
27	0~13	0~19	1~24	2~29	4~34	6~38	9~42	11~46	14~50	16~54	19~56	22~61	25~63	29~68	32~71											
	0~18	0~25	1~30	1~35	3~40	4~44	6~48	8~52	10~56	12~60	15~62	18~67	20~68	24~73	27~76											
28	0~12	0~18	1~24	2~28	4~33	6~37	8~41	11~45	13~49	16~52	18~54	21~58	24~61	28~66	31~69											
	0~17	0~24	1~29	1~34	3~39	4~43	6~47	8~51	10~55	12~58	15~60	17~63	20~67	23~71	26~74											
29	0~12	0~18	1~23	2~27	4~32	6~36	8~40	10~44	13~47	15~51	17~54	20~58	22~61	26~64	30~68	33~71										
	0~17	0~23	0~28	1~33	2~37	4~42	6~46	8~49	10~53	12~57	14~60	16~63	19~66	22~70	25~72	28~75										

续表

X

n	0	1	2	3	4	5	6	7	8	9	10	11	12	13	14	15	16	17	18	19	20	21	22	23	24	25
30	0~12	0~17	1~22	2~27	4~31	6~35	8~39	10~42	12~46	15~49	17~53	20~56	23~59	26~63	28~66	31~69										
	0~16	0~22	0~27	1~32	2~36	4~40	5~44	7~48	9~52	11~55	14~58	16~62	19~65	21~68	24~71	27~74										
31	0~11	0~17	1~22	2~26	4~30	6~34	8~38	10~41	12~45	14~48	17~51	19~55	22~58	25~61	27~64	30~67	33~70									
	0~16	0~22	0~27	1~31	2~35	4~39	5~43	7~47	9~50	11~54	13~57	16~60	18~63	20~66	23~69	26~72	28~75									
32	0~11	0~16	1~21	2~25	4~29	5~33	7~36	9~40	12~43	14~47	16~50	18~53	21~56	24~59	26~62	29~65	32~68									
	0~15	0~21	0~26	1~30	2~34	3~38	5~42	7~46	9~49	11~52	13~56	15~59	17~62	20~65	22~67	25~70	27~73									
33	0~11	0~15	1~20	2~24	3~28	5~32	7~36	9~39	11~42	13~46	16~49	18~52	20~55	23~58	26~61	28~64	31~67	34~69								
	0~15	0~20	0~25	1~30	2~34	3~37	5~41	7~44	8~48	10~51	12~54	14~57	17~60	19~63	21~66	24~69	26~71	29~74								
34	0~10	0~15	1~19	2~23	3~28	5~31	7~35	9~38	11~41	13~44	15~48	17~51	20~54	22~56	25~59	27~62	30~65	32~68								
	0~14	0~20	1~25	2~29	2~33	3~36	5~40	6~43	8~47	10~50	12~53	14~56	16~59	18~62	21~64	23~67	25~70	28~72								
35	0~10	0~15	1~19	2~23	3~27	5~30	7~34	8~37	10~40	13~43	15~46	17~49	19~52	22~55	24~58	26~61	29~63	31~66	34~69							
	0~14	0~19	1~24	2~28	2~32	3~35	5~39	6~42	8~45	10~49	12~52	14~55	16~57	18~60	20~63	22~66	24~68	27~71	29~73							
36	0~10	0~15	1~18	2~22	3~26	5~29	6~33	8~36	10~39	12~42	14~45	16~48	19~51	21~54	23~57	26~59	28~62	30~65	33~67							
	0~14	0~19	1~23	2~27	2~31	3~35	5~38	6~41	8~44	9~47	11~50	13~53	15~56	17~59	19~62	22~64	23~67	26~69	28~72							
37	0~10	0~14	1~18	2~22	3~25	5~28	6~32	8~35	10~38	12~41	14~44	16~47	18~50	20~53	23~55	25~58	27~61	30~63	32~66	34~68						
	0~13	0~18	1~23	2~26	2~30	3~34	4~37	6~40	7~43	9~46	11~49	13~52	15~55	17~58	19~60	21~63	23~65	25~68	28~70	30~73						
38	0~10	0~14	1~18	2~21	3~25	4~28	6~32	8~34	10~37	11~40	13~43	15~46	18~49	20~51	22~54	24~57	26~59	29~62	31~64	33~67						
	0~13	0~18	1~22	2~26	2~30	3~33	4~36	6~39	7~42	9~45	11~48	12~51	14~54	16~56	18~59	20~61	22~64	24~66	27~69	29~71						
39	0~9	0~14	1~17	2~21	3~24	4~27	6~31	8~33	9~36	11~39	13~42	15~45	17~48	19~50	21~53	23~55	26~58	28~60	30~63	32~65	35~68					
	0~13	0~18	1~22	2~25	2~29	3~32	4~35	5~38	7~41	9~44	10~47	12~50	14~53	16~55	17~58	20~60	22~63	24~65	26~68	28~70	30~72					
40	0~9	0~13	1~17	2~21	3~24	4~27	6~30	7~32	9~35	11~38	12~41	14~44	16~47	18~50	20~52	23~54	25~57	27~59	29~62	32~64	34~66					
	0~13	0~17	1~22	2~25	2~28	3~32	4~35	5~38	7~40	8~43	10~46	11~49	13~52	15~54	17~57	19~59	21~61	23~64	25~66	28~68	30~71					
41	0~9	0~13	1~17	2~20	3~23	4~26	6~29	7~32	9~35	11~37	12~40	14~43	16~46	18~48	20~51	22~53	24~56	26~58	29~60	31~63	33~65	35~67				
	0~12	0~17	1~21	2~24	2~28	3~31	4~34	5~37	7~40	8~42	10~45	11~48	13~50	15~53	17~55	19~58	21~60	23~63	25~65	27~67	29~69	31~71				
42	0~9	0~13	1~16	2~20	3~23	4~26	6~28	7~31	9~34	10~37	12~39	14~42	16~45	18~47	20~50	21~52	24~54	26~57	28~59	30~61	32~64	34~66				
	0~12	0~16	1~20	2~24	2~27	3~30	4~33	5~36	6~38	8~41	9~44	11~47	13~49	15~52	16~54	18~57	20~59	22~61	24~64	26~66	28~67	30~70				
43	0~9	0~12	1~16	2~19	3~23	4~25	5~28	7~30	8~33	10~36	11~38	13~41	15~44	17~46	19~49	21~50	23~53	25~55	27~58	29~60	31~62	33~65	36~67			
	0~12	0~16	1~20	2~23	2~26	3~30	4~33	5~35	6~38	8~41	9~43	11~46	12~49	14~51	16~53	18~56	19~58	21~60	23~62	25~65	27~66	29~69	31~71			
44	0~9	0~12	1~15	2~19	3~22	4~25	5~28	7~30	8~33	10~35	11~38	13~40	15~43	17~45	19~48	21~50	22~52	24~55	26~57	28~59	30~61	33~63	35~65			
	0~11	0~16	1~19	2~23	2~26	3~29	4~32	5~35	6~37	8~40	9~42	11~45	12~47	14~50	15~52	17~55	19~57	21~60	23~62	25~63	26~65	28~68	30~70			

续表

x

n	0	1	2	3	4	5	6	7	8	9	10	11	12	13	14	15	16	17	18	19	20	21	22	23	24	25
45	0~8	0~12	1~15	2~18	3~21	4~24	5~27	7~30	8~32	9~34	11~37	13~39	15~42	16~44	18~47	20~49	22~51	24~54	26~56	28~58	30~60	32~62	34~64	36~66		
	0~11	0~15	0~19	1~22	2~25	3~28	4~31	5~34	6~37	8~39	9~42	10~44	12~47	14~49	15~51	17~54	19~56	20~58	22~60	24~62	26~64	28~66	30~68	32~70		
46	0~8	0~12	1~15	2~18	3~21	4~24	5~26	7~29	8~31	9~34	11~36	13~39	14~41	16~43	18~46	20~48	21~50	23~53	25~55	27~57	29~59	31~61	33~63	35~65		
	0~11	0~15	0~19	1~22	2~25	3~28	4~31	5~33	6~36	7~39	9~41	10~43	12~46	13~48	15~50	16~53	18~55	20~57	22~59	23~61	25~63	27~65	29~67	31~69		
47	0~8	0~12	1~15	2~17	3~20	4~23	5~26	6~28	8~31	9~34	11~36	13~38	14~40	16~43	18~45	19~47	21~49	23~52	25~54	26~56	28~58	30~60	32~62	34~64	36~66	
	0~11	0~15	0~18	1~21	2~24	2~27	3~30	5~33	6~35	7~38	9~40	10~42	11~45	13~47	14~49	16~52	18~54	19~56	21~58	23~60	25~62	26~64	28~66	30~68	32~70	
48	0~8	0~11	1~14	2~17	3~20	4~22	5~25	6~28	8~30	9~33	11~35	12~37	14~39	15~42	17~44	19~46	21~48	22~51	24~53	26~55	28~57	30~59	31~61	33~63	35~65	
	0~10	0~14	0~18	1~21	2~24	2~27	3~29	5~32	6~35	7~37	8~40	10~42	11~44	13~47	14~49	16~51	17~53	19~55	21~57	22~59	24~61	26~63	28~65	29~67	31~69	
49	0~8	0~11	1~14	2~17	3~20	4~22	5~25	6~27	7~30	9~32	10~35	12~37	13~39	15~41	17~43	18~45	20~47	22~50	24~52	25~54	27~56	29~58	31~60	33~62	34~64	36~66
	0~10	0~14	0~17	1~21	1~24	2~26	3~29	4~32	6~34	7~36	8~39	9~41	11~44	12~46	14~48	15~50	17~52	19~54	20~56	22~58	23~60	25~62	27~64	29~66	31~68	32~70
50	0~7	0~11	1~14	2~17	3~19	3~22	5~24	6~26	7~29	9~31	10~34	11~36	13~38	14~41	16~43	18~45	20~47	21~49	23~51	25~53	26~55	28~57	30~59	32~61	34~63	36~65
	0~10	0~14	0~17	1~20	1~23	2~26	3~28	4~31	5~33	7~36	8~38	9~40	11~43	12~45	14~47	15~49	17~51	18~53	20~55	22~57	23~59	25~61	26~63	28~65	30~67	32~68

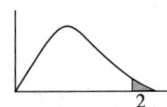

附表4 χ^2 界值表

v	\multicolumn{13}{c}{α（右侧尾部面积）}
	0.995	0.990	0.975	0.950	0.900	0.750	0.500	0.250	0.100	0.050	0.025	0.010	0.005
1	——	——	——	——	0.02	0.10	0.45	1.32	2.71	3.84	5.02	6.63	7.88
2	0.01	0.02	0.05	0.10	0.21	0.58	1.39	2.77	4.61	5.99	7.38	9.21	10.60
3	0.07	0.11	0.22	0.35	0.58	1.21	2.37	4.11	6.25	7.81	9.35	11.34	12.84
4	0.21	0.30	0.48	0.71	1.06	1.92	3.36	5.39	7.78	9.49	11.14	13.28	14.86
5	0.41	0.55	0.83	1.15	1.61	2.67	4.35	6.63	9.24	11.07	12.83	15.09	16.75
6	0.68	0.87	1.24	1.64	2.20	3.45	5.35	7.84	10.64	12.59	14.45	16.81	18.55
7	0.99	1.24	1.69	2.17	2.83	4.25	6.35	9.04	12.02	14.07	16.01	18.48	20.28
8	1.34	1.65	2.18	2.73	3.49	5.07	7.34	10.22	13.36	15.51	17.53	20.09	21.95
9	1.73	2.09	2.70	3.33	4.17	5.90	8.34	11.39	14.68	16.92	19.02	21.67	23.59
10	2.16	2.56	3.25	3.94	4.87	6.74	9.34	12.55	15.99	18.31	20.48	23.21	25.19
11	2.60	3.05	3.82	4.57	5.58	7.58	10.34	13.70	17.28	19.68	21.92	24.72	26.76
12	3.07	3.57	4.40	5.23	6.30	8.44	11.34	14.85	18.55	21.03	23.34	26.22	28.30
13	3.57	4.11	5.01	5.89	7.04	9.30	12.34	15.98	19.81	22.36	24.74	27.69	29.82
14	4.07	4.66	5.63	6.57	7.79	10.17	13.34	17.12	21.06	23.68	26.12	29.14	31.32
15	4.60	5.23	6.26	7.26	8.55	11.04	14.34	18.25	22.31	25.00	27.49	30.58	32.80
16	5.14	5.81	6.91	7.96	9.31	11.91	15.34	19.37	23.54	26.30	28.85	32.00	34.27
17	5.70	6.41	7.56	8.67	10.09	12.79	16.34	20.49	24.77	27.59	30.19	33.41	35.72
18	6.26	7.01	8.23	9.39	10.86	13.68	17.34	21.60	25.99	28.87	31.53	34.81	37.16
19	6.84	7.63	8.91	10.12	11.65	14.56	18.34	22.72	27.20	30.14	32.85	36.19	38.58
20	7.43	8.26	9.59	10.85	12.44	15.45	19.34	23.83	28.41	31.41	34.17	37.57	40.00
21	8.03	8.90	10.28	11.59	13.24	16.34	20.34	24.93	29.62	32.67	35.48	38.93	41.40
22	8.64	9.54	10.98	12.34	14.04	17.24	21.34	26.04	30.81	33.92	36.78	40.29	42.80
23	9.26	10.20	11.69	13.09	14.85	18.14	22.34	27.14	32.01	35.17	38.08	41.64	44.18
24	9.89	10.86	12.40	13.85	15.66	19.04	23.34	28.24	33.20	36.42	39.36	42.98	45.56
25	10.52	11.52	13.12	14.61	16.47	19.94	24.34	29.34	34.38	37.65	40.65	44.31	46.93
26	11.16	12.20	13.84	15.38	17.29	20.84	25.34	30.43	35.56	38.89	41.92	45.64	48.29
27	11.81	12.88	14.57	16.15	18.11	21.75	26.34	31.53	36.74	40.11	43.19	46.96	49.64
28	12.46	13.56	15.31	16.93	18.94	22.66	27.34	32.62	37.92	41.34	44.46	48.28	50.99
29	13.12	14.26	16.05	17.71	19.77	23.57	28.34	33.71	39.09	42.56	45.72	49.59	52.34
30	13.79	14.95	16.79	18.49	20.60	24.48	29.34	34.80	40.26	43.77	46.98	50.89	53.67
40	20.71	22.16	24.43	26.51	29.05	33.66	39.34	45.62	51.81	55.76	59.34	63.69	66.77
50	27.99	29.71	32.36	34.76	37.69	42.94	49.33	56.33	63.17	67.50	71.42	76.15	79.49
60	35.53	37.48	40.48	43.19	46.46	52.29	59.33	66.98	74.40	79.08	83.30	88.38	91.95
70	43.28	45.44	48.76	51.74	55.33	61.70	69.33	77.58	85.53	90.53	95.02	100.43	104.21
80	51.17	53.54	57.15	60.39	64.28	71.14	79.33	88.13	96.58	101.88	106.63	112.33	116.32
90	59.20	61.75	65.65	69.13	73.29	80.62	89.33	98.65	107.57	113.15	118.14	124.12	128.30
100	67.33	70.06	74.22	77.93	82.36	90.13	99.33	109.14	118.50	124.34	129.56	135.81	140.17

参考文献

[1] 沈洪兵，齐秀英. 流行病学 [M]. 9 版. 北京：人民卫生出版社，2018.

[2] 邬堂春. 职业卫生与职业医学 [M]. 8 版. 北京：人民卫生出版社，2017.

[3] 杨克敌. 环境卫生学 [M]. 8 版. 北京：人民卫生出版社，2017.

[4] 陶芳标. 儿童少年卫生学 [M]. 8 版. 北京：人民卫生出版社，2017.

[5] 李晓松. 卫生统计学 [M]. 8 版. 北京：人民卫生出版社，2017.

[6] 孙长颢. 营养与食品卫生学 [M]. 8 版. 北京：人民卫生出版社，2017.

[7] 姚树桥，杨艳杰. 医学心理学 [M]. 7 版. 北京：人民卫生出版社，2018.

[8] 李浴峰，马海燕. 健康教育与健康促进 [M]. 北京：人民卫生出版社，2020.

[9] 傅华. 预防医学 [M]. 7 版. 北京：人民卫生出版社，2018.

[10] 李鲁. 社会医学 [M]. 5 版. 北京：人民卫生出版社，2017.